W0364838

Christine Lauterbach
Ulrike Schroeder

# Homöopathie für Kinder
pocket

**Autorinnen:**

**Christine Lauterbach**, Jahrgang 1965, stieß durch eigene chronische Krankheiten 1985 auf die Homöopathie, die sie anschließend auf einer Heilpraktikerschule erlernte. Seit 1990 behandelt sie in der Praxisgemeinschaft mit Andreas Hundseder überwiegend Frauen und Kinder. Parallel leiten beide Kurse für Homöopathie, die Erfahrungen daraus flossen in dieses Buch mit ein. Seit 1997 engagiert sie sich bei "Homöopathen ohne Grenzen e.V." Sie lebt mit ihrem Mann und zwei Töchtern in Augsburg

**Ulrike Schroeder**, Jahrgang 1956, ist Ärztin für Innere Medizin, Homöopathie und Naturheilverfahren. Sie betreibt eine hausärztliche Praxis und behandelt vorwiegend Familien mit Kindern. Sie lebt mit Mann und Kind in Hamburg.

**Redaktion:** Dr. Andrea C. Theil

**Layout:** Franka Krüger Titelbild: © ZEFA

Bilder im Innenteil Leihgabe: Fa. Gudjons, Höfatsweg 21, 86391 Stadtbergen; Deutsche Homöopathie Union (DHU), Ottostr. 24, 76227 Karlsruhe; Sertürner



**Die Deutsche Bibliothek** verzeichnet diese Publikation in der Deutschen Nationalbibliografie; detaillierte bibliografische Daten sind im Internet über <http://dnb.ddb.de> abrufbar.



ISBN 978-3-89862-247-9
Printed in China

## Vorwort

Dieses Buch will dazu beitragen, die ganzheitliche Heilmethode der Homöopathie und ihre Wirkungsweise zu verstehen. Wir möchten Eltern anregen, homöopathische Mittel kennen zu lernen und bei kleineren Erkrankungen ihrer Kinder selbst anzuwenden.

Zugleich will unser Buch die Grenzen der Selbstbehandlung aufzeigen und welche Möglichkeiten die Homöopathie in der Hand erfahrener Therapeutinnen und Therapeuten bietet. In diesem Zusammenhang mag auch ein kritisches Bewusstsein geweckt werden gegenüber Wirkungen und Nebenwirkungen schulmedizinischer Behandlung oder der so genannten „Komplexmittel-Homöopathie".

Um Eltern bei der Selbstbehandlung ihrer Kinder zu unterstützen, stellen wir die gängigsten Krankheitsprobleme und Verletzungen vor, mit denen Kinder im Laufe ihrer Entwicklung konfrontiert werden. Entsprechend erschließt sich der Zugang zum homöopathischen Heilmittel in diesem Buch über die Krankheit und die damit verbundenen Symptome, nicht über das Arzneimittel selbst - wie im „Homöopathie pocket" von Almut Brandl im selben Verlag, das gut in Ergänzung benutzt werden kann. Als Zugeständnis an die bessere Lesbarkeit haben wir häufig die männliche Form gewählt (z.B. „Homöopathen" statt „Homöopathinnen"). Gemeint sind natürlich immer Frauen und Männer.

Wir wünschen unseren Leserinnen und Lesern viel Freude bei der Entdeckung der Homöopathie.

Im Mai 2003 Christine Lauterbach und Ulrike Schroeder

Unseren Kindern gewidmet

Für ihre freundschaftliche Unterstützung möchte ich mich bedanken bei: Chim Lauterbach, Sigi Hausen, Alina, Marita und Fikret Yakaboylu, Familie Lauterbach, Elisabeth von Wedel, Andreas Hundseder, Ellen Buss, Rosi Achter, Ingeborg Zindl, Peter Werner, Michaela Meindl-Muhmenthaler, Martina Effinger, Almut Brandl und vor allem bei meinen Töchtern Gwendolyn und Luise für die große Toleranz mit ihrer schreibenden Mutter. Meinen Patientinnen und Patienten danke ich für das Vertrauen, das sie mir entgegenbringen.

Christine Lauterbach

Ich danke allen, die zum Zustandekommen dieses Buches beigetragen haben, besonders meinen Patienten, die mir täglich ihr Vertrauen schenken, und meinem Mann, der mit seinem liebevollen Verständnis meine Arbeit mitträgt.

Ulrike Schroeder

Wir danken unserer Lektorin, Andrea C. Theil,
für ihr großes Engagement.

# Inhalt

## 1.1. Was ist Homöopathie?

Homöopathie (von griechisch *homoios* = gleich, ähnlich und pathos = Leiden) bedeutet Heilung nach dem Ähnlichkeitsgesetz. Dieses Gesetz wurde vor mehr als 200 Jahren von **Samuel Hahnemann (1755-1843**) entdeckt. Es besagt, dass ein Arzneimittel beim Kranken genau die Krankheitssymptome heilen kann, die es bei Gesunden hervorruft. Umgekehrt wie in der Schulmedizin (Allopathie), wo bei Fieber ein fiebersenkendes Mittel verordnet wird, wird in der Homöopathie ein Mittel angewendet, das bei einem gesunden Menschen Fieber hervorrufen würde. (Das bekannteste Beispiel hierfür ist Chinin aus der Chinarinde, das älteste Malariamittel). Bei Kopfschmerzen gibt man in der Homöopathie kein schmerzstillendes Mittel, sondern eine Substanz, die beim Gesunden genau diese Art von Kopfschmerzen hervorrufen würde.

Stellen Sie sich vor, Fieber bei einer Infektionskrankheit sei eine sinnvolle Reaktion des Körpers, um die Krankheitserreger zu vernichten. Dann wird verständlich, dass ein Mittel, das dieses Fieber verstärkt, helfen kann, die Krankheit schneller zu überwinden. Um die Homöopathie anwenden zu können, brauchen wir gar nicht den Sinn aller Krankheitssymptome zu verstehen. Wir behandeln so, als habe der **Organismus** schon die beste Form gewählt, mit einem Problem fertig zu werden, und unterstützen ihn mit einem **ähnlich wirkenden Mittel** in seinem Heilungsprozess.

Dass man auf diese Weise heilen kann, wusste **Paracelsus**, ein berühmter Arzt im Mittelalter, bereits vor 500 Jahren. Auch die Wirkungsweise von Kräutern in der Volksmedizin wurde so entdeckt. Fingerhut (Digitalis) ist z.B. ein Herzgift und wird deshalb - sogar in der Schulmedizin - als Herz-Heilmittel verwendet. Die Dosis erst macht das Gift. Richtig angewendet, sind viele giftige Stoffe wertvolle Heilmittel.

i Das Ähnlichkeitsgesetz in der Homöopathie lautet (auf Lateinisch):
**Similia similibus curentur**

Das heißt: Ähnliches möge durch Ähnliches geheilt werden - ein Arzneimittel kann beim Kranken die Symptome heilen, die es beim Gesunden hervorzurufen vermag.

Häufig wird fälschlicherweise (auch von Ärzten) davon ausgegangen, dass Arzneimittel, die aus **Pflanzen** hergestellt sind oder deren Dosis besonders gering ist, grundsätzlich "homöopathisch" sind. Das ist nicht ganz korrekt. Von homöopathischer Wirkung kann erst dann gesprochen werden, wenn das Mittel wirklich individuell nach dem Ähnlichkeitsprinzip (siehe S. 453) ausgewählt ist. Wir müssen die Symptome kennen, die ein Arzneimittel bei gesunden Menschen hervorruft, und können das Mittel dann entsprechend beim Kranken anwenden.

## Die Methode der Schulmedizin

Die Schulmedizin oder Allopathie (griechisch "allos"=anders, gegensätzlich) behandelt nach dem "Anti-Prinzip". Mit wissenschaftlich (das heißt im Labor und mit Versuchen an Tieren und Patienten) erforschten Medikamenten werden einzelne Krankheitssymptome zum Verschwinden gebracht. Ein Patient, der an Durchfall leidet, bekommt ein stopfendes Mittel (ein "Anti-Durchfallmittel"). Ein Mensch mit Fieber bekommt ein Anti-Fiebermittel usw. Häufig bringt diese Art der Behandlung schnelle Erleichterung. Man meint, mit dem Krankheitssymptom auch die Krankheit zu beseitigen. Das mag bei akuten Krankheiten sogar wie eine Heilung aussehen. Viele unserer kleinen Patienten kommen aber genau deshalb zur homöopathischen Behandlung, weil die Eltern zu Recht den Eindruck haben, dass etwa durch mehrmalige Behandlung mit Antibiotika ihr Kind immer häufiger und schwerer erkrankt.

> i In der Schulmedizin oder Allopathie werden Krankheiten oder Symptome nach dem **Anti-Prinzip** behandelt. Eine Heilung des ganzen Menschen - nicht nur von Teilen seines Körpers oder von Symptomen - ist damit nur selten möglich.

Bei chronischen Krankheiten ist eine dauerhafte Heilung durch allopathische Behandlung selten möglich. Der Verlauf der Krankheit gilt als schicksalhaft, unter Umständen muss eine lebenslange medikamentöse Behandlung in Kauf genommen werden. Viele der dafür eingesetzten allopathischen Medikamente haben erhebliche Nebenwirkungen. Unabhängig von der allopathischen Behandlungsweise hat die Schulmedizin mit ihren Forschungsmethoden sehr viel zum Verständnis von Krankheiten beigetragen. Auch Homöopathen möchten nicht auf die diagnostischen Methoden verzichten (z.B. Röntgen, Ultraschall, Magenspiegelung) oder auf die Möglichkeiten der Intensivbehandlung in einer lebensbedrohlichen Situation.

## ▪ Homöopathie und Naturheilverfahren

Der Begriff "Naturheilverfahren" (auch Erfahrungsheilkunde oder biologische Medizin genannt) fasst **verschiedene Methoden** zusammen, die den Zweck haben, auf möglichst unschädliche und natürliche Weise Beschwerden zu lindern oder zu heilen. Zu diesen Methoden gehören - neben der Homöopathie - auch die Akupunktur, das Schröpfen, die Fußreflexzonenmassage, bestimmte Ernährungsformen (z.B. Heilfasten), Heilpflanzenanwendungen, Kneipp'sche Anwendungen und vieles andere mehr.

Naturheilverfahren werden von Ärzten mit besonderer Zusatzausbildung, von Heilpraktikern, Bademeistern und auch von vielen erfahrenen Müttern und Großmüttern angewendet.

Fast alle dieser Methoden sind durch Beobachtung und Erfahrung entstanden, nicht durch Tierversuche und auch nicht im Labor.

i Homöopathie ist eine **genau definierte Methode** im Rahmen der Naturheilverfahren.

## Heilpraktiker oder Homöopathie?

Heilpraktiker sind keine studierten Ärzte, aber aufgrund ihrer Ausbildung und einer staatlichen Prüfung in Deutschland zur Ausübung des Heilberufs (mit gewissen Einschränkungen) berechtigt. Sie behandeln mit verschiedenen Naturheilverfahren. Nur ein Teil übt ausschließlich klassische Homöopathie aus. Über die Qualität der Behandlung entscheidet - genau wie bei homöopathisch tätigen Ärzten - allein die Ausbildung und die Erfahrung.

i Wenn in diesem Buch von HomöopathInnen die Rede ist, sind ausschließlich **klassisch homöopathisch** arbeitende Ärztinnen/Ärzte bzw. Heilpraktiker/-innen gemeint.

## Klassische Homöopathie und Komplexmittel

Hahnemann hat in seinen Anweisungen über die homöopathische Behandlung ("Organon der Heilkunst") sehr genaue Angaben gemacht. In 291 Paragraphen beschreibt er, was das Ziel der Behandlung sei - in §2 steht etwa: "Das höchste Ideal der Heilung ist **schnelle, sanfte, dauerhafte Wiederherstellung der Gesundheit** (...) auf dem kürzesten, zuverlässigsten, unnachtheiligsten Wege"- und wie dieses Ziel zu erreichen ist. Es stellt hohe Anforderungen an die

Therapeutin, sich (nach Anweisung §83) "unbefangen und mit gesundem Sinne" dem Patienten zu nähern und die "Krankheitszeichen so sorgfältig und umständlich als möglich (...) und bis in die kleinsten Einzelheiten (...) (§95) aufzuzeichnen und zu erkennen (§153) welches die "sonderlichen, ungewöhnlichen (...) charakteristischen" Symptome des Krankheitsfalles sind. Es muss der "Gemüthszustand des Kranken" genau beobachtet werden, da dieser "oft am meisten den Ausschlag" (§211) für die Wahl des Arzneimittels gibt; so kann schließlich aus der Fülle der bekannten Arzneimittel das am besten passende herausgefunden werden.

Diese von Hahnemann angegebene **klassische Methode** ist sehr aufwendig zu erlernen und es dauert manchmal lange, bis das passende homöopathische Mittel (häufig auch "Simile" genannt) gefunden ist. Daher hat es immer wieder Versuche gegeben, die Methode zu vereinfachen und für jeden Menschen - auch ohne langes Studium - verfügbar zu machen. Ein solcher Versuch sind die so genannten **Komplexmittel**.

i In der klassischen Homöopathie finden so genannte **Komplexmittel** keine Verwendung.

Diese Mittel (dazu zählen z.B. Meditonsin®, Heuschnupfenmittel DHU oder Sinfrontal®) enthalten bis zu 20 verschiedene potenzierte Substanzen (siehe S. 27). Der Angabe zu den **Inhaltsstoffen** kann man entnehmen, welche Mittel in welchen Potenzierungsangaben enthalten sind (z.B. Allium cepa D4, Influenzinum D30 etc.). Achten Sie unter den Inhaltsstoffen besonders auf die pharmazeutischen Namen von **Quecksilberzubereitungen** wie Mercurius, Cinnabaris oder Hydrargyrum (siehe S. 42). Diese Fertigarzneimittel werden häufig von Ärzten oder Heilpraktikern verordnet, die der Homöopathie gegenüber offen sind, denen aber noch die entsprechende Erfahrung oder einfach die Zeit zum Lernen fehlt.

Häufig haben diese Mittel eine linedernde Wirkung und können dem kranken Kind für eine gewisse Zeit helfen. Auch ein krankes Kind kann jedoch bei längerer Einnahme durch unpassende Bestandteile eines Komplexmittels Arzneimittel-Prüfsymptome (siehe S. 454) entwickeln und das ist manchmal sehr unangenehm. So ging es beispielsweise einem kleinen Patienten in unserer Praxis, der zwei Wochen lang dreimal täglich ein Komplexmittel einnahm, das u.a. Influenzinum D30 enthielt. Dies ist eine recht hoch potenzierte Grippe-Nosode, von der eine *einzige* Gabe ungefähr sechs Wochen lang wirken sollte. Die Mutter war verwundert, dass "trotz" des Komplexmittels die Grippesymptome so lange anhielten bzw. immer schlimmer wurden. Die Erklärung ist einfach, wenn man die homöopathischen Wirkungen kennt: Das Kind machte durch häufige Gaben von relativ hoch potenziertem Influenzinum eine intensive Arzneimittelprüfung durch. Einige Tage nach Absetzen des Mittels wurde es von ganz alleine gesund.

## "Austesten" homöopathischer Mittel

Ein anderer Versuch, sich den mühevollen Weg der Anamneseerhebung und das genaue Studium der Arzneimittel zu ersparen, ist das so genannte Austesten von Medikamenten. Eine der dabei angewandten Methoden ist die **Kinesiologie**. Dabei wird geprüft, ob der Kontakt mit einem bestimmten Mittel bei dem Patienten Einfluss auf die Muskelkraft im Arm hat. Wenn das der Fall ist, schließt man darauf, dass die Information dieses Mittels zu dem betreffenden Patienten passt. Obwohl die Methode der Kinesiologie in anderen Bereichen durchaus ihre Berechtigung hat, ist sie für die Auswahl von homöopathischen Mitteln zu ungenau, die erhoffte Heilung bleibt häufig aus.

Es gibt auch **elektrische Messapparaturen**, mit Hilfe derer potenzierte Mittel ausgestestet werden (z.B. Elektroakupunktur nach Voll, Bicom, Wega-Test u.a.). Meistens schlagen die Zeiger der Messinstrumente bei mehreren Mitteln aus. Daraus wird gefolgert, dass der Patient all diese Mittel braucht und es werden unter Umständen mehr als 20 potenzierte Arzneimittel verordnet. Bei empfindlichen Menschen kann eine solche Behandlung schwere Krank-

> **!** Das "Austesten" von Medikamenten täuscht eine Sicherheit in der Arzneimittelfindung vor. Wenn Ihrem Kind mehrere potenzierte Mittel gleichzeitig verabreicht werden, sollten Sie die Behandlung kritisch beurteilen.

heitssymptome hervorrufen. Nach Ansicht der Autorinnen sollten homöopathische Arzneimittel nur von solchen Therapeuten angewendet werden, die deren Wirkung gut kennen und am Patienten richtig beurteilen können. In der klassischen Homöopathie darf für einen Krankheitszustand nur ein Mittel gegeben werden.

## Krankheit im homöopathischen Sinne

Hahnemann schreibt: "Im gesunden Zustande des Menschen waltet die geistartige, (...) den materiellen Körper belebende Lebenskraft (...) und hält alle seine Teile in bewundernswert harmonischem Lebensgange (...)". Eine Krankheit entsteht, wenn diese Lebenskraft in einer spezifischen Weise gestört ist. Das führt dann zu Veränderungen oder Schwächungen, deren Auswirkungen auf den Organismus wir als Krankheitssymptome wahrnehmen können. Hierzu **ein Beispiel**:

Ein Mann erleidet einen Autounfall, bei dem er gerade noch lebend davon kommt. Er selbst war im Auto eingeklemmt und hat außer schweren Prellungen keinen Schaden erlitten. Er hat aber miterlebt, wie seine Beifahrerin schlimm verletzt wurde und vor Schmerz schrie. All das führt bei ihm zu einem schockartigen Zustand, in dem er ganz apathisch dasitzt und trotz der Prellungen keine Schmerzen verspürt. Durch diesen Schock ist die Lebenskraft so "erschüttert", dass er in einen krankhaften Zustand geraten ist. Nach schulmedizinischen Forschungsergebnissen führt eine so genannte Endorphinausschüttung (das sind opiumartige Schmerzmittel, die vom Gehirn selbst hergestellt werden) zu diesem Zustand. Aus homöopathischer Sicht ist er in einen Opium-Zustand geraten und kann, wenn er diesen Schock nicht von selbst überwindet, durch potenziertes Opium geheilt werden. Typische Arzneimittelsymptome von Opium sind Benommenheit, Schläfrigkeit, Schmerzunempfindlichkeit, aber auch Schreckhaftigkeit u.a.

Dieses ist ein Beispiel für eine **akute Krankheit** durch äußeren Einfluss. Da die meisten Menschen in solch einer Situation ähnlich reagieren, können wir hier allein aufgrund der Vorgeschichte (Folge von seelischem Schock) und einigen wenigen Symptomen das passende Mittel verordnen und müssen in der Regel keine Anamnese (siehe S. 453) erheben, welche die Kindheit, Essensmodalitäten usw. berücksichtigt.

Anders verhält es sich mit **chronischen Krankheiten**; da ist es meist nicht so einfach herauszufinden, in welcher Weise die Lebenskraft verändert ist. Manche Kinder werden schon mit einer chronischen Krankheit (z.B. Neurodermitis) geboren. Die Veränderung der Lebenskraft hat hier schon bei den Eltern oder sogar bei den Großeltern stattgefunden und äußert sich nun auch am Organismus dieses Kindes. Deshalb müssen bei der homöopathischen Behandlung derartiger chronischer Krankheiten sowohl die individuellen Symptome des Kindes als auch die der Eltern und naher Verwandter berücksichtigt werden. Zur Heilung reicht oft ein einziges Arzneimittel nicht aus. Im Verlauf der Behandlung werden dann mehrere Mittel *nacheinander* (der jeweiligen Situation und den Symptomen angepasst) dem kleinen Patienten verordnet.

## Warum homöopathisch behandeln?

Krankheiten gehören zum Alltag eines Kindes. Obwohl die medizinische Wissenschaft im letzten Jahrhundert große Fortschritte gemacht hat, ganz besonders durch die Einführung der Antibiotika bei Infektionskrankheiten, gibt es heutzutage immer mehr chronisch kranke Kinder. Sie leiden an Neurodermitis, Heuschnupfen oder Asthma oder bekommen wegen immer wiederkehrender Infekte eine Penicillin-Kur nach der anderen verschrieben. Die übliche schulmedizinische Behandlung kann zwar immer wieder akute Gefahren bannen und die Beschwerden lindern; heilen kann sie das Kind meist nicht. Im Gegenteil: Viele kranke Kinder werden durch Medikamente zusätzlich geschwächt oder müssen Nebenwirkungen in Kauf nehmen. Für die Sorgen der Eltern hinsichtlich dieser Nebenwirkungen haben viele Ärzte kein Ohr und es fällt ihnen schwer, Alternativen anzubieten.

Eine homöopathische Behandlung hat zum Ziel, **ein krankes Kind möglichst dauerhaft gesund** zu machen. Das heißt natürlich nicht, dass ein homöo°pathisch behandeltes Kind nicht auch einmal einen Schnupfen, Fieber oder einen Hautausschlag bekommen kann. Gesund im homöopathischen Sinne ist ein Kind, wenn es sich in seiner körperlichen und seelisch-geistigen Entwicklung frei entfalten kann und auf schädigende Einflüsse angemessen reagiert. Angemessen wären z.B. Erbrechen und Durchfall nach einer Vergiftung (um das Gift möglichst schnell aus dem Körper zu entfernen) oder ein Fieber, mit dessen Hilfe eingedrungene

Krankheitserreger vernichtet werden. Bei der homöopathischen Behandlung wird also nicht in erster Linie die Krankheit - z.B. eine Mittelohrentzündung - behandelt, sondern der erkrankte Mensch.

> i Homöopathisch eingesetzte Mittel sollen dazu dienen, **Abwehrkräfte zu stärken**, vererbte **Krankheitsanlagen** in ihren Auswirkungen **abzumildern** und das Kind in seiner **individuellen Entwicklung** zu unterstützen.

Ein homöopathisches Mittel soll und kann nicht gezielt Krankheitserreger vernichten, sondern den Erkrankten in die Lage versetzen, von innen heraus die Krankheit mitsamt dem Erreger zu überwinden. Hier ist in vielen Fällen ein Umdenken notwendig. **Krankheitserscheinungen** wie z.B. Fieber oder Hautausschläge können eine vollkommen neue Bedeutung erhalten. Es geht nicht darum, sie so schnell wie möglich zum Verschwinden zu bringen, sondern **ihre Rolle im Heilungsprozess** zu verstehen (siehe S. 21).

Eine homöopathische Behandlung ist nicht nur für bestimmte Krankheiten sinnvoll. Am besten sollte sie die ganze Entwicklung des Kindes und später des Erwachsenen begleiten, um kleine (akute) Krankheiten zu überwinden und damit so gut wie möglich zu verhindern, dass schwere oder chronische Krankheiten überhaupt entstehen.

## Die Wirkung homöopathischer Mittel

Vor mehr als 200 Jahren hat Samuel Hahnemann einen Selbstversuch mit Chinarinde gemacht. Er wollte herausfinden, warum diese Pflanze bei Wechselfieber (Malaria) wirksam ist. Dabei stellte er fest, dass er - solange er als Gesunder das Mittel einnahm - genau die Art von Fieber, Schweißen und Schwäche verspürte wie ein Malaria-Kranker. Dieses Phänomen nennen wir **Arzneimittelprüfung**. Hahnemann schloss daraus, dass eine Substanz, die beim Gesunden diese Befindensänderung hervorruft, auch fähig sein müsste, einen ähnlichen Zustand beim Kranken zu heilen. Er hat alle Veränderungen, die durch diese Arzneimittelprüfung hervorgerufen wurden, auch seine Gemütsverfassung, genau beobachtet und aufgezeichnet. Später konnte er das Mittel bei in ähnlicher Weise Erkrankten anwenden. Auf diese Weise wurden im Selbstversuch von Hahnemann, seiner Familie und seinen Kollegen mehr als hundert Arzneimittel geprüft, die später bei Kranken Anwendung fanden.

> **i** Bei einer **Arzneimittelprüfung** nehmen gesunde Versuchspersonen freiwillig ein homöopathisches Arzneimittel ein und stellen die Symptome fest, die es bei ihnen hervorruft.

Die damaligen Prüfungsprotokolle mit teilweise über tausend Einzelsymptomen für ein Mittel dienen noch heute der Arzneimittelfindung in der Homöopathie. Es gibt bereits über tausend auf diese Weise geprüfte Arzneimittel. Die meisten Homöopathinnen haben selbst an Arzneimittelprüfungen teilgenommen und damit verschiedene Krankheitssymptome am eigenen Leibe erfahren.

### Die Anwendung des Ähnlichkeitsprinzips

Um einen Kranken mit bestimmten Symptomen zu behandeln, müssen wir ein Mittel kennen oder finden, das bei der Arzneimittelprüfung am Gesunden ähnliche Krankheitserscheinungen hervorgerufen hat. Dazu ein Beispiel:

Ein an akutem Durchfall Erkrankter zeigt die Symptome

- starke Unruhe mit Reizbarkeit und Angst
- inneres Brennen, obwohl er sich außen ganz kalt anfühlt
- unlöschbarer Durst, doch trinkt er nur kleinste Schlucke.

Nach dem Ähnlichkeitsprinzip braucht er ein Heilmittel, das bei der Prüfung am Gesunden genau diese Symptome hervorgerufen hat. In unserem Fall wäre Arsenicum album das ähnlichste Mittel. Durch eine winzige Gabe dieser Arznei kann der Kranke von seinem Durchfall geheilt werden.

### Die Herstellung homöopathischer Arzneimittel

Was ist denn in den winzigen Kügelchen überhaupt enthalten? Diese Frage hören wir verständlicherweise häufig: Wer möchte schon gerne etwas einnehmen, von dem er nicht weiß, was es ist und wie es wirkt.

Homöopathische Arzneimittel werden aus **Mineralien, Pflanzen oder Stoffen tierischen Ursprungs** hergestellt.

In bestimmten Fällen kommen auch so genannte **Nosoden** zur Anwendung. Das sind Mittel, die aus bestimmten Krankheitsgeweben oder krankhaften Ausscheidungen (z.B. Tuberkulinum aus tuberkulösem Gewebe) produziert werden.

> **i** Homöopathische Mittel enthalten eine spezielle Information, die durch das Potenzieren (Verdünnen und Verreiben bzw. Verschütteln) verstärkt wurde. Die Ausgangssubstanz selbst muss nicht mehr vorhanden sein.

Bei der Herstellung von homöopathischen Arzneimitteln wird die Ausgangssubstanz - z.B. giftiges weißes Arsen - mit einer bestimmten Menge Trägersubstanz (meist Milchzucker) verrieben und später mit einer anderen Trägersubstanz (z.B. zehnprozentigem Alkohol) verschüttelt. Dabei wird die ursprüngliche Substanz so stark verdünnt, dass sie ihre Giftwirkung (bei Arsen) beziehungsweise ihre Ansteckungsfähigkeit (bei Tuberkulinum) verliert.

Gleichzeitig erfolgt durch das intensive Verreiben und Verschütteln eine Übertragung der speziellen Information von der Ausgangssubstanz auf das Trägermaterial. Diese Art der Aufbereitung nennt man **Potenzierung**. Ein Kügelchen **Arsenicum album** in der Potenz C30 enthält nach diesem Prozess kein chemisch nachweisbares Arsen mehr, kann aber die im Arsen enthaltene Information an dafür empfängliche Menschen weitergeben. Die genaue Antwort auf die Frage nach dem Inhalt eines homöopathischen Mittels müsste also lauten: Das Kügelchen besteht aus Milchzucker mit einer ganz bestimmten Information, z.B. der von Arsen.

## D6, C30, LM VI oder Q1

Die Kombination von Buchstaben und Zahlen auf dem Etikett eines jeden Mittels zeigt an, wie es hergestellt wurde - genauer gesagt, wie es potenziert wurde. Im Homöopathischen Arzneibuch (HAB), nach welchem in Deutschland vertriebene homöopathische Arzneimittel hergestellt sein müssen, stehen genaue Anweisungen. **Konkretes Beispiel**: Für **Pulsatilla D6** muss ein Teil der ganzen Pflanze (Küchenschelle) mit neun Teilen Milchzucker eine Stunde lang im Mörser verrieben werden. Danach wird hiervon wieder ein Teil mit neun Teilen Milchzucker verrieben. Jeder dieser Vorgänge (Verdünnung mit Verreibung) entspricht einer Potenzierungsstufe. Später wird mit alkoholischer Lösung 1 zu 10 verdünnt und verschüttelt.

> i Die Wirkung der in hoher "Verdünnung" hergestellten homöopathischen Mittel beruht auf der **Informationsverstärkung (Potenzierung)** durch Verreiben und Verschütteln. Die auf diese Weise entstandene Information lässt selbst chemisch unwirksame Stoffe Heilwirkung erlangen.

Für dieses Verschütteln gibt es ebenfalls eine genaue Vorschrift: Es muss zehnmal kräftig mit der Faust, die das zugestöpselte Fläschchen mit der Flüssigkeit hält, auf einen harten, aber elastischen Gegenstand (z.B. ein in Leder gebundenes Buch) geschlagen werden. Wenn die genannten Verreibungs- bzw. Verschüttelungsprozesse sechsmal durchgeführt worden sind, ist eine D6-Zubereitung hergestellt.

Bei **D-Potenzen** ("D" steht für dezimal) findet bei jedem Potenzierungsschritt eine Verdünnung von 1 zu 10 statt, bei **C Potenzen** ("C" steht für centesimal) findet die Verdünnung jeweils im Verhältnis 1 zu 100 statt. Bei beiden Potenzierungsweisen gleich ist die Zahl der Schüttelschläge, nämlich 10. Wirkungsart und Stärke des Mittels richten sich eher nach der Anzahl der Potenzierungsschritte als nach dem Grad der Verdünnung. So wirkt Pulsatilla D6 ähnlich intensiv wie Pulsatilla C6, obwohl sich die Konzentration um den Faktor 1 Million unterscheidet; die Informationsverstärkung (Potenzierung) durch sechsfaches Verreiben bzw. Verschütteln ist in beiden Fällen gleich. Pulsatilla D30 oder C30 wiederum ist zwar wesentlich stärker verdünnt, zugleich aber auch häufiger verschüttelt worden. Das Mittel wirkt dadurch tief greifender und länger. Die Beispiele zeigen, dass es wichtig ist, von **Potenzierung ("Kraftentfaltung")** und nicht von Verdünnung zu sprechen - durch alleiniges Verdünnen würde sich die Heilkraft eines Mittels nicht entfalten.

Manche Homöopathie-Gegner versuchen, die Wirkung der Homöopathie mit einem anschaulichen Beispiel ins Absurde zu führen: "Wie kann ein Mittel, das so stark verdünnt ist, dass sich nur noch ein einziges Molekül im ganzen Bodensee befinden würde, überhaupt noch wirken?"

Das eine Molekül kann natürlich nicht wirken - es wird mit aller Wahrscheinlichkeit gar nicht in dem Arzneifläschchen enthalten sein. Was wirkt, ist die durch den Potenzierungsprozess übertragene Information.

> **i** Die **Buchstaben** D, C, Q und LM geben die **Verdünnungsart** an, die **Zahlen** 6, 12, 30 usw. die **Anzahl der Potenzierungsschritte**.
> Je höher die Zahl, desto stärker ist die Potenzierung und desto intensiver und länger ist die Wirkung eines Arzneimittels.

Außer D- und C-Potenzen werden in der Homöopathie auch **LM- oder Q-Potenzen** angewendet. Diese Art der Potenzierung (LM und Q-Potenzen unterscheiden sich nur geringfügig voneinander) wurde von Hahnemann erst sehr spät entwickelt, mit dem Ziel, die Behandlung für die Patienten besonders schonend zu gestalten. Hier wird bei jedem Potenzierungsschritt 1 zu 50 000 verdünnt, 100 Mal verschüttelt und nach genauer Anweisung über feste und flüssige Trägersubstanz potenziert. Die Arzneimittel in LM- oder Q-Potenzen werden bei Patienten angewendet, bei denen keine (Erstverschlimmerungs-)Reaktion (siehe S. 36) riskiert werden soll oder die unter stark wirkenden schulmedizinischen Medikamenten stehen.

### ■ Globuli - Tabletten - Tropfen

Die Wirkungsweise der verschiedenen homöopathischen Präparationen unterscheidet sich prinzipiell nicht voneinander. Tablette, Tropfen oder Kügelchen (Globuli) dienen ja lediglich als Träger der spezifischen Information. Deshalb ist es für die Wirkung auch ohne Bedeutung, ob bei jeder Gabe ein oder fünf Kügelchen, eine Tablette oder zehn Tropfen gegeben werden - nicht die Menge entscheidet, sondern die Potenz und die Häufigkeit der Arzneimittelgabe (z.B. alle 10 Minuten oder einmal täglich). In diesem Buch ist fast immer von Globuli die Rede, vor allem deshalb, weil sie von Kindern so unproblematisch einzunehmen sind.

## 1.2. Die homöopathische Behandlung

Wie bereits erwähnt, richtet sich jede klassisch homöopathische Behandlung individuell nach dem erkrankten Menschen (also nicht primär nach der Krankheit!). Zunächst kommt es darauf an, die Krankheitssymptome des Kindes genau zu beobachten; hier leisten die Eltern ihren wichtigsten Beitrag zur Behandlung. Dann wird ein passendes Arzneimittel ausgewählt.

> i Bei einer homöopathischen Behandlung wird nach dem **Ähnlichkeitsgesetz** das individuell passende Arzneimittel gesucht. Zur Mittelfindung sind die genaue Kenntnis der Beschwerden, der Krankheits- und Familiengeschichte sowie der Persönlichkeit des Kindes notwendig.

Bei "kleinen" akuten Krankheiten wie Fieber oder Durchfall sind es oft wenige Symptome, nach denen ein bewährtes Mittel gewählt werden kann, das schnelle Heilung bringt. Es ist hilfreich, wenn sich die Eltern für derartige Erkrankungen eine gewisse Arzneimittelkenntnis aneignen und eine homöopathische Hausapotheke anlegen (einen Vorschlag hierfür finden Sie im Anhang).

Chronische Krankheiten oder häufig auftretende akute Krankheiten erfordern eine **konstitutionelle Behandlung**. Das bedeutet, dass man in diesen Fällen außer den Krankheitssymptomen auch die familiäre Krankheitsgeschichte, wichtige Lebensereignisse und vor allem die individuelle Persönlichkeit in die Behandlung einbezieht. Eine solche Behandlung sollte nur von erfahrenen Homöopathen/Homöopathinnen durchgeführt werden. Sie kann manchmal viel Zeit und Geduld erfordern.

## Die homöopathische Anamnese

Am Anfang jeder Behandlung steht die Erhebung der Krankengeschichte, die homöopathische Anamnese. Je nach Alter des Kindes werden Kind oder Eltern befragt und das Verhalten des Kindes von der Homöopathin beobachtet. Dieses Erstgespräch dauert meist ein bis zwei Stunden. Im Gegensatz zur schulmedizinischen Behandlung kommt es hier weniger auf objektive Befunde an (beispielsweise die Ergebnisse einer Allergietestung oder Laborbefunde), als vielmehr auf das subjektive Befinden und Verhalten des Kindes sowie auf Beobachtungen während des Gespräches.

**Wichtige Informationen für eine Anamnese sind u.a.:**

- Besonderheiten in der Schwangerschaft/bei der Geburt
- sämtliche durchgemachten Infekte
- alle Kinderkrankheiten
- Reaktionen auf Impfungen
- krankheitsauslösende Faktoren wie Klima, Wetter, Nahrung
- Verhalten im Schlaf
- Vorlieben bei der Nahrung
- Ängste
- Träume

- Krankheiten in der Familie
- das soziale Umfeld (Familie, Kindergarten, Schule)

mit seinen Problemen und die

- Reaktion des Kindes auf konfliktreiche Situationen.

Auch die Symptome der Krankheit müssen in allen Einzelheiten aufgezeichnet werden. Sie betreffen die Fragen:

- Welche charakteristischen Symptome

- an welchen Stellen
- wann aufgetreten
- wodurch ausgelöst oder verschlechtert und
- wodurch gebessert wurden.

Je mehr Informationen über charakteristische Eigenschaften des Kindes zur Verfügung stehen, desto besser und genauer kann die Homöopathin die Arzneimittelwahl treffen.

- **Reaktionen auf die Arzneimittelgabe**

Nach der ersten Arzneimittelgabe können verschiedene Reaktionen auftreten.

Bei **akuten Krankheiten** verschwinden die Symptome durch ein richtig gewähltes Arzneimittel innerhalb kürzester Zeit. Mit einer gravierenden Verschlimmerung zu Beginn der Reaktion muss nicht gerechnet werden.

Bei **chronischen Krankheiten** gibt es verschiedene Möglichkeiten der Reaktion:

*1. Möglichkeit:* Es findet gar **keine Reaktion** statt. In diesem Fall ist entweder das Mittel oder die Dosis nicht gut genug gewählt oder andere Medikamente (z.B. Cortison) oder Begleitmaßnahmen (wie Einreibungen mit Campher) stören die Wirkung des homöopathischen Mittels.

*2. Möglichkeit:* Die bekannten Symptome treten vorübergehend in verstärkter Form auf und werden dann langsam besser. Dies ist die bekannte **Erstverschlimmerung** oder besser **Erstreaktion** (siehe S. 36). Sie weist auf eine gute Reaktionsfähigkeit und eine beginnende Heilung hin.

*3. Möglichkeit*: Es treten **neue Symptome** auf, die alten Symptome bleiben oder werden besser. In diesem Falle reagiert das Kind zwar auf das gewählte Mittel, aber noch nicht mit dem gewünschten Erfolg. Die neuen Symptome können durch das Arzneimittel hervorgerufen sein und nach kurzer Zeit wieder verschwinden oder sie deuten auf ein anderes Mittel hin, das in der Behandlung weiterhelfen wird.

*4. Möglichkeit*: Die **Symptome verschwinden** sofort, **kehren aber nach kurzer Zeit wieder**. Hier muss die Arzneimittelgabe wiederholt werden. Sollte dann der Erfolg ausbleiben, muss nach einem noch besser passenden Mittel gesucht werden.

*5. Möglichkeit:* Im günstigsten Falle - bei optimaler Arzneimittelwahl und optimaler Dosierung - **verschwinden die Krankheitssymptome langsam und stetig**. Der Heilungsprozess läuft dann im für diesen Organismus "richtigen" Tempo ab.

Häufig kehren während der Behandlung auch Symptome von früher durchgemachten Krankheiten für kurze Zeit wieder, ohne dass es wirklich zum Ausbruch einer dieser Krankheiten kommt. Man kann das mit einem Film vergleichen, der noch einmal zurückgespult wird. Ein Schüler Hahnemanns, **Constantin Hering**, hat in diesem Zusammenhang für den Heilungsverlauf folgende wichtige Regel aufgestellt: Bei der homöopathischen Behandlung **verschwinden die Symptome in der umgekehrten Reihenfolge ihres Auftretens**, in der Richtung **von oben nach unten** und **von innen nach außen**.

Bei einem Kind mit Neurodermitis und Asthma z.B. sollte zuerst das Asthma verschwinden (die später aufgetretene und innere Krankheit) und dann der Hautausschlag. Der Hautausschlag wiederum sollte zuerst im Gesicht und am Kopf, später an Armen und Beinen abheilen.

## Erstverschlimmerung

Wie wir aus den Arzneimittelprüfungen wissen, kann jedes Arzneimittel selbst krankheitsähnliche Symptome hervorrufen. Gibt man im Krankheitsfall das für die entsprechenden Krankheitssymptome passende Mittel, so können dadurch zunächst die Symptome verstärkt werden. Das sieht dann unter Umständen so aus, als ob die Krankheit schlimmer würde. In Wirklichkeit wird aber der Organismus gestärkt, die Krankheit von innen heraus zu überwinden. Es handelt sich also nicht wirklich um eine Verschlimmerung, sondern um eine Reaktion auf das Arzneimittel. Der passende Ausdruck ist deshalb **Erstreaktion**. Danach sollte die Besserung eintreten.

Hierzu **zwei Beispiele**:
Ein Kind mit plötzlich auftretendem hohen Fieber und heftigen Kopfschmerzen wird nach Gabe des passenden homöopathischen Mittels innerhalb einer Viertelstunde

> i Bei sehr heftig verlaufenden **akuten** Krankheiten tritt meist keine Erstreaktion auf. Bei **chronischen** Krankheiten hingegen ist eine Erstreaktion die Regel.

Erleichterung verspüren, ohne dass das Fieber noch steigt oder die Kopfschmerzen zunehmen.

Bei einem Kind mit chronischer Migräne wird häufig durch Gabe des konstitutionell passenden Mittels eventuell ein Migräneanfall ausgelöst oder das Kind hat das Gefühl, ein Anfall steht kurz bevor, tritt dann aber nicht ein. Diese Schmerzen muss es leider durchstehen. Sie dürfen nur mit natürlichen Maßnahmen wie einem kühlen Waschlappen, Massagen oder einem Fußbad gelindert werden. Durch Gabe eines (allopathischen) Schmerzmittels würde die homöopathische Mittelwirkung gestört.

## Störung und Antidotierung der homöopathischen Behandlung

Allopathische Medikamente können auf verschiedene Weise die homöopathische Behandlung beeinträchtigen. Cortison dämmt beispielsweise Entzündungsvorgänge ein, die für den Heilungsverlauf von großer Bedeutung sein können. Die Unterdrückung einer Windeldermatitis (Wundsein) mit Anti-Pilz-Mitteln kann die Heilung einer schweren Bronchitis behindern. Aber auch unter den "harmlosen" Mitteln gibt es einige, die homöopathische Mittel antidotieren (also die Mittelwirkung aufheben).

An erster Stelle sei **Campher** genannt. Er ist in vielen Erkältungssalben, Erkältungs- und Rheumabädern und auch in Einreibealkohol enthalten. Wenn Sie mit homöopathischen Mitteln arbeiten, sollten Sie Campher stets gut verschlossen und nur als Gegenmittel bereithalten. Auch **Kaffee** kann homöopathische Mittel beeinträchtigen, spielt aber bei den meisten Kindern nur in Form von Süßspeisen (z.B. Tiramisu) eine Rolle. Nach unserer Erfahrung stellt ein Löffel Moccacreme oder ein Schluck Coca-Cola kein Problem für die Behandlung dar. Auf die bewährte **Kamille** als Tee, Creme, Badezusatz, Inhalation oder als Auflage sollten Sie während der homöopathischen Behandlung lieber verzichten. **Chamomilla** (so lautet der Name der homöopathischen Präparation) ist, wenn angezeigt, ein wichtiges Heilmittel, kann aber viele andere Mittel stören. Sie finden im Anhang (siehe S. 453) einige Ratschläge, wie Sie Ihre Kamillenanwendungen ersetzen können. **Pfefferminz** in Form von Tee, Kaugummi oder Zahnpasta stört nur ganz wenige homöopathische Mittel. Ihre Homöopathin wird Sie gegebenenfalls darauf aufmerksam machen.

Nach Möglichkeit sollten Sie während der homöopathischen Behandlung auch auf andere naturheilkundliche Maßnahmen wie **Aromatherapie, Bachblüten** oder **Akupunktur** verzichten. Fragen Sie im Zweifelsfall Ihren Homöopathen.

Im Anhang (siehe S. 455) ist eine Auswahl von unterstützenden Maßnahmen wie Heilpflanzen-Tees, Wickel und Kneipp`sche Anwendungen angegeben, die Sie ohne Bedenken begleitend zur homöopathischen Behandlung einsetzen können.

## Wie lange dauert die homöopathische Behandlung?

Das Ziel einer homöopathischen Behandlung ist grundsätzlich die Heilung. So individuell wie jeder Mensch und jeder Krankheitsverlauf ist auch der Verlauf der homöopathischen Behandlung. Wenn es in kurzer Zeit gelingt, das passende Mittel zu finden, kann bei **chronischen Krankheiten** folgende Faustregel aufgestellt werden:
Die Heilung dauert etwa so viele Monate wie die Krankheit in Jahren gedauert hat. Danach besteht natürlich keine Garantie, nicht wieder krank zu werden. Bei neu auftretenden Problemen - auch wenn Jahre dazwischen liegen - wird dann die homöopathische Behandlung fortgesetzt.

Bei **akuten Krankheiten** wird so lange behandelt, bis das Kind wieder gesund oder deutlich auf dem Wege der Besserung ist. Das kann wenige Stunden (z.B. bei einer Durchfallerkrankung) oder auch mehrere Wochen (z.B. bei Keuchhusten) dauern.

## Kosten der homöopathischen Behandlung

Es gibt nur wenige Ärzte, die eine klassisch-homöopathische Behandlung über die Krankenkasse abrechnen. Das liegt vor allem daran, dass zum Finden des richtigen Heilmittels meist lange Gespräche erforderlich sind - und in einer Kassenpraxis ist dafür selten genügend Zeit bzw. wird die aufgewendete Zeit von den Kassen nicht angemessen vergütet. Aus diesem Grunde rechnen viele homöopathisch arbeitende Ärzte die Behandlung ausschließlich privat ab.

Von den **privaten Krankenversicherungen** oder entsprechenden Zusatzversicherungen werden die Kosten (für Ärzte und Heilpraktiker) fast immer problemlos erstattet. Einige **gesetzliche Krankenkassen** erstatten zur Zeit homöopathische Leistungen, wenn sie von Vertrags-(Kassen-)ärzten erbracht werden. Lassen Sie sich bei der Suche nach der für Sie richtigen klassisch arbeitenden Homöopathin nicht entmutigen - am besten erkundigen Sie sich bei Ihrer und anderen Krankenversicherungen oder Zusatzversicherungen nach den individuellen Bedingungen.

Wenn Sie die Behandlung aus eigener Tasche bezahlen müssen, sollten Sie sich vorab nach dem Preis erkundigen:

- Ein **Erstgespräch** (Anamnese) wird je nach Alter des Kindes zwischen 75 und 200 Euro kosten.
- Für die **Folgekonsultationen** müssen Sie je nach Aufwand mit einem Preis zwischen 20 und 50 Euro rechnen.
- **Telefonische Auskünfte** werden extra berechnet.

Homöopathische Medikamente sind sehr preiswert. Ein Fläschchen mit Globuli kostet je nach Potenz zwischen 3 und 20 Euro, die Q-Potenzen können über 15 Euro pro Fläschchen kosten. Höhere Kosten entstehen also nur beim Einrichten der homöopathischen Hausapotheke. In Form von Globuli sind die Mittel unbegrenzt haltbar, auch wenn aus rechtlichen Gründen ein Verfallsdatum angegeben ist.

Letzten Endes ist die klassische Homöopathie eine der **preiswertesten Behandlungsmethoden**. Durch die erfolgreiche homöopathische Behandlung einer chronischen Krankheit werden der Krankenversicherung Kosten in großer Höhe erspart.

## Können homöopathische Mittel schaden?

Wie wir am Beispiel der Komplexmittel gesehen haben, kann ein falsch eingesetztes potenziertes Mittel bei empfindlichen Menschen sehr unangenehme Wirkungen hervorrufen, nämlich eine **Arzneimittelkrankheit** mit den für das eingenommene Mittel typischen Symptomen. Bei den meisten Menschen treten aber nur einzelne oder gar keine Symptome auf, wenn ein unpassendes Mittel gegeben wurde. Die Heilung bleibt allerdings auch aus.
Die Arzneimittel-Symptome lassen (wie uns schon Hahnemann in seinem Chinarinden-Selbstversuch gezeigt hat) auf jeden Fall nach, wenn das Mittel abgesetzt wurde. Sie können jedoch auch Wochen andauern, wenn das Arzneimittel sehr hoch potenziert war (C200 oder eine noch höhere Potenz).

> **i** Wenn durch eine Behandlung Krankheitssymptome von außen nach innen verlagert werden, spricht man von einer "**Unterdrückung**".

Es gibt noch eine weitere Gefahr bei homöopathischer Behandlung, die manchmal schwer zu erkennen ist: die **Unterdrückung von Krankheitssymptomen**.
Es kann passieren, dass durch ein gut gewähltes Mittel ein Hautausschlag verschwindet und dafür eine andere Krankheit, z.B. Durchfall oder Dauerhusten, hervorgerufen wird. In diesem Fall wird das Kind, obwohl von seinem lästigen Ausschlag befreit, kränker anstatt wirklich gesund. Ein Mittel, das auf diese Weise wirkt, muss so schnell wie möglich abgesetzt und durch ein besseres ersetzt werden. Auf dem Wege der Heilung sollte dann der Hautausschlag wieder für kurze Zeit auftreten. Auch **negative seelische Veränderungen** können eine ungünstige Mittelwirkung anzeigen. Bei richtiger Mittelwahl tritt die seelische Stabilisierung meist noch vor der körperlichen ein.

Ein Mittel, das häufig "unterdrückend" wirkt, ist **Mercurius**, potenziertes Quecksilber (in verschiedenen Formen oft z.B. in Komplexmitteln enthalten (siehe S. 18)). Bei akuten Mandelentzündungen bewirkt es manchmal eine schnelle Genesung. Aber: Wenn das Mittel nicht sorgfältig nach dem Ähnlichkeitsgesetz ausgewählt war, ist unter Umständen die akute Krankheit nur unterdrückt worden. Das kann dann den Boden für eine chronische Krankheit bereiten.

Um Missverständnisse zu vermeiden, sei gesagt, dass Mercurius, wenn es als genau passendes, homöopathisches Mittel ausgewählt wurde, tief gehende Heilkräfte entfalten kann. So ist das Mittel an sich nicht gut oder schlecht, sondern nur gut oder schlecht gewählt.

> **i** Auch homöopathische Mittel erfordern einen verantwortungsvollen Umgang und sollten über längere Zeit nicht ohne ausreichende Kenntnisse angewendet werden.

## Allopathische und homöopathische Behandlung

Es ist gut und wichtig, eine Kinderärztin in der Nähe zu haben, welche die Vorsorgeuntersuchungen durchführt und bei akuten Notfällen erreichbar ist. Ideal wäre natürlich ein klassisch-homöopathisch arbeitender Haus- oder Kinderarzt. Da es auf diese Weise ausgebildete Ärzte bislang nur in sehr kleiner Zahl gibt, empfehlen wir, den behandelnden Kinderarzt über die homöopathische Behandlung zu informieren und die schulmedizinischen Behandlungsvorschläge mit dem Homöopathen (einem Heilpraktiker oder Arzt) abzustimmen.

> **i** Versuchen Sie, eine Haus- oder Kinderärztin zu finden, welche die homöopathische Behandlung Ihres Kindes unterstützt.

Sollte Ihr Hausarzt eine homöopathische Behandlung grundsätzlich ablehnen, ist die Zusammenarbeit schwer.

Bei akuten Krankheiten werden Sie häufig widersprüchliche Ratschläge von homöopathischer und allopathischer Seite hören. Als Eltern und letztendlich Verantwortliche befinden Sie sich dann im Zwiespalt, auf wessen Rat Sie hören sollen. Damit ist leider keinem gedient, am wenigsten der Gesundheit Ihres Kindes.

Grundsätzlich sollte vorrangig versucht werden, **akute Krankheiten homöopathisch zu behandeln**, um die Lebens- und Abwehrkräfte zu stärken. Nur wenn das nicht gelingt und die Krankheit eine akute Gefährdung für das Kind bedeutet, wird man auf schulmedizinische Mittel (z.B. Antibiotika) zurückgreifen müssen.

i Akute Krankheiten sollten, solange keine Gefährdung besteht, homöopathisch behandelt werden.

Bei **chronischen Krankheiten** (z.B. Asthma oder Rheuma), bei denen eine kontinuierliche Behandlung mit allopathischen Medikamenten (wie Asthmaspray, Cortison oder Antirheumatika) erforderlich ist, müssen diese zu Beginn der homöopathischen Behandlung beibehalten werden. Auf keinen Fall dürfen Sie ohne Rücksprache mit der Ärztin, die Ihr Kind behandelt, abgesetzt werden. Sobald durch die homöopathische Behandlung eine Besserung eingetreten ist, wird auch von Seiten der Schulmedizin nichts gegen eine langsame Reduzierung der Medikamente einzuwenden sein.

> ! Über längere Zeit eingenommene schulmedizinische Medikamente dürfen niemals plötzlich abgesetzt werden.

## Bei welchen Krankheiten muss von homöopathischer Behandlung abgeraten werden?

Grundsätzlich ist die Homöopathie geeignet, alle akuten und chronischen Krankheiten auf körperlicher und auf geistig-seelischer Ebene zu behandeln. Es gibt aber Situationen, in denen durch schulmedizinische Medikamente die Reaktionsfähigkeit des Organismus so stark beeinträchtigt ist, dass selbst gut gewählte homöopathische Mittel nicht wirken können. Ein Versuch lohnt jedoch auch hier, denn ein Schaden durch die homöopathische Therapie ist nicht zu befürchten. Wenn die Lebenskraft durch eine schwere Krankheit oder schulmedizinische Therapien so geschwächt ist, dass kaum noch Reaktionen möglich sind, können homöopathische Mittel nur sehr begrenzt wirken.

> i Homöopathie kann heilen, wenn die Gesundheit gestört ist, aber nichts wiederherstellen, was bereits zerstört ist.

In derartigen Situationen ist ihre Anwendung allerdings problematisch und sollte nur durch erfahrene Homöopathen erfolgen. Selbst bei schwersten Erkrankungen besteht jedoch zumindest die Möglichkeit einer Erleichterung des Zustandes (etwa bei den Folgen von Zytostatika und Bestrahlung bei bösartigen Erkrankungen).

Bei **schweren Unfällen** mit mechanischen Verletzungen müssen natürlich zuerst die Blutungen gestillt werden und eventuelle Knochenbrüche stabilisiert werden. Als Unterstützung sind aber auch hier homöopathische Mittel sehr wirksam und können selbst von Laien problemlos eingesetzt werden.

Bei fortgeschrittenen **chronischen Krankheiten** (wie z.B. Rheuma mit Gelenkdeformierungen) kann der ursprünglich gesunde Zustand nicht wiederhergestellt werden. Bei erfolgreicher homöopathischer Behandlung können aber die Medikamente reduziert und das weitere Fortschreiten der Krankheit verhindert werden.

### Unterstützung durch die Eltern

Eine der wichtigsten Bedingungen für eine gesunde Entwicklung ist, dass ein Kind seiner Natur entsprechend heranwachsen kann. Jeder Mensch ist von Geburt an ein Individuum, das heißt von allen anderen Menschen verschieden. Ein neugeborenes Kind ähnelt anderen Neugeborenen darin, dass es vor allem Wärme, Nahrung und Schlaf braucht. Dennoch wissen erfahrene Eltern, dass ein Kind vom ersten Tag an seine ganz persönliche Art hat, sich bemerkbar zu machen. Das eine Kind braucht viel Schlaf und schreit, sobald es wach wird, das andere schläft wenig und kann sich stundenlang allein mit sich beschäftigen.

Ein Kind ist empfindlich auf die leiseste Ermahnung und fängt an zu weinen oder zieht sich zurück. Ein anderes hört vielleicht überhaupt nicht und das unzufriedene Genörgel endet erst nach einem heftigen Wutanfall der Mutter. Später stellt man Ähnlichkeiten mit Verhaltensweisen der Mutter oder des Vater fest, aber nie gleicht ein Mensch dem anderen.

> **i** Aus homöopathischer Sicht ist es wichtig, ein Kind in seiner **Einzigartigkeit** anzunehmen und zu versuchen, es als solches zu verstehen.

Weil alle Kinder verschieden sind, kann es auch keine allgemein gültigen Erziehungsregeln geben. Und da Kinder so unterschiedliche Bedürfnisse und Empfindlichkeiten haben, ist es für Eltern beim besten Willen unmöglich, alle Kinder "gleich" oder "ganz gerecht" zu behandeln. Was Eltern jedoch entwickeln können, ist Verständnis für die Eigenarten ihres Kindes - lange bevor das Kind sprechen lernt, können sie meist der Homöopathin sehr genau die Wesenszüge des kleinen Patienten schildern. Zu den Folgen fehlenden Verständnisses zählt meist, dass ein Kind sich später verschließt und "unverständliche" Verhaltensweisen entwickelt. **Zwei Beispiele**:

Wenn ein Kind Angst hat, dass sich ein Gespenst unter dem Bett versteckt hält, hat es wenig Sinn, ihm die Angst auszureden oder es lächerlich zu machen. Am besten ist es, über die Angst zu reden und sie ernst zu nehmen.

Das Kind wird beruhigt sein, wenn jemand unter dem Bett nachgesehen hat oder ihm einen Trick verrät, wie es Gespenster verscheuchen kann.

Oder: Bei einem hyperaktiven Kindern besteht ein starker Bewegungsdrang. Homöopathisch sinnvoll wäre es, dem Kind viel Möglichkeit zu geben, sich austoben bzw. für viel Bewegung zu sorgen. Die Hyperaktivität kann nicht unterdrückt werden, indem man das Kind zur Ruhe zwingt (das wäre "allopathisch" gedacht!). Die Bewegungsenergie staut sich dann auf und kann unter Umständen zu aggressiven Verhaltensweisen oder zu Krankheiten führen.

Jede Art kindlicher Verhaltensweise sollte zunächst als die für die Situation des Kindes bestmögliche Ausdrucksform (auch im Sinne einer Notlösung) angesehen werden. Durch homöopathische Behandlung kann einem Kind mit **schwierigen und auffälligen Verhaltensweisen** - die beispielsweise durch abnorme Eifersucht auf ein Geschwisterkind zustande kommen - so geholfen werden, dass es sich in seiner Persönlichkeit frei entfalten kann: also etwa frei von quälender Eifersucht. Schon oft hat ein gut gewähltes homöopathisches Mittel mehr bewirkt als jede Erziehungsmaßnahme.

## Impfungen

Impfungen gehören eigentlich nicht zur homöopathischen Behandlung. An dieser Stelle möchten wir jedoch einige Informationen geben und kritische Bemerkungen anfügen. Impfungen sollen dazu dienen, durch gezielte Auseinandersetzung mit einem unschädlich gemachten Krankheitserreger den Ausbruch von bestimmten - als gefährlich eingestuften - Erkrankungen zu verhindern.

Es gibt verschiedene Arten von Impfungen:

Bei der **Passivimpfung** werden aus dem Blut bereits immunisierter Menschen gewonnene schützende Antikörper (= spezifische Abwehrstoffe) verabreicht, um nach vermeintlich erfolgter Ansteckung zu verhindern, dass die Krankheit ausbricht. Der passive Immunschutz hält nur wenige Tage bis Wochen an.

Bei der **Aktivimpfung** werden abgeschwächte lebende oder abgetötete Erreger (bzw. Erregerteile) oder Toxine (Bakteriengifte) in den Körper gebracht. Das Immunsystem bildet dann selbst Antikörper und ist beim nächsten Kontakt mit dem Erreger geschützt - ähnlich wie nach einer durchgemachten Krankheit. Je nach Impfstoff beträgt der Immunschutz einige Jahre bis lebenslänglich. Grundsätzlich kann nur gegen Infektionskrankheiten geimpft werden (also nicht gegen Krankheiten wie Rheuma oder Krebs).

Die Zahl der zur Verfügung stehenden Impfstoffe nimmt ständig zu, obwohl die meist ansteckenden Krankheiten in den letzten 50 Jahren an Bedeutung und Bedrohung verloren haben. Bei einem gesunden Kind werden derzeit etwa zehn verschiedene Impfungen empfohlen, bei Fernreisen kommen noch einige dazu. Gegen die bedrohlichsten Infektionskrankheiten AIDS, Hepatitis C und Borreliose ist bisher noch kein Impfstoff in Aussicht.

### Impfrisiko und Impfschaden

Leider hat auch das Impfen nicht nur Vorteile. Wie bereits an anderer Stelle erwähnt, ist das Immunsystem bei verschiedenen Menschen und zu verschiedenen Zeiten unterschiedlich aktiv. Das bedeutet einerseits, dass der erhoffte Impfschutz nicht bei allen Menschen eintritt (deshalb impft man meist drei- bis fünfmal, in der Hoffnung, dass danach auch bei dem Immunschwächsten die erwünschte Reaktion erfolgt). Andererseits kann eine Impfung einen so starken **Reiz** auf ein geschwächtes oder noch nicht ausgebildetes Immunsystem ausüben, dass dadurch möglicherweise chronischen Krankheiten - zum Beispiel Allergien - Vorschub geleistet wird. Von ernst zu nehmenden Impfkritikern werden auch **Störungen** wie Hyperaktivität oder Aufmerksamkeitsstörungen ursächlich mit Impfungen in Verbindung gebracht. Ein weiteres Risiko besteht in den Impfstoffen selbst. Der Nährboden, auf dem die Erreger gezüchtet werden, enthält unbekannte Begleitsubstanzen. In der Impflösung wiederum sind verschiedene **Begleitstoffe** enthalten wie Konservierungsstoffe (Quecksilberverbindungen, Formaldehyd) oder Substanzen, die eine lokale Gewebsreaktion an der Einstichstelle verhindern sollen (Antibiotika, Aluminiumverbindungen).

Bei Impfungen mit lebenden Erregern kann bei Immunschwachen die befürchtete Krankheit ausbrechen, beispielsweise Lähmungen durch Polio: die Kinderlähmungsimpfung, die aus diesem Grunde vor wenigen Jahren aus dem Verkehr genommen wurde. Bei Totimpfstoffen können Unverträglichkeitsreaktionen gegen die Begleitstoffe auftreten. Der früher empfohlene Keuchhusten-Impfstoff führte relativ häufig zu Gehirnschäden und wurde deshalb nach einigen Jahren (!) vom Markt genommen. Der Zeckenbiss-Impfstoff (der eigentlich gegen Hirnhautentzündung schützen sollte) führte so häufig zu gefährlichen Hirnhautreizungen, dass er für die Anwendung bei Kindern abgeschwächt werden musste, bei einigen Präparaten besteht keine Zulassung mehr für die Anwendung bei Kindern und Jugendlichen.

> ! Eltern sollten sich gut über Nutzen und Risiko von jeder einzelnen Impfung informieren und dann mit Hilfe ihres Therapeuten über Art und Zeitpunkt der notwendigen Impfungen entscheiden.

Da **Impfschäden** oft schleichend entstehen und der Zusammenhang meist nicht mit ausreichender Wahrscheinlichkeit nachgewiesen werden kann (was bedeuten würde, dass der Staat, der die Impfung empfohlen hat, für den Schaden aufzukommen hätte), weisen die offiziellen Impfstatistiken eine viel zu geringe Zahl von Impfschäden auf. Durch neue Impfstoffe, Impfstoffkombinationen und Zusatzstoffe verändern sich die Probleme laufend und sind kaum mehr überschaubar. Eventuelle Impffolgen werden, wenn überhaupt, erst nach Jahren größerer Impfkampagnen wahrgenommen.

### Impfempfehlungen aus homöopathischer Sicht

Die meisten Homöopathinnen und Homöopathen betrachten Impfungen mit großem Vorbehalt. Da für Kindergärten und Klassenreisen meist eine **Tetanus**-Impfung gefordert wird (die aber gesetzlich nicht vorgeschrieben ist) und auch bei Verletzungen in Kliniken sofort eine Tetanus-Impfung durchgeführt wird, empfehlen wir, falls Sie sich für eine Impfung entscheiden, diese erst zu einem Zeitpunkt durchführen zu lassen, wenn das Kind alt genug ist, per Zeichen oder Worte eine etwaige Impfreaktion anzuzeigen.

Nach Ansicht der Autorinnen sollte gegen **Kinderkrankheiten** grundsätzlich nicht geimpft werden. Kinderkrankheiten spielen eine wichtige Rolle für die Reifung des Immunsystems (siehe S. 367). Ausnahmen stellen die **Röteln**-Impfung bei Mädchen und die **Mumps**-Impfung bei Jungen dar. Sie sollten aber erst zu Beginn der Pubertät durchgeführt werden, wenn bis dahin nicht durch Krankheit - oder bei Röteln unbemerkt - schon ein Immunschutz entstanden ist. Vor der Röteln-Impfung empfiehlt sich daher ein entsprechender Bluttest.

**Diphtherie** ist in den letzten Jahrzehnten in Mitteleuropa praktisch nicht mehr vorgekommen, daher ist das Erkrankungsrisiko durch eine Impfung zur Zeit größer als das Risiko auf normalem Weg zu erkranken.

Bei **Masern** hält der Impfschutz nur eine gewisse Zeit an. Die Masern können daher später beim Erwachsenen noch ausbrechen und das bedeutet eine wesentlich höhere Komplikationsgefahr als beim Kind.

Die **Keuchhusten**-Impfung hatte bis vor einigen Jahren eine relativ hohe Rate an Nebenwirkungen (bleibende Hirnschäden) und wurde deshalb durch eine neue ersetzt. Ob es bei dieser Impfung ebenfalls zu Impfschäden kommt, wird sich erst in Zukunft herausstellen, und das auch nur bei entsprechend sensibler Forschung.

Bei **Auslandsreisen** ist eine individuelle Risikoabschätzung erforderlich. Auch hier empfehlen wir, Rücksprache mit Ihrer Homöopathin zu halten, bevor Sie sich beziehungsweise Ihr Kind impfen lassen.

Stillende Mütter, die eine entsprechende Krankheit auf natürlichem Weg überstanden haben, sollten zudem bedenken, dass sie mehr Antikörper an ihr Kind weitergeben als geimpfte.

### Impfzeitpunkt

Auch über den Zeitpunkt von Impfungen lohnt es, sich Gedanken zu machen. Die erste Impfung (Hepatitis B) erfolgt häufig (teilweise ungefragt) schon direkt nach der Geburt. Die nächste Impfung mit sechs (!) Impfstoffen gleichzeitig wird von offizieller Seite bereits für den 3. Lebensmonat empfohlen. In diesem Alter erhält der Säugling noch fast alle notwendigen Antikörper mit der Muttermilch. Eine Auseinandersetzung mit der Umwelt und mit Krankheiten ist bis dahin noch nicht erfolgt. Daher ist das Immunsystem zu diesem Zeitpunkt noch völlig unreif und durch einen Massenangriff potentieller Krankheitserreger überfordert. Tatsächlich berichten viele Eltern, dass eben vom Zeitpunkt der ersten Impfung an ihr Kind wesensverändert oder ständig krank war bzw. eine chronische Krankheit ausbrach.

> ! Warten Sie mit den ersten Impfungen bis zum **Ende des 1. Lebensjahrs** oder noch besser bis zu einem Alter, in dem das Kind **deutlich machen kann, was ihm fehlt**.

**Kontraindikationen (= auf keinen Fall impfen)**

Während einer **akuten oder chronischen Krankheit** (Neurodermitis, Allergien, Asthma etc.) darf nicht geimpft werden. Bei immunschwachen Personen kann schon der abgeschwächte Erreger eine gefährliche Erkrankung hervorrufen, die ähnlich schlimm ablaufen kann wie die eigentliche Krankheit. Deshalb sollten bei Immunschwäche keine Impfungen mit Lebendimpfstoffen durchgeführt werden. Auch bei chronisch Kranken kann eine Impfung das ohnehin falsch funktionierende Immunsystem stören und eine Verschlechterung bzw. einen Schub auslösen. In beiden Fällen wäre anschließend nicht einmal der Impfschutz garantiert.

**Homöopathische Behandlung von Impfschäden**

Die Behandlungserfolge bei Impfschäden sind recht gut. Wenn es sich um harmlose Folgeerscheinungen wie Durchfall handelt, können Sie einen Behandlungsversuch mit **Thuja C30** (einmalig 1 Kügelchen) machen. Bei tiefer gehenden Veränderungen wie Infektanfälligkeit, motorischen Störungen (Unruhe, Halbseitenschwäche, Lähmungserscheinungen etc.), Wesensveränderungen oder anderen chronischen Krankheiten sollte die Behandlung immer nur durch einen erfahrenen Homöopathen erfolgen.

## ■ Übersicht über die wichtigsten Impfungen:

*Buchtipps zum Thema (siehe S. 459).*

### Diphtherie

■ Impfstoff

Abgeschwächtes Bakteriengift.

■ Dauer des Impfschutzes

10 Jahre.

■ Mögliche Komplikationen und Nebenwirkungen

Fieber, Entzündung an der Einstichstelle, selten Hirnschädigung.

### FSME (Zecken-Hirnhautentzündung)

■ Impfstoff

Lebendimpfstoff.

■ Dauer des Impfschutzes

3 Jahre.

■ Mögliche Komplikationen und Nebenwirkungen

Hirnhautreizung, Gehirnentzündung, Lähmungen relativ häufig.

### Grippe

- **Impfstoff**

  Spaltprodukte abgetöteter Viren.

- **Dauer des Impfschutzes**

  Nur 1 Jahr und nur für bestimmte Erreger.

- **Mögliche Komplikationen und Nebenwirkungen**

  Grippeähnliche Symptome, Autoimmunkrankheiten, Lähmungserscheinungen.

### Hepatitis A (ansteckende Gelbsucht)

- **Impfstoff**

  Abgetötete Viren.

- **Dauer des Impfschutzes**

  Vermutlich lebenslang.

- **Mögliche Komplikationen und Nebenwirkungen**

  Leichte Allgemeinerscheinungen bis zu schwer wiegenden Impfreaktionen mit Lähmungen.

Bedenken Sie: Hepatitis A selbst verläuft manchmal langwierig, aber praktisch immer harmlos.

### Hepatitis B (durch Blut übertragene Gelbsucht)

- **Impfstoff**

  Erregerteil (nicht lebend).

- **Dauer des Impfschutzes**

Individuell.

- **Mögliche Komplikationen und Nebenwirkungen**

Entzündungsreaktion, rheumatische Symptome, Schwindelgefühl, Fälle von Multipler Sklerose bei einem bestimmten Impfstoff in Frankreich (wurde dort mittlerweile vom Markt genommen).

### HIB (Haemophilus influenzae B)

- **Impfstoff**

Erregerteil (nicht lebend).

- **Dauer des Impfschutzes**

Noch nicht bekannt.

- **Mögliche Komplikationen und Nebenwirkungen**

Fieber, Nesselsucht, Entzündung an der Einstichstelle, Krampfanfälle, Lähmungen, viell. Diabetes-Auslösung.

### Keuchhusten

- **Impfstoff**

Erregerteil (nicht lebend).

- **Dauer des Impfschutzes**

5 Jahre.

- **Mögliche Komplikationen und Nebenwirkungen**

Krämpfe, Hirnschäden, Lähmungen.

### Masern

- **Impfstoff**

Lebendimpfstoff.

- **Dauer des Impfschutzes**

10 Jahre (noch keine ausreichenden Erfahrungen).

- **Mögliche Komplikationen und Nebenwirkungen**

Flüchtiges Fieber mit Hautausschlag, u.U. bleibende Hirnschäden (Risiko 1: 1 Mio.), Blutschädigungen.

### Mumps

- **Impfstoff**

Lebendimpfstoff.

- **Dauer des Impfschutzes**

Lebenslang.

- **Mögliche Komplikationen und Nebenwirkungen**

Diabetes (1:500 000), Hirnschäden (1:1 Mio.), Hodenentzündung, Blutschädigung.

### Poliomyelitis

- **Impfstoff**

Abgetötete Erreger.

- **Dauer des Impfschutzes**

10 Jahre.

- **Mögliche Komplikationen und Nebenwirkungen**

  Fieber, Kopfschmerzen.

Bemerkung: Der Impfstoff für die früher übliche Schluckimpfung besteht aus lebenden Erregern und ist wegen des Risikos der (sogar ansteckenden!) Impf-Polio-Erkrankung nicht zu empfehlen.

## Röteln

- **Impfstoff**

  Lebendimpfstoff.

- **Dauer des Impfschutzes**

  20 Jahre.

- **Mögliche Komplikationen und Nebenwirkungen**

  Schädigung des Ungeborenen, selten Hirnschädigungen.

## Tetanus

- **Impfstoff**

  Abgeschwächtes Bakteriengift.

- **Dauer des Impfschutzes**

  10–15 Jahre.

- **Mögliche Komplikationen und Nebenwirkungen**

  Allgemeines Unwohlsein, Entzündung an der Einstichstelle.

**Tuberkulose**

- **Impfstoff**

Lebendimpfstoff.

- **Dauer des Impfschutzes**

Impfschutz fraglich.

- **Mögliche Komplikationen und Nebenwirkungen**

Lymphknoten-Tbc, Hirnhautentzündung, Autoimmunkrankheiten.

# 1.3. Wie benutze ich dieses Buch?

## ■ 1.3.1. Wie finde ich das passende Arzneimittel?

> ! Die **Sicherheit des Kindes** steht immer an erster Stelle. Zögern Sie niemals, Unfälle oder Erkrankungen von ärztlicher Seite abklären zu lassen, um sicherzustellen, dass Ihr Kind nicht ernstlich gefährdet ist.

Beachten Sie folgende Punkte:

■ Wenn Sie Ihr Kind selbst homöopathisch behandeln wollen, beginnen Sie am besten damit, **alle Symptome aufzuschreiben, die Sie als krankhaft erkennen können**. Dabei können Sie auf die Fragen auf der hinteren inneren Umschlagseite zurückgreifen bzw. sie noch einmal nachlesen (siehe S. 64).

■ Schlagen Sie nun das entsprechende Kapitel auf (etwa "Unfälle" oder "Bauchschmerzen") und wählen Sie unter den vorgeschlagenen **Arzneimitteln** dasjenige, das die **größte Ähnlichkeit** mit dem Krankheitsbild Ihres Kindes hat.

■ Wenn Ihr Kind **besondere, sehr auffällige Symptome** zeigt wie zum Beispiel ausgeprägte Durstlosigkeit bei einem sonst sehr durstigen Kind, sind diese natürlich wichtiger als andere. Symptome dieser Art sollten unbedingt im Arzneimittelbild des ausgewählten Mittels enthalten sein.

■ Zur Absicherung Ihrer Wahl können Sie im Anhang des Buches in der "**Arzneimittellehre**" ab Seite 79 genauer **nachlesen**, ob das Mittel dem Zustand Ihres Kindes ähnelt. Selbstverständlich wird kein Kind *alle* Symptome des betreffenden Arzneimittelbildes aufweisen, sondern immer nur einen Teil davon. Wenn Sie drei bis vier deutliche Symptome in einem Arzneimittelbild finden, kann es sich durchaus schon um das richtige Heilmittel handeln.

■ Sollten Sie sich **zwischen zwei Arzneimitteln nicht entscheiden können**, versuchen Sie, sich deutlichere Informationen zu verschaffen, indem Sie Ihr Kind noch einmal genau beobachten. Im Zweifelsfall wählen Sie das Arzneimittel aus, das die Symptome beinhaltet, unter denen Ihr Kind stärker leidet.

■ Wenn Ihr Kind unter **vielfältigeren Beschwerden** leidet, beispielsweise Durchfall und Kopfschmerzen, sehen Sie unter beiden Stichworten nach. Meist lässt sich auch in diesen Fällen *ein* passendes homöopathisches Mittel finden, da sich das Kind insgesamt in *einem* Zustand befindet. Ansonsten richten Sie sich nach der im Vordergrund stehenden Beschwerde.

Verständlicherweise können wir im Rahmen dieses Buches nur eine gewisse Auswahl an Heilmitteln darstellen und diese auch nur mit ihren wichtigsten Symptomen. Das heißt, **es besteht immer die Möglichkeit, dass Ihr Kind ein nicht aufgeführtes Arzneimittel benötigt**. Dann wenden Sie sich bitte an Ihre/n Homöopathin bzw. Homöopathen.

## 1.3.2. Was gilt es bei der Behandlung meines Kindes zu beachten?

> **!** Die Voraussetzung für jede homöopathische Behandlung ist das Vorhandensein und Erkennen von krankhaften Symptomen.

Dieser Satz mag auf den ersten Blick banal, fast überflüssig klingen; er macht aber bei genauerem Hinsehen auf eine der größten Schwierigkeiten in der Anwendung der Homöopathie aufmerksam: die Schwierigkeit, den veränderten, krankhaften Zustand des Kindes zu erkennen und die Symptome genau in Worte zu fassen.

Häufig bekommen wir in der Praxis telefonische Anfragen, weil ein Kind krank ist. Die Eltern können mit dem fiebernden Kind nicht in die Praxis kommen und erfragen homöopathischen Rat.

"Mein Kind hat Fieber. Welches Mittel kann ich ihm geben?"

Diese Auskunft alleine reicht zur Bestimmung eines homöopathischen Heilmittels nicht aus. Denn die Bezeichnung "Fieber" charakterisiert nur unzureichend die krankhafte Veränderung des Kindes. Wichtig ist die genaue Beschreibung des Krankheitszustandes. Eltern, deren Kinder homöopathisch behandelt werden, wissen schon durch ihre Erfahrung bei den Anamnesen, worauf in der homöopathischen Therapie Wert gelegt wird.

Der Bericht einer in der Homöopathie erfahrenen Mutter könnte beispielsweise lauten:

"Meine Tochter ist gestern Abend plötzlich krank geworden. Sie hat nachmittags noch draußen gespielt, es war herrlicher Sonnenschein, sie ist Fahrrad gefahren, da war sie wohl nicht warm genug angezogen, besonders gegen Abend. Als sie dann nach Hause kam, war sie vom vielen Spielen ganz verschwitzt, das Gesicht war gerötet und sie war ziemlich aufgedreht. Sie hatte sehr großen Durst und kaum Hunger, hat sich dann aber hingelegt und über Kopfschmerzen geklagt. Ihr war kalt, sie wollte zugedeckt werden. Sie hat ganz schnell hohes Fieber bekommen und geglüht wie ein Ofen. Jetzt liegt sie auf dem Sofa im Wohnzimmer, wir sind alle ganz leise, weil sie sagt, die Stimmen tun in ihrem Kopf weh, weil es darin so klopft."

Dieser Bericht gibt Antworten auf die **Fragen**, die zum Auffinden des passenden Arzneimittels führen:

**1 Gibt es Veränderungen im Gemütsbereich?**

Überdrehtheit; dann Klagen über Schmerzen.

**2 Welche allgemeinen Veränderungen im Verhalten des Kindes sind zu verzeichnen?**

Schweißneigung; großer Durst; wenig Appetit; plötzliches, hohes Fieber, dessen Hitze deutlich zu spüren ist.

**3 Welche Modalitäten (besser/schlechter durch...)?**

Die Kopfschmerzen verschlimmern sich durch Geräusche, bessern sich durch Ruhe.

**4 Welche körperlichen, lokalen Veränderungen können beobachtet werden?**

Röte des Kopfes.

**5 Treten Schmerzen auf? Wo? Wie sind die Schmerzen?**

Klopfende Kopfschmerzen.

**6 Wie hat sich die Krankheit entwickelt?**

Plötzlich, schnell.

**7 Gibt es einen möglichen Auslöser?**

Zug und Kälte beim Fahrradfahren, Unterkühlung, eventuell zu starke Sonnenbestrahlung am Kopf.

Diese Mutter hat Fragen von homöopathischer Seite überflüssig gemacht, da sie die Befindensveränderungen ihrer Tochter durch ihre eigenen Beobachtungen genau beschreiben konnte. Sie schildert den Zustand, der vom "Normalverhalten" ihrer Tochter abweicht.

Diese Symptome sind es, die in der Homöopathie unsere volle Beachtung verdienen, da sie über die krankhaft veränderte Lebenskraft Auskunft geben. Nur anhand von krankhaften Symptomen können wir erkennen, dass mit dem Kind etwas nicht stimmt, und ein passendes Heilmittel finden.

> **!** Je auffälliger, seltsamer oder widersprüchlicher, je individueller und unverwechselbarer die **Symptome** sind, desto deutlicher charakterisieren sie den Zustand des Kindes. Je deutlicher der Zustand des kranken Kindes zu Tage tritt, desto leichter kann das passende Heilmittel gefunden werden.

**Ein Beispiel:** Normalerweise will ein krankes Kind, dessen Körper sich kalt anfühlt, zugedeckt werden. Hat das Kind aber eine Abneigung dagegen, zugedeckt zu werden, obwohl es sich kalt anfühlt, so können wir dieses Verhalten als außergewöhnlich und sonderbar bezeichnen.

**Oder:** Das Gleiche gilt für Halsschmerzen, wenn das Schlucken von Flüssigem die Beschwerden deutlich verstärkt, wohingegen feste Speisen keine Schmerzen auslösen.

Ähnlich auffällige Symptome können sich auch auf der Gemütsebene finden, wenn ein Kind etwa bei traurigen Anlässen lachen muss; oder wenn ein ansonsten gesund erscheinendes Kind panische Angst vor harmlosen Insekten hat, die durch nichts zu erklären ist. Nicht erstaunlich ist es beispielsweise, wenn Kinder mit starkem Schweiß auch sehr durstig sind. Oder dass Gelenkschmerzen besser werden bei Ruhe, Übelkeit besser wird durch Erbrechen usw.

Als Eltern sollten Sie lernen zu erkennen, was wichtig bzw. weniger wichtig ist und worauf Sie Ihre Aufmerksamkeit richten müssen, um auch subtilere Veränderungen wahrzunehmen. Dadurch wird das Finden des passenden Mittels für Sie und den behandelnden Homöopathen leichter.

> ! Ein gewöhnliches, erklärbares und für die Erkrankung typisches Symptom ist für die homöopathische Mittelfindung nicht ausreichend.
>
> Es spiegelt nicht **den individuellen Zustand** einer Person wider, viele andere Menschen würden auf die gleiche Weise reagieren.

Schwierig ist es Patienten zu behandeln, die zwischen Homöopathie und Allopathie (Schulmedizin) hin- und herwechseln. Homöopathische Medikamente wirken bei ihnen oft nur unzureichend, da die Heilreaktionen wie etwa Hautausschläge oder Fieber immer wieder durch allopathische Maßnahmen unterdrückt werden.

Wir raten den Eltern in der Praxis, sich für *eine* Behandlungsmöglichkeit zu entscheiden. Ausnahmen sind jedoch möglich (siehe S. 68). Natürlich hat die schulmedizinische Behandlung auch ihren Platz und ihre Notwendigkeit, zum Beispiel in der Chirurgie und in der Notfallmedizin. Wenn Sie sich aber grundsätzlich für eine homöopathische Behandlung entscheiden, sollte Ihr Kind während dieser Zeit nach Möglichkeit keine anderen Medikamente bekommen.

Dazu zählen beispielsweise:

- Cortison und verwandte Substanzen (Vorsicht, nicht ohne Absprache mit dem Arzt absetzen!)
- Antibiotika
- Salben gegen Herpes (Fieberbläschen) oder Pilzerkrankungen
- Schmerzmittel
- fiebersenkende Mittel
- Hustensaft
- zinkhaltige Salben ("Penatencreme")

Genauso sollten Sie von "natürlichen" Arzneimitteln absehen bzw. die Einnahme mit Ihrem Homöopathen absprechen, etwa bei:

- homöopathisch aufbereiteten Mischpräparaten (den so genannten Komplexmitteln (siehe S. 18))
- Teedrogen (Salbei, Kamille, Pfefferminze usw.)
- pflanzlichen Tinkturen.

All diese Substanzen können die Wirkung homöopathischer Mittel beeinträchtigen oder sogar aufheben.

Ausnahmefälle stellen Kinder dar, die wegen schwerwiegender chronischer Krankheiten (z.B. Asthma, Rheuma, Epilepsie) in schulmedizinischer Behandlung sind. Bei diesen Kindern dürfen die allopathischen Medikamente niemals vorschnell abgesetzt werden, weil das Kind dadurch ernstlich gefährdet werden kann. Optimal ist in diesen Fällen eine Zusammenarbeit von allopathischer und homöopathischer Seite. Oft gelingt es, durch die homöopathische Therapie den Zustand des Kindes allmählich zu verbessern, so dass die allopathischen Medikamente langsam reduziert werden können und im günstigsten Falle sogar überflüssig werden.

## 1.3.3. Die Behandlung von Säuglingen und Kleinkindern

Bei der Behandlung von Säuglingen oder Kleinkindern ist die genaue Beobachtung seitens der Eltern besonders gefordert. Kinder, die Beschwerden noch nicht selbst benennen können, äußern sich anderweitig: Haben sie beispielsweise Schmerzen, können Sie am Weinen erkennen, ob das Kind wütend, ängstlich, jämmerlich usw. ist. Wenn die Wahl zwischen zwei Arzneimitteln schwerfällt, beispielsweise Pulsatilla und Chamomilla, können Sie auch in Betracht ziehen, was das Kind bei Ihnen auslöst. Reagieren Sie eher gereizt oder entnervt, wenn das Kind nachts wütend über Zahnungsschmerzen schreit? Dann kommt **Chamomilla** als Mittel in Frage. Ist das Weinen jedoch eher mitleiderregend, entscheiden Sie sich besser für **Pulsatilla**.

Sie können noch viele weitere Symptome wahrnehmen, wie zum Beispiel:

- Erscheint das Kind ruhig oder unruhig, erschrocken oder ängstlich?
- Ist dem Kind heiß oder kalt?
- Wie fühlen sich Hände und Füße an?

- Schwitzt es? Wo? Riecht der Schweiß?
- Ist die Haut verändert?
- Gibt es irgendwelche Absonderungen?
- Wie sehen Stuhl und Urin aus? Riechen die Ausscheidungen anders als sonst?
- Hat das Kind Hunger oder Durst? Worauf? Auf Warmes oder Kaltes?

Bieten Sie ihm kalte und warme Getränke oder Anwendungen an. Beobachten Sie, wie es auf Berührung, Nähe, Geräusche, Getragenwerden etc. reagiert.

### 1.3.4. Welche Potenz ist die richtige und wann darf ein Arzneimittel wiederholt werden?

Optimal ist es, die Potenz und Häufigkeit der Mittelgabe dem Krankheitszustand des Kindes anzupassen. Dazu ist es nötig, mehrere Faktoren zu berücksichtigen und gegeneinander abzuwägen. Das erscheint anfangs kompliziert, aber je länger Sie sich mit der Homöopathie beschäftigen, desto mehr werden Sie mit der Arzneimittelfindung, der passenden Potenz und Häufigkeit der Gabe vertraut werden. Allerdings sollte kein homöopathisches Mittel ohne Absprache mit der Homöopathin länger als ein bis zwei Wochen eingenommen werden, auch wenn es sich "nur" um eine tiefe Potenz handelt.

Für die Behandlung akuter Krankheiten gelten die im Folgenden aufgelisteten **Grundsätze**:

- Je höher die Potenz ist, desto exakter muss das Arzneimittelbild mit dem Krankheitsbild des Kindes übereinstimmen.
- Je akuter und heftiger die Erkrankung ist, desto höher darf die Potenz gewählt werden.
- Je akuter die Krankheit ist, desto schneller muss die Wirkung des Arzneimittels eintreten.
- Werden niedrigere Potenzen gewählt (wie C2 oder D2 bis C6 oder D6), müssen diese häufiger wiederholt werden als mittlere oder hohe.
- Je akuter die Krankheit und je intensiver der Stoffwechsel ist (bei starken Schmerzen, hohem Fieber etc.), desto schneller benötigt der Organismus wieder den Impuls des Arzneimittels: Das gewählte Mittel bessert die Beschwerden des Kindes (Schmerzen lassen nach, bei Fieber erfolgt der Schweißausbruch), sie tauchen aber nach einiger Zeit wieder auf - wenngleich meist weniger intensiv als vor der ersten Mittelgabe. In diesem Fall muss das Mittel in gleicher Potenz nochmal gegeben werden.
- In besonders akuten Krankheitsfällen ist folgende Methode ratsam (das so genannte Verkleppern oder Wasserglasmethode: Lösen Sie zwei Kügelchen des gewählten Mittels in einem halben Glas Leitungswasser auf, rühren Sie mit einem Plastiklöffel kräftig um und geben Sie dem Kind davon einen Löffel oder Schluck. Diesen Vorgang können Sie bei Bedarf mehrmals wiederholen (Umrühren nicht vergessen). Wir empfehlen in sehr akuten, heftigen

Fällen (wie beispielsweise bei Unfällen oder hohem Fieber) das Arzneimittel auf diese Art und Weise alle fünfzehn Minuten zu geben, aber nur bis zur Besserung des Zustandes.

> **!** Richtlinien für die Gabe von Arzneimitteln:
>
> - **Tiefe Potenzen (D2 od. C2 bis D6 od. C6):** Drei- bis viermal täglich eine Gabe
> - **Mittlere Potenzen (D12 od. C12):** Ein- bis zweimal täglich eine Gabe
> - **Höhere Potenzen (C30 od. D30 und höher):** Einmalige Gabe
>
> **Eine Arzneimittelgabe besteht aus ein bis zwei Kügelchen (Globuli) oder einer halben Tablette.**
>
> Die Zahl der Globuli spielt für die Wirkung keine Rolle!

- Kommt es zu einer Besserung des Befindens, darf das Mittel nicht mehr gegeben werden. Vergleichen Sie den jetzigen Zustand des Kindes mit dem einige Stunden oder Tage vorher; ist jedes Mal ein Fortschreiten in Richtung Heilung festzustellen, warten Sie ab, denn der Körper braucht eine gewisse Zeit, um sich zu erholen.

  **Durch häufige Gaben des Arzneimittels kann der Heilungsprozess nicht beschleunigt werden!** Die Wahl des passenden Mittels ist bei akuten Krankheitszuständen wichtiger als die Wahl der Potenz. Wenn Sie ein angezeigtes Mittel in einer anderen als der angegebenen Potenz vorrätig haben, fangen Sie damit an.

## Behandlungsbeispiel 1: Unfall

Ein Kind klemmt sich einen Finger in der Tür ein. Es hat furchtbare Schmerzen, der Finger schwillt an und das Nagelbett verfärbt sich sofort dunkelblau.

- Bei einer Verletzung an den sehr sensiblen Extremitäten-Enden mit heftigen, einschießenden Schmerzen finden Sie im Kapitel "Unfälle - Verletzungen der Extremitäten" **Hypericum** als passendes Notfallmittel.

- Es handelt sich um einen äußerst schmerzhaften, akuten Fall. Somit können Sie eine höhere Potenz wählen (etwa C30), die Sie in Wasser auflösen und dem Kind bis zur Besserung alle fünf Minuten geben.

**Welche Besserung kann ich in solch heftigen Fällen erwarten?**

In akuten Fällen mit plötzlichen, starken Schmerzen stellt sich nach der Mittelgabe die Besserung des Zustandes schnell ein. Die Schmerzen werden in kurzer Zeit nachlassen, so dass der Zustand für das Kind erträglich wird.
Der Heilungsprozess wird schneller vonstatten gehen als gewöhnlich. Jüngere Kinder fallen nach der Arzneimittelgabe oft in tiefen Schlaf und erwachen danach ohne Beschwerden.

## Behandlungsbeispiel 2: Fieberhafter Infekt mit Durchfall

Ein sonst lebhaftes Kind ist auffallend ruhig und erschöpft. Es legt sich freiwillig ins Bett. Am nächsten Tag fröstelt es, obwohl sommerliche Temperaturen herrschen. Allmählich entwickelt sich Fieber um 38 Grad Celsius. Das Gesicht ist rötlich und verquollen, die Augen sind müde. Schließlich stellt sich mehrmals täglich breiig-wässriger Durchfall ein.

Folgende **Symptome** stehen zur Verfügung:

- Die Beschwerden entwickeln sich langsam
- Schwäche, Frösteln und Müdigkeit bei einem sonst temperamentvollen Kind
- Die Augen sind in Mitleidenschaft gezogen
- Es besteht Fieber und Durchfall

Nun lesen Sie in den Kapiteln "Fieber" und "Durchfall" nach, ob Sie für den Zustand Ihres Kindes ein passendes **Arzneimittel** finden. Nachdem Arzneimittel mit plötzlichem, heftigem Erscheinungsbild im Fall Ihres Kindes ausscheiden, stoßen Sie in beiden Kapiteln auf **Pulsatilla** und **Gelsemium**, die Ähnlichkeit mit der Erkrankung haben. Zur Differenzierung lesen Sie in der **Arzneimittellehre** ab Seite 79 nach und entscheiden sich korrekt für **Gelsemium**, da es typischerweise Erkrankungen bei milder Wetterlage, Durchfall, Fieber mit ausgeprägtem Frösteln, Schwäche sowie Müdigkeit der Augen heilen kann.

Die Erkrankung des Kindes ist akut, aber nicht heftig oder hoch akut, die Mittelwahl ist eindeutig **Gelsemium**. Deswegen wählen Sie eine mittlere Potenz, C12 oder D12, die Sie dem Kind zweimal täglich geben. Sobald eine Besserung eintritt (das Kind einschläft, nach Essen verlangt oder das Frösteln aufhört), braucht es das Mittel nicht mehr.

**Was kann ich von der Arzneimittelgabe erwarten?**

Das Kind wird sich im Laufe des nächsten Tages etwas besser fühlen, die Augen sind nicht mehr ganz so müde, der Durchfall tritt seltener auf und das Kind friert nicht mehr. Nach zwei bis drei Tagen ist es wieder gesund.

! Entwickelt sich eine Erkrankung allmählich, wird auch die Heilung nur allmählich vonstatten gehen.

## Behandlungsbeispiel 3: Fieberhafter Infekt ohne weitere Beschwerden

Ein Kind entwickelt tagsüber ohne erkennbaren Auslöser leichtes Fieber. Es hat glänzende Augen und rote Wangen, fühlt sich aber nicht krank und spielt in seinem Zimmer.

Das Kind ist insgesamt wohlauf, abgesehen vom Fieber liegen keine krankhaften Symptome vor. Die Erkrankung ist harmlos und ein Arzneimittel vielleicht überflüssig. Sollte der Zustand unverändert über mehrere Tage anhalten, können Sie im Kapitel "Fieber" das passende Heilmittel **Ferrum phosphoricum** finden. Sie entscheiden sich für die Potenz C6 oder C12, weil nur leichte Beschwerden vorliegen und noch nicht eindeutig geklärt ist, ob das Kind im Laufe der Erkrankung nicht noch verschiedene andere Symptome entwickeln wird.

Wenn sich jedoch die Symptome verändern (zum Beispiel belegte Mandeln und Halsschmerzen auftreten), müssen Sie prüfen, welches andere homöopathische Mittel nun in Betracht kommt.

**Was kann ich von der Arzneimittelgabe erwarten?**

Das Kind wird nach einigen Tagen fieberfrei sein, wenn es sich nur um einen kleinen Infekt gehandelt hat. Handelte es sich bei dem Fieber hingegen erst um ein "Vorspiel", werden sich neue Symptome einstellen, mit deren Hilfe Sie ein passendes Arzneimittel finden können.

### 1.3.5. Was tun, wenn das falsche Arzneimittel gegeben wurde?

**Beispiel:** Sie sind mit Ihrem Kind beim Baden, es läuft barfuß über die Wiese und wird von einer Biene in den Fußballen gestochen. In der Aufregung registrieren Sie nur, dass es sich um eine Verletzung handelt und geben dem Kind **Arnica**. Zu Hause jammert es immer noch über arge Schmerzen; daraufhin lesen Sie nach und stellen fest, dass **Ledum** oder **Apis** die wichtigsten Notfallmittel bei Bienenstich sind.

**Reaktion:** In diesem Fall können Sie Ihrem Kind sofort das passende Arzneimittel geben, auch wenn es vorher schon Arnica bekommen hat. Stehen die Schmerzen um die Einstichstelle im Vordergrund, entscheiden Sie sich für **Ledum**; besteht eine massive Schwellung, die Beschwerden macht, verabreichen Sie **Apis**, bei schweren Allgemeinsymptomen ist **Carbolicum acidum** angezeigt.

### 1.3.6. Zwei Mittel auf einmal verabreichen?

Die klassische Homöopathie geht davon aus, dass sich *ein* Mensch immer nur in *einem* Zustand befinden kann, nicht in zweien zugleich. Deswegen verordnet sie immer nur ein Mittel auf einmal. Es ist aber durchaus möglich, dass das Kind mit dem Bienenstich als erstes Mittel **Ledum** benötigt, wodurch die Schmerzen an der Einstichstelle nachlassen. Einen Tag später geht es ihm relativ gut, aber der Fuß ist immer noch angeschwollen und passt nicht in die Sandale. Nun hat sich der Zustand des Kindes verändert. Das Kind ist wohlauf, aber die Schwellung ist nicht wesentlich zurückgegangen. Jetzt können Sie **Apis** geben; die Schwellung wird in den nächsten 1-2 Tagen deutlich nachlassen.

### 1.3.7. Können Kinder mit chronischen Krankheiten bei Unfällen oder akuten Erkrankungen von ihren Eltern behandelt werden?

Diese Frage ist nicht eindeutig zu beantworten. Entscheidend ist der chronische Krankheitszustand des Kindes. Bei Unfällen ist ein homöopathisches Notfallmittel unserer Meinung nach in den meisten Fällen zu vertreten. Akute Erkrankungen jedoch können bei Kindern mit chronischen Krankheiten (Allergien, Asthma, Neurodermitis, Epilepsie, Hyperaktivität usw.), die bereits homöopathisch behandelt werden, Teil eines Gesundungsprozesses sein. Den sollten die Eltern durch die Gabe von anderen homöopathischen Arzneimitteln nicht stören (siehe S. 411). Setzen Sie sich in so einem Fall am besten mit Ihrer/m Homöopathin bzw. Homöopathen in Verbindung.

# 2. Arzneimittel

Wir stellen hier nur eine kleine Auswahl homöopathischer Arzneimittel mit den (im Zusammenhang mit diesem Buch) wichtigen Symptomen vor. Beachten Sie dabei, dass ein krankes Kind nie alle Symptome auf einmal zeigt, sondern immer nur einen (individuellen) Teil davon.

## Liste der Arzneimittel

Da in Literatur und allgemeinem Sprachgebrauch für ein und dasselbe Arzneimittel oft unterschiedliche Begriffe verwendet werden, ist auf den folgenden Seiten zunächst eine "Übersetzungsliste" aufgeführt. Aus dieser kann der in diesem Buch durchgehend verwendete Begriff (**fett**) und die Seite, auf der das homöopathische Arzneimittel dann näher erläutert wird, entnommen werden.

| Suchbegriff | lateinisch | deutsch | Seite |
|---|---|---|---|
| A | | | |
| Achillea millefolium | **Millefolium** | Schafgarbe | 183 |
| **Acidum nitricum** | Spiritus nitri acidus | Salpetersäure, Scheidewasser | 97 |
| Aconit | **Aconitum napellus** | blauer Eisenhut, Mönchshut, Sturmhut | 98 |
| **Allium cepa** | | rote Küchenzwiebel | 101 |

| Suchbegriff | lateinisch | deutsch | Seite |
|---|---|---|---|
| **Alumina** | Argila pura | Aluminium, Aluminiumoxyd, $Al_2O_3$ | 102 |
| Aluminium | **Alumina,** Argila pura | Aluminiumoxyd, $Al_2O_3$ | 102 |
| Aluminiumoxyd | **Alumina, Argila pura** | Aluminium, $Al_2O_3$ | 102 |
| **Antimonium tartaricum** | Tartarus stibiatus, Tartarus emeticus | Brechweinstein, $(C_4H_4O_6 (SbO) K)_2 + H_2O$ | 103 |
| **Apis mellifica** | | Honigbiene | 104 |
| **Argentum nitricum** | | salpetersaures Silber, Silbernitrat | 106 |
| Arnica | **Arnica montana** | Berg-Wohlverleih, Fallkraut | 108 |
| Arsen | **Arsenicum album** | $As_2O_3$, arsenige Säure, weißes Arsenik | 110 |
| Arsenik, weißes | **Arsenicum album** | $As_2O_3$, arsenige Säure | 110 |
| Artemisia Cina | **Cina** | Zitwerblüten | 137 |
| Atropa belladonna | **Belladonna** | Tollkirsche | 112 |
| Austernschalenkalk | **Calcium carbonicum** | Kalziumkarbonat | 118 |

| Suchbegriff | lateinisch | deutsch | Seite |
|---|---|---|---|
| **B** | | | |
| Badeschwamm | Euspongia officinalis, **Spongia**, Spongia marina tosta | gerösteter Seeschwamm | 209 |
| Beinwell | **Symphytum** officinale | | 217 |
| Beinheil | **Eupatorium perfoliatum** | Wasserhanf | 153 |
| Bergkristall | **Silicea** | $H_2SiO_3$, Kieselerde, Kieselsäure | 206 |
| **Belladonna** | Atropa belladonna | Tollkirsche | 112 |
| Berg-Wohlverleih | **Arnica montana** | Fallkraut | 108 |
| Bittersüß | Amara dulcis, **Dulcamara**, Dulcis amara, Solanum dulcamara | | 150 |
| **Borax** | Natrium boracicum | $Na_2B_4O_7+H_2O$ | 115 |
| Brechnuss | **Nux vomica**, Strychnos nux vomica | Krähenauge | 188 |
| Brechweinstein | Tartarus emeticus, Tartarus stibiatus | **Antimonium tartaricum** $(C_4H_4O_6(SbO)K)_2 + H_2O$ | 103 |

| Suchbegriff | lateinisch | deutsch | Seite |
|---|---|---|---|
| Brechwurzel | **Ipecacuanha**, Uragoga Ipecacuanha | | 168 |
| **Bryonia** | Bryonia alba, Vitis alba, Vitis diaboli | Gichtrübe, Teufelsrübe, weiße Zaunrübe | 116 |
| Buschmeister-Schlange | **Lachesis**, Lachesis mutus, Surucucu | | 173 |
| C | | | |
| Calcarea carbonica Hahnemanni | **Calcium carbonicum** | kohlensaurer Kalk, Kalziumkarbonat | 118 |
| Calcarea phosphorica | **Calcium phosphoricum** | Kalziumphosphat, Kalziumhydrogencarbonat, $CaHPO_4$+$H_2O$ | 121 |
| **Calcium carbonicum** | Calcarea carbonica Hahnemanni | kohlensaurer Kalk, Kalziumkarbonat, $CaCO_3$ | 118 |
| **Calendula** | | Ringelblume | 123 |
| Calcarea phosphorica | **Calcium phosphoricum** | Kalziumphosphat, Kalziumhydrogencarbonat, $CaHPO_4$+$H_2O$ | 121 |
| **Camphora** | Laurus Camphora | Kampfer | 124 |
| **Cantharis** | Cantharis officinalis, Lytta vesicatoriae | spanische Fliege | 126 |
| **Carbo vegetabilis** | | Holzkohle, pflanzliche Kohle | 127 |

| Suchbegriff | lateinisch | deutsch | Seite |
|---|---|---|---|
| **Castor equi** | | rudimentärer Daumennagel des Pferdes | 130 |
| **Carbolicum acidum** | | Carbolsäure | 130 |
| **Causticum** | Tinctura acris sine Kalio | Hahnemanns Ätzstoff | 131 |
| **Chamomilla** | Matricaria chamomilla | gemeine Feldkamille, echte Kamille, Mutterkraut | 133 |
| **China** | Cinchona succirubra, Cortex peruviana, China officinalis | Chinarinde | 135 |
| **Cina** | Artemisia Cina | Zitwerblüten | 137 |
| Cinchona succirubra | **China officinalis**, Cortex peruviana | Chinarinde | 135 |
| **Coccus cacti** | | Cochenille-Laus | 141 |
| **Cocculus** | Anamirta cocculus, Menispermum cocculus | Kockelskörner | 139 |
| **Coffea** | Coffea arabica, Coffea cruda | Kaffee | 142 |
| Calcarea phosphorica | **Calcium phosphoricum** | Kalziumphosphat, Kalziumhydrogencarbonat, $CaHPO_4+H_2O$ | 121 |

| Suchbegriff | lateinisch | deutsch | Seite |
|---|---|---|---|
| Conium | **Conium maculatum** | gefleckter Schierling | 145 |
| **Cuprum metallicum** | | metallisches Kupfer | 146 |
| D | | | |
| Daphne Mezereum | **Mezereum** | Seidelbast | 182 |
| Delphinium staphysagria | **Staphysagria** | Läusepfeffer, Stephanskörner | 211 |
| **Drosera** | Drosera rotundifolia | Sonnentau | 148 |
| **Dulcamara** | Amara dulcis, Dulcis amara, Solanum dulcamara | Bittersüß | 150 |
| Dulcis amara | Amara dulcis, **Dulcamara**, Solanum dulcamara | Bittersüß | 150 |
| E | | | |
| Eisenhut, blauer | **Aconitum napellus** | Mönchshut, Sturmhut | 98 |
| Eisenoxydphosphat | **Ferrum phosphoricum** | $FePO_4$, Ferriphosphat, phosphorsaures Eisen | 157 |
| Eisen, phosphorsaures | **Ferrum phosphoricum** | Eisenoxydphosphat, $FePO_4$, Ferriphosphat | 157 |
| **Equisetum** | | Schachtelhalm | 152 |

| Suchbegriff | lateinisch | deutsch | Seite |
|---|---|---|---|
| **Eupatorium perfoliatum** | | Beinheil, Wasserhanf | 153 |
| **Euphrasia** | | Augentrost | 155 |
| Euspongia officinalis | **Spongia**, Spongia marina tosta | Badeschwamm, gerösteter Seeschwamm | 209 |
| F | | | |
| Fallkraut | **Arnica montana** | Berg-Wohlverleih | 108 |
| Feldkamille, gemeine | **Chamomilla**, Matricaria Chamomilla | echte Kamille, Mutterkraut | 133 |
| **Ferrum phosphoricum** | | Eisenoxydphosphat, $FePO_4$, Ferriphosphat | 157 |
| Fliege, spanische | **Cantharis**, Cantharis officinalis, Lytta vesicatoriae | | 126 |
| G | | | |
| **Gelsemium** | Gelsemium Sempervirens | gelber Jasmin | 158 |
| Germer | Helleborus albus, **Veratrum album** | weiße Nieswurz | 222 |
| Gichtrübe | **Bryonia**, Bryonia alba, Vitis alba, Vitis diaboli | Teufelsrübe, weiße Zaunrübe | 116 |

| Suchbegriff | lateinisch | deutsch | Seite |
|---|---|---|---|
| Giftsumach | **Rhus toxicodendron** | | 200 |
| Glaubersalz | **Natrium sulfuricum** | Natriumsulfat, $Na_2SO_4$ | 186 |
| **Glonoinum** | | Nitroglycerin, Tinitrin | 160 |
| **H** | | | |
| **Hepar sulfuris** | Calcium sulfuratum Hahnemanni, Hepar sulfuris calcareum | kalkhaltige Schwefelleber | 162 |
| Höllenstein | **Argentum nitricum** | salpetersaures Silber, Silbernitrat | 106 |
| Holzkohle | **Carbo vegetabilis** | pflanzliche Kohle | 127 |
| Honigbiene | **Apis mellifica** | | 104 |
| Hundemilch | **Lac canium** | | 172 |
| Hydrargyrum | **Mercurius solubilis** | Quecksilber | 180 |
| **I** | | | |
| **Ignatia** | Ignatia amara, Strichnos Ignatii | St.-Ignaz-Bohne | 166 |
| **Ipecacuanha** | Uragoga ipecacuanha | Brechwurzel | 168 |

| Suchbegriff | lateinisch | deutsch | Seite |
|---|---|---|---|
| J | | | |
| Jasmin, gelber | **Gelsemium**, Gelsemium sempervirens | | 158 |
| Johanniskraut | **Hypericum**, Hypericum perforatum | | 165 |
| K | | | |
| Kaffee | **Coffea**, Coffea arabica, Coffea cruda | | 142 |
| Kali, chromsaures | **Kalium bichromicum** | Kaliumbichromat, $K_2((CrO_3)(CrO_4))$ | 170 |
| **Kalium bichromicum** | | chromsaures Kali, Kaliumdichromat, $K_2((CrO_3)(CrO_4))$ | 170 |
| Kaliumbichromat | **Kalium bichromicum** | chromsaures Kali, $K_2((CrO_3)(CrO_4))$ | 170 |
| Kalk, kohlensaurer | **Calcium carbonicum** | Kalziumkarbonat | 118 |
| Kamille, echte | **Chamomilla**, Matricaria Chamomilla | gemeine Feldkamille, Mutterkraut | 133 |
| Kampfer | **Camphora**, Laurus Camphora | | 125 |

| Suchbegriff | lateinisch | deutsch | Seite |
|---|---|---|---|
| Kermesbeere | **Phytolacca**, Phytolacca decandra | | 194 |
| Kieselerde | **Silicea** | $H_2SiO_3$, Kieselsäure | 206 |
| Kieselsäure | **Silicea** | $H_2SiO_3$, Kieselerde | 206 |
| Kochsalz | Natrium chloratum, **Natrium muriaticum** | NaCl, Seesalz | 184 |
| Kockelskörner | Anamirta Cocculus, **Cocculus**, Menispermum Cocculus | | 139 |
| Kohle, pflanzliche | **Carbo vegetabilis** | Holzkohle | 127 |
| Krähenauge | **Nux vomica**, Strychnos Nux vomica | Brechnuss | 188 |
| Koloquinte | **Colocynthis**, Citrullus colocynthis, Cucumis | | 143 |
| Küchenschelle | **Pulsatilla**, Pulsatilla pratensis | Kuhschelle | 196 |
| Küchenzwiebel, rote | **Allium cepa** | | 101 |

| Suchbegriff | lateinisch | deutsch | Seite |
|---|---|---|---|
| Kuhschelle | **Pulsatilla**, Pulsatilla pratensis | Küchenschelle | 196 |
| Kupfer, metallisches | **Cuprum metallicum** | | 146 |
| L | | | |
| **Lac caninum** | | Hundemilch | 172 |
| **Lachesis** | Lachesis mutus, Surucucu | Buschmeister | 173 |
| Laurus Camphora | **Camphora** | Kampfer | 125 |
| Läusepfeffer | Delphinium staphysagria, **Staphysagria** | Stephanskörner | 211 |
| Lebensbaum | **Thuja**, Thuja occidentalis | | 220 |
| **Ledum** | Ledum palustre | wilder Rosmarin, Sumpfporst | 175 |
| **Lycopodium** | Lycopodium clavatum | | 177 |
| Lytta vesicatoriae | **Cantharis**, Cantharis officinalis | spanische Fliege | 126 |
| M | | | |
| Matricaria Chamomilla | **Chamomilla** | gemeine Feldkamille, echte Kamille, Mutterkraut | 133 |

| Suchbegriff | lateinisch | deutsch | Seite |
|---|---|---|---|
| Menispermum Cocculus | Anamirta Cocculus, **Cocculus** | Kockelskörner | 139 |
| **Mercurius solubilis** | Hydrargyrum | Quecksilber | 180 |
| **Mezereum** | Daphne mezereum | Seidelbast | 182 |
| **Millefolium** | Achillea | Millefolium | 183 |
| Mönchshut | **Aconitum napellus** | blauer Eisenhut, Sturmhut | 98 |
| **N** | | | |
| NaCl | Natrium chloratum, **Natrium muriaticum** | Kochsalz, Seesalz | 184 |
| Natrium chloratum | **Natrium muriaticum** | Kochsalz, NaCl, Seesalz | 184 |
| **Natrium muriaticum** | Natrium chloratum | Kochsalz, NaCl, Seesalz | 184 |
| **Natrium sulfuricum** | | Glaubersalz, Natriumsulfat, $Na_2SO_4$ | 186 |
| Natriumsulfat | **Natrium sulfuricum** | Glaubersalz, $Na_2SO_4$ | 186 |
| Nieswurz, weiße | Helleborus albus, **Veratrum album** | Germer | 222 |
| Nitroglycerin | **Glonoinum** | Tinitrin | 160 |

| Suchbegriff | lateinisch | deutsch | Seite |
|---|---|---|---|
| Nitricum acidum | **Acidum nitricum** | Salpetersäure, Scheidewasser | 97 |
| **Nux vomica** | Strychnos Nux vomica | Brechnuss | 188 |
| O | | | |
| **Opium** | **Opium** papaver somniferum | Schlafmohn | 189 |
| P | | | |
| **Phosphorus** | | Phosphor | 191 |
| phosphorsaures Eisen | **Ferrum phosphoricum** | Eisenoxydphosphat, Ferriphosphat | 157 |
| **Phytolacca** | Phytolacca decandra | Kermesbeere | 194 |
| Pulsatilla pratensis | **Pulsatilla** | Küchenschelle, Kuhschelle | 196 |
| Q | | | |
| Quecksilber | Hydrargyrum, **Mercurius solubilis** | | 180 |
| R | | | |
| **Rheum** | | Rhabarber | 199 |
| **Rhus toxicodendron** | Toxicodendron quercifolium | Giftsumach | 200 |
| Ringelblume | **Calendula** | | 123 |

| Suchbegriff | lateinisch | deutsch | Seite |
|---|---|---|---|
| Rosmarin, wilder | **Ledum**, Ledum palustre | Sumpfporst | 175 |
| **Ruta graveolens** | | Gartenraute | 202 |
| **S** | | | |
| Salpetersäure | **Acidum nitricum**, Spiritus nitri acidus | Scheidewasser | 97 |
| **Sarsaparilla** | | Sarsaparillawurz | 203 |
| Säure, arsenige | **Arsenicum album** | $As_2O_3$ | 110 |
| Scheidewasser | **Acidum nitricum**, Spiritus nitri acidus | Salpetersäure | 97 |
| Schlafmohn | **Opium**, Papaver somniferum | Gartenmohn | 189 |
| Schierling, gefleckter | **Conium maculatum** | | 145 |
| Schwefel | **Sulfur** | | 213 |
| Schwefelleber, kalkhaltige | Calcium sulfuratum Hahnemanni, **Hepar sulfuris**, Hepar sulfuris calcareum | | 162 |

| Suchbegriff | lateinisch | deutsch | Seite |
|---|---|---|---|
| Seesalz | Natrium chloratum, **Natrium muriaticum** | Kochsalz, NaCl | 184 |
| Seeschwamm, gerösteter | Euspongia officinalis, **Spongia**, Spongia marina tosta | Badeschwamm | 209 |
| **Sepia** | Sepia officinalis | Tintenfisch | 204 |
| Silber, salpetersaures | **Argentum nitricum** | Silbernitrat | 106 |
| Silbernitrat | **Argentum nitricum** | salpetersaures Silber | 106 |
| Silicea | | $H_2SiO_3$, Kieselerde, Kieselsäure | |
| Solanum Dulcamara | Amara dulcis, Dulcis amara, **Dulcamara** | | 150 |
| Spiritus nitri acidus | **Acidum nitricum** | Salpetersäure, Scheidewasser | 97 |
| **Spongia** | Euspongia officinalis, Spongia marina tosta | Badeschwamm, gerösteter Seeschwamm | 209 |
| St.-Ignaz-Bohne | **Ignatia**, Ignatia amara, Strachnos Ignatii | | 166 |

| Suchbegriff | lateinisch | deutsch | Seite |
|---|---|---|---|
| **Staphysagria** | Delphinium staphysagria | Läusepfeffer, Stephanskörner | 211 |
| Stephanskörner, Stephanskraut | Delphinium staphysagria, **Staphysagria** | Läusepfeffer, Körner vom Stephanskraut | 211 |
| Stephanskraut | Delphinium staphysagria, **Staphysagria** | Läusepfeffer | 211 |
| **Sticta pulmonaria** | | Lungenflechte | 213 |
| Strychnos Ignatii | **Ignatia**, Ignatia amara | St.-Ignaz-Bohne | 166 |
| Strychnos nux vomica | **Nux vomica** | Brechnuss | 188 |
| Sturmhut | **Aconitum napellus** | blauer Eisenhut, Mönchshut | 98 |
| **Sulfur** | | Schwefel | 213 |
| Sumpfporst | **Ledum**, Ledum palustre | wilder Rosmarin | 175 |
| **Symphytum** | Symphytum officinale | Beinwell, Beinwurz | 217 |
| T | | | |
| **Tabacum** | Nicotiana tabacum | Tabakpflanze | 218 |
| Tartarus emeticus | Tartarus stibiatus, **Antimonium tartaricum** | Brechweinstein, $(C_4H_4O_6(SbO)K)_2 + H_2O$ | 103 |

| Suchbegriff | lateinisch | deutsch | Seite |
|---|---|---|---|
| Tartarus stibiatus | Tartarus emeticus, **Antimonium tartaricum** | Brechweinstein, $(C_4H_4O_6(SbO)K)_2 + H_2O$ | 103 |
| **Teucrium** | Teucrium marum | Katzengamander | 219 |
| Teufelsrübe | **Bryonia**, Bryonia alba, Vitis alba, Vitis diaboli | Gichtrübe, weiße Zaunrübe | 116 |
| **Thuja** | Thuja occidentalis | Lebensbaum | 220 |
| Tinitrin | **Glonoinum** | Nitroglycerin | 160 |
| Tollkirsche | Atropa belladonna, **Belladonna** | | 112 |
| Toxicodendron quercifolium | **Rhus toxidodendron** | Giftsumach | 200 |
| U | | | |
| Uragoga Ipecacuanha | **Ipecacuanha** | Brechwurzel | 168 |
| **Urtica urens** | | Brennnessel | 221 |
| V | | | |
| **Veratrum album** | Helleborus albus | Germer, weiße Nieswurz | 222 |
| Vitis alba | **Bryonia**, Bryonia alba, Vitis diaboli | Gichtrübe, Teufelsrübe, weiße Zaunrübe | 116 |

| Suchbegriff | lateinisch | deutsch | Seite |
|---|---|---|---|
| W | | | |
| Wasserhanf | **Eupatorium perfoliatum** | Beinheil | 153 |
| Z | | | |
| Zaunrübe, weiße | **Bryonia**, Bryonia alba, Vitis alba, Vitis diaboli | Gichtrübe, Teufelsrübe | 116 |
| **Zincum metallicum** | | metallisches Zink | 224 |
| Zink, metallisches | **Zincum metallicum** | | 224 |
| Zitwerblüten | Artemisia Cina, **Cina** | | 137 |

**Achtung:**
Im folgenden Kapitel der Arzneimittel werden Hauptsysmptome in der Regel durch Semikolon oder Komma von dazugehörigen Modalitäten getrennt.

# Acidum nitricum

**Salpetersäure oder Scheidewasser, $HNO_3$. Spiritus nitri acidus.**

## Allgemeines

Bei der Konstitutionsbehandlung meist unzufriedene, geschwächte und ängstliche Patienten mit Abneigung gegen Zärtlichkeiten.

## Beobachtung und Untersuchung

| Typische Symptome | |
|---|---|
| Haut | Wundsein oder Risse an Haut-Schleimhautgrenzen mit stechenden oder splitterartigen Schmerzen. Warzen, die beim Waschen oder bei Berührung leicht bluten. |

## Aconitum napellus

**Aconit; Sturmhut, Mönchshut oder blauer Eisenhut (Fam. nat. Ranunculaceae). Wächst in feuchten und bedeckten Regionen nahezu aller Bergländer in Nord- und Mitteleuropa. Aconitum ist sehr giftig!**

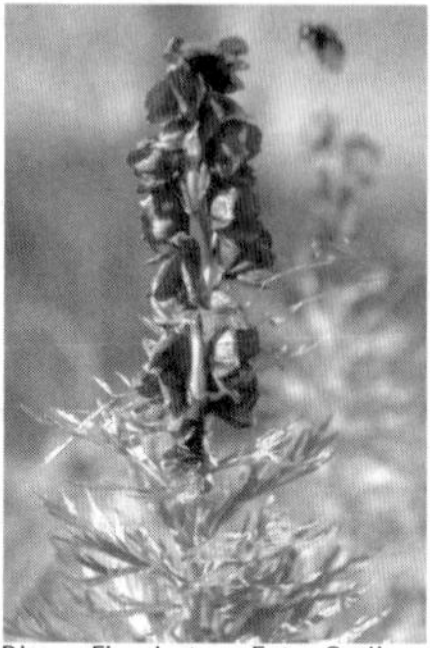

Blauer Eisenhut Foto: Gudjons

### Allgemeines

Die Beschwerden erscheinen plötzlich und sind sehr heftig. Wichtiges Mittel bei Folgen von Furcht und Schreck, in einem Zustand wie gerade dem Tode entronnen (nach Unfällen, traumatischer Geburt, Erdbeben und anderen Katastrophen). Krankheiten infolge von plötzlichem kaltem Wind (Fieber, Halsschmerzen, Kopfschmerzen, Husten). Erste-Hilfe-Mittel bei Pseudokrupp.

### Beobachtung und Untersuchung

#### Typische Symptome

Das Kind hat einen ängstlichen Gesichtsausdruck und ist unruhig, wird abwechselnd rot und blass. Hohes Fieber mit trockener, brennender Hitze. Trockenheit der Haut und der Schleimhäute. Entzündungen mit heftigen Schmerzen, Rötung und Schwellung, die sich sehr schnell entwickeln. Es entsteht meist kein Schweiß.

| | |
|---|---|
| Kopf | Berstender Kopfschmerz, große Hitze im Kopf, das Kind schlägt sich gegen den Kopf |
| Ohren | Schmerzen beginnen nachts, sehr plötzlich und heftig, oft mit hohem Fieber |
| Hals | Plötzliche, starke Schmerzen, besonders beim Schlucken, beginnende Entzündung des Rachens, Mund und Rachen rot, trocken und heiß; großer Durst |
| Brust | Husten trocken, heiser, bellend, schmerzhaft, das Kind greift sich beim Husten an den Hals, muss sich aufsetzen; Kurzatmigkeit; Husten mit plötzlichem hohem Fieber, Krupphusten |
| Fieber | Schneller und plötzlicher Krankheitsbeginn, oft mit hohem Fieber, brennende Hitze ohne Schweiß, großer Durst auf kaltes Wasser |

## Auslöser

Große Angst, Schreck; Wind.

## Verschlechterung

Durch Schreck und Furcht, trockenes, kaltes Wetter, Wind, nachts; Kopfschmerzen: Lärm und Licht; Ohrenschmerzen: Druck, Berührung, Lärm.

### Besserung

Ruhe. Husten: Beim Liegen auf dem Rücken. Kopfschmerzen: Durch Schwitzen.

### Anmerkung

Nach dem Schweißausbruch durch das Fieber ist Aconit meist nicht mehr angezeigt, Sulfur folgt dann gut.

# Allium cepa

**Rote Küchenzwiebel (Fam. nat. Liliaceae).**

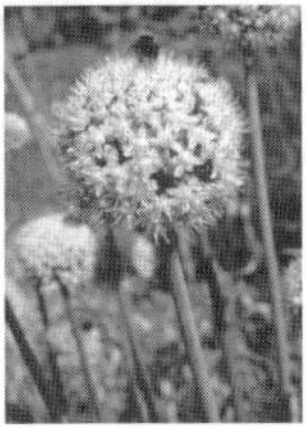

Rote Küchenzwiebel
Foto: DHU

## Allgemeines

Wichtiges Mittel bei Schnupfen und Bindehautentzündung.

## Beobachtung und Untersuchung

### Typische Symptome

Die Region um die Nase ist angeschwollen, gerötet und schmerzhaft entzündet.

| | |
|---|---|
| Augen | Milder Ausfluss |
| Nase | Scharfer Ausfluss; Erkältung, Schnupfen und akuter Heuschnupfen |

### Verschlechterung

In warmen Räumen.

# Alumina

**Aluminium oder Aluminiumoxyd $Al_2O_3$, auch als Argila pura, reine (gebrannte) Tonerde bezeichnet.**

## Allgemeines

Dieses Mittel findet bei akuten Beschwerden nur selten Anwendung. Es hat sich bei extremer Verstopfung mit sehr trockenem Stuhl, besonders bei Flaschenkindern bewährt.

# Antimonium tartaricum

**Brechweinstein, $(C_4H_4O_6(SbO)K)_2+H_2O$. Tartarus emeticus. Tartarus stibiatus.**

## Allgemeines

Wichtiges Erste-Hilfe-Mittel bei Atemstörungen nach der Geburt. Husten mit Schleimrasseln.

## Beobachtung und Untersuchung

Atemstörung oder Atemstillstand durch Schleim oder Wasser in der Lunge. Brodelnde Atmung. Sekret kann nicht abgehustet werden. Benommenheit, Schwäche und kalter Schweiß.

# Apis mellifica

**Honigbiene.**

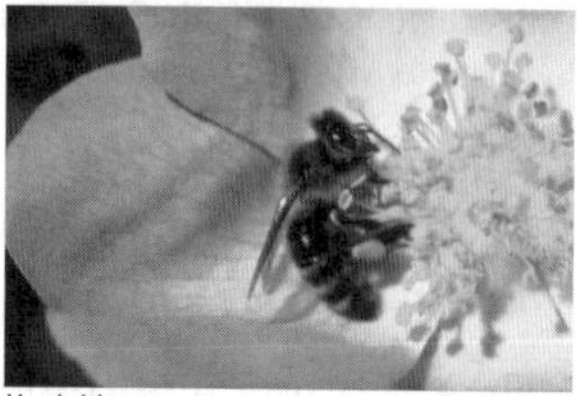
Honigbiene Foto: DHU

## Allgemeines

Heftige Reaktion auf Insektenstiche mit starker Schwellung. Folgen von Entzündungen, die sich plötzlich und schnell entwickeln (Bindehautentzündung mit wässriger Absonderung; Nesselsucht; Schwellung der Rachenschleimhaut mit Erstickungsgefahr; Wasseransammlung in Gelenken nach Verletzung). Wichtiges Mittel bei Scharlach und bei Reizung oder Entzündung der Hirnhaut (Meningitis), wenn sich Nackensteifigkeit entwickelt oder das Kind den Kopf ins Kissen bohrt (Krankenhaus aufsuchen!).

## Beobachtung und Untersuchung

### Typische Symptome

Das Kind ist unleidlich und nervös. Es erträgt keine Wärme oder warme Zudecke und deckt sich immer wieder ab. Berührung, Druck oder Wärme an der betroffenen Stelle ist äußerst schmerzhaft und wird kaum ertragen. Wässrige, rote Schwellungen der Haut oder Schleimhaut; die Schmerzen sind stechend oder brennend; Kind ist schläfrig, kann aber wegen innerer Unruhe nicht schlafen; meist durstlos; Abneigung gegen warme Speisen und Getränke.

| | |
|---|---|
| Hals | Hitze, Schwellung und Rötung des Rachens: Zäpfchen stark geschwollen, Erstickungsgefühl, stechende oder brennende Schmerzen, besonders beim Schlucken; Verlangen nach Kaltem |
| Haut | Starke Schwellung und brennende oder stechende Schmerzen, Verlangen nach Kühlung |

## Auslöser

Insektenstiche, allergische Reaktionen oder Entzündungen.

## Verschlechterung

Hitze, warme Getränke, warme Räume, Berührung. Hals: Schlucken, besonders feste Nahrung und Heißes.

## Besserung

Kalte Luft. Hals: kalte Getränke.

# Argentum nitricum

**Salpetersaures Silber, Höllenstein, Silbernitrat, $AgNO^3$. Im Altertum zur Behandlung der Epilepsie benutzt, was zu Vergiftungen mit typischer bleiartiger Verfärbung der Haut führte (Arghyrie).**

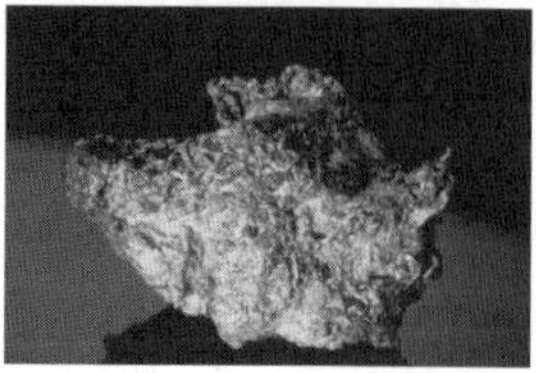

Silber Foto: DHU

## Allgemeines

Diese Mittel ist ein echter Nothelfer, wenn sich vor aufregenden Ereignissen Beschwerden wie Schlaflosigkeit, Durchfall, Kopfschmerzen oder andere Symptome entwickeln. Wichtiges Mittel bei Prüfungsangst und Lampenfieber.

## Beobachtung und Untersuchung

### Typische Symptome

Schlaflosigkeit, Durchfall, Kopfschmerzen, große Unruhe.

| | |
|---|---|
| Augen | Bindehautentzündung mit wund machendem, eitrigem Sekret |

### Auslöser

Prüfungsangst, Lampenfieber.

### Verschlechterung

Augen: in warmen Räumen.

### Besserung

Augen: kalte Anwendungen.

## Arnica montana

**Berg-Wohlverleih, Fallkraut (Fam. nat. Compositae).**

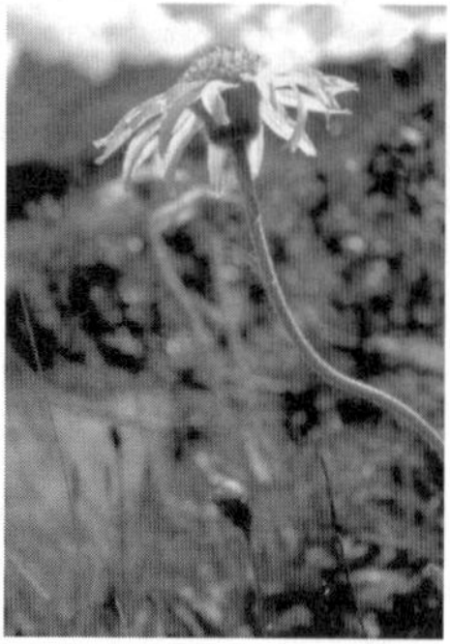

Berg-Wohlverleih Foto: Gudjons

### Allgemeines

Wichtiges Erste-Hilfe-Mittel bei Verletzungen aller Art, Quetschungen, psychischem oder körperlichem Trauma, Muskelschmerzen, Muskelkater. Große Empfindlichkeit auf Berührung und Druck.

### Beobachtung und Untersuchung

#### Typische Symptome

Jede Berührung ist schmerzhaft und wird vermieden. Bei Unfällen entsteht durch Sturz, Stoß oder Prellung in wenigen Minuten eine Schwellung, die sich zum Bluterguss entwickelt. Bei schwereren Unfällen ist das Kind benommen; es will sich nicht untersuchen oder berühren lassen. Bei Verdacht auf Gehirnerschütterung sofort ins Krankenhaus! Zerschlagenheitsgefühl.

### Auslöser

Unfälle, Sturz, Prellung, Schock.

### Verschlechterung

Berührung, Druck, Annäherung.

### Besserung

Ruhe.

# Arsenicum album

**Arsenige Säure, weißes Arsenik, $As_2O_3$. Starkes Gift ("Arsen und Spitzenhäubchen"). In homöopathischer Form ungiftig (ab D4).**

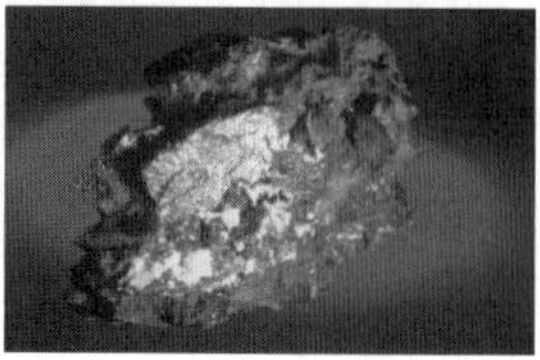

Arsenige Säure Foto: DHU

## Allgemeines

Wichtiges Mittel bei Vergiftungen durch Speiseeis oder Fleisch. Arsen ist bei Kindern eher selten angezeigt.

## Beobachtung und Untersuchung

### Typische Symptome

Das Kind ist ausgesprochen blass, schwach, ängstlich und ruhelos. Der ganze Körper ist kalt, das Kind verlangt fast immer nach Wärme und warmen Anwendungen. Das Kind will ständig herumgetragen werden. Großes Verlangen nach Gesellschaft, Angst vor dem Alleinsein, besonders nachts. Die Schmerzen sind brennend und stechend, die Absonderungen dünn und scharf, sie röten Haut und Schleimhäute. Brennender Durst, Kind trinkt kleine Schlucke.

| | |
|---|---|
| Augen | Wund machender Tränenfluss, geschwollene Lider, Lichtscheu |

| | |
|---|---|
| Bauch | Erbrechen und Durchfall mit großer Schwäche und Frieren, stinkende, wund machende Ausscheidungen, brennende Schmerzen |

## Auslöser

Fleischvergiftung oder Folgen von verdorbenen Nahrungsmitteln (unbedingt Krankenhaus aufsuchen!).

## Verschlechterung

Um Mitternacht, durch Kälte und kalte Luft, kalte Getränke und Speisen.

## Besserung

Wärme, Gesellschaft.

# Belladonna

**Atropa belladonna, die Tollkirsche, Deadly Nightshade. Familie der Nachtschattengewächse (Solanaceae) wie auch Stramonium, Hyoscyamus und andere, die unter Umständen schwer voneinander zu unterscheiden sein können. Im Altertum wurde Belladonna von den Frauen benutzt, um die Pupillen zu erweitern, was nachgewiesenermaßen einen sympathischen Effekt auf Männer ausübt. Deswegen der Name, der soviel wie „schöne Frau" bedeutet.**

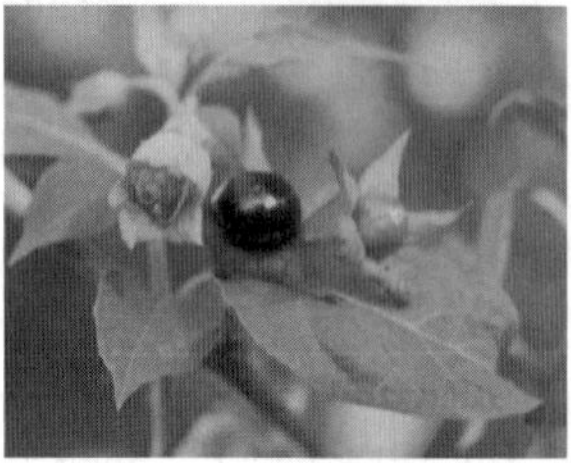

Tollkirsche
Foto: Sertürner Bildarchiv

## Allgemeines

Wichtiges Mittel bei hohem Fieber. Plötzlicher, heftiger Krankheitsverlauf. Häufig zu Beginn einer Entzündung. Wichtigstes Mittel bei Scharlach.

## Beobachtung und Untersuchung

### Typische Symptome

Plötzlichkeit und Heftigkeit begleiten alle Belladonna-Zustände, sowie Rötung, Schwellung und spürbare Hitze. Das Gesicht des Kindes ist meist stark gerötet (selten blass), der

Kopf ist heiß bei kalten Extremitäten. Die Augen sind rot und glänzen, die Pupillen erweitert. Haut und Schleimhäute sind trocken. Das Kind ist ruhelos, besonders bei hohem Fieber. In der Fieberfantasie äußert es Angst vor Gespenstern und schrecklichen Gestalten. Das Kind lässt sich nicht gern untersuchen; die Hand spürt die Hitze des Körpers schon, bevor die Hand das Kind berührt hat. Das ist auch bei weniger hohem Fieber (etwa 38-39 Grad Celsius) der Fall. Wenn man das betroffene Organ (z.B. die Ohrspeicheldrüse bei Mumps, Hals bei Angina) berührt, wird das Kind abweisend oder wütend reagieren. Es will keinen Reizen ausgesetzt sein; auch Fieber messen ist ihm lästig; das Fieber kann sehr hoch und heftig sein, steigt am Nachmittag und fällt am frühen Morgen. Der Puls fühlt sich prall gefüllt an; man kann die Halsschlagader pulsieren sehen. Die Schmerzen sind klopfend, pochend, hämmernd, berstend oder brennend.

| | |
|---|---|
| Kopf | Sonnenstich, das Kind wälzt den Kopf hin und her, die Pupillen sind vergrößert, die Augen gerötet; Mumps mit entsprechenden Symptomen |
| Ohren | Klopfende Schmerzen, anfallsweise; Ohr und Gesicht oft gerötet; besonders schlimm nachmittags bis nachts |

| | |
|---|---|
| Hals | Mandeln geschwollen, Rachen stark gerötet, besonders rechts; starke Schmerzen beim Schlucken, Engegefühl; Scharlach mit entsprechenden Symptomen |
| Bauch | Pochende, klopfende, schneidende Schmerzen: Wichtiges Mittel bei Blinddarmreizung |

## Auslöser

Übergroße Hitze, Sonnenstich, Haarwäsche, Haare schneiden.

## Verschlechterung

Licht, Bewegung, laute Geräusche, Berührung, Erschütterung, Hitze. Die Symptome oder das Fieber verschlechtern sich ab 15 Uhr und können dann bis 3 Uhr nachts anhalten. Dann sinkt das Fieber, um nachmittags wieder anzusteigen.

## Besserung

Ruhe. Warme Decke im Fieberanstieg.

# Borax

**Natriumboracium, $Na_2B_4O_7 + H_2O$.**

## Allgemeines

Ein wichtiges Mittel für Säuglinge.

## Beobachtung und Untersuchung

### Typische Symptome

Weißliche Beläge der Mundschleimhaut; Soor, Aphten. Das Kind hat große Angst bei Abwärtsbewegungen, z.B. wenn es ins Bett gelegt wird.

# Bryonia alba

**Bryonia alba – Vitis alba, Vitis diaboli. Weiße Zaunrübe, Gicht- oder Teufelsrübe. Pflanze aus der Familie der Cucurbitaceen. Urtinktur aus der frischen, vor der Blütezeit ausgegrabenen Wurzel. Weiße Zaunrübe.**

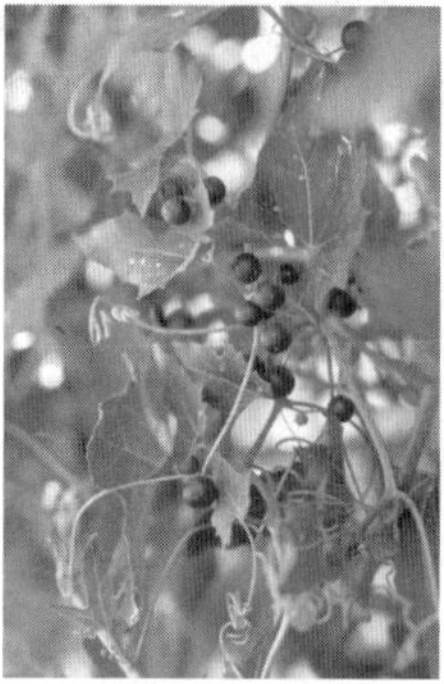

Weiße Zaunrübe Foto: DHI

## Allgemeines

Trockenheit und stechende Schmerzen im zweiten Stadium von Entzündungen. Wichtiges Mittel bei Masern, wenn sich der Ausschlag nicht genügend entwickelt. Wichtigstes Mittel bei Appendizitis (Blinddarmentzündung).

## Beobachtung und Untersuchung

### Typische Symptome

Bei Fieber ist das Gesicht stark gerötet und geschwollen; die Lippen sind trocken, ebenso der Mundraum. Das Kind liegt still und vermeidet jede Bewegung. Das Kind will sich nicht berühren oder untersuchen lassen und reagiert gereizt auf Annäherung. Hitze, Trockenheit, brennende oder stechende Schmerzen betreffen überwiegend Haut, Schleimhäute und

Gelenke. Charakteristisch ist die Verschlechterung durch die geringste Erschütterung bei allen Arten von Beschwerden. Es entsteht der Eindruck, als ob alles festsitzen würde, auch psychisch kann das Kind geradezu verstockt wirken, es äußert sich kaum über seinen Krankheitszustand. Keuchhusten. Durst auf große Mengen kalten Wassers.

| | |
|---|---|
| Brust | Beim Husten hält sich das Kind vor Schmerzen die Brust oder Seite (Vorsicht: Es kann sich um eine Rippenfellentzündung handeln, ärztlich abklären lassen!): Betreten warmer Räume löst Hustenanfall aus, Schmerzen sind stechend oder brennend, Husten klingt trocken und hart |
| Bauch | Schmerzen nehmen bei der geringsten Bewegung zu, stechende oder brennende Schmerzen, das Kind will nur ruhig liegen |

## Auslöser

Beschwerden durch Kränkung, Zorn.

## Verschlechterung

Geringste Bewegung oder Erschütterung, Anstrengung, Hitze, Berührung, tiefes Einatmen führt zu Husten.

## Besserung

Fester Druck, Liegen auf der schmerzhaften Seite, kühle Luft, Ruhe.

# Calcium carbonicum

**Calcarea carbonica Hahnemanni. $CaCo_3$, Kalziumkarbonat, kohlensaurer Kalk. Conchae praeparat. Verwendet werden die inneren, schneeweißen Teile aus den zerbrochenen Schalen der Auster, Ostrea edulis (Fam. nat. Acephala).**

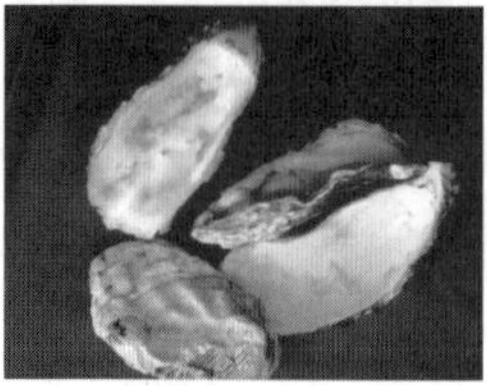

Austernschalenkalk Foto: DHU

## Allgemeines

Calcium carbonicum ist eines der bei Säuglingen am häufigsten gebrauchten Mittel, findet aber auch bei älteren Kindern als konstitutionell stärkendes Mittel vielfach Anwendung. Am besten kann man den Zustand verstehen, wenn man sich die weiche Auster in ihrer harten Schale vorstellt. Nur in ihrer schützenden Umgebung fühlt sie sich sicher. Wenn aber das Gehäuse geöffnet wird, ist sie sehr verletzlich. Ein Neugeborenes ist ruhig und zufrieden, solange es sich sicher und geborgen fühlt. Das typische Calcium-carbonicum-Kind ist ruhig und genügsam, solange es die Mutter in der Nähe weiß. Auf neue Dinge reagiert es eher ängstlich und versichert sich immer wieder, dass ein vertrauter Mensch in der Nähe ist und es notfalls beschützen kann. Fremden Menschen gegenüber ist es schüchtern und braucht eine Weile, bis es Vertrauen gefasst hat. Die körperliche und geistige Entwicklung ist eher langsam und verlangt von den Eltern manchmal viel Geduld. Wenn das eigene Tempo akzeptiert wird, bleibt das Grundvertrauen bestehen, das bei diesen Kindern für die Entwicklung zu einem ruhigen, ausgeglichenen Menschen besonders wichtig ist.

## Beobachtung und Untersuchung

### Typische Symptome

Das typische Calcium-carbonicum-Kind hat einen großen Kopf, ist hellhäutig und blond. Es neigt zum Schwitzen, besonders an Kopf und Oberkörper. Die Haut ist zart und empfindlich, oft besteht Milchschorf oder ein Säuglingsekzem. Bei Säuglingen Rachitisneigung, die Schädelknochen lassen sich leicht eindrücken, die Rippenknorpel sind leicht aufgetrieben. Schweiß kann säuerlich riechen. Die lymphatischen Organe wie Mandeln, Polypen und Lymphknoten sind vergrößert. Neigung zu gehäuften fieberhaften Infekten, oft ausgelöst durch feuchtes und kaltes Wetter.

| | |
|---|---|
| Kopf | Kopfschmerzen durch geistige oder körperliche Überanstrengung, Schulkopfschmerz |
| Augen | Tränenfluss an der frischen Luft; eitrige Absonderungen aus den Augen |
| Bauch | Verstopfung bei Säuglingen und Kleinkindern ohne Beschwerden/Unwohlsein |
| Harn- und Geschlechtsorgane | Reichlicher milchiger Ausfluss bei Mädchen |

### Auslöser

Kaltes, feuchtes Wetter; Zahnung; Veränderungen in der schützenden Umgebung (z.B. Beginn des Kindergartens).

### Verschlechterung

Im Winter, kalte und feuchte Witterung, körperliche oder geistige Anstrengung, Zahnung.

### Besserung

Trockenes, warmes Wetter.

# Calcium phosphoricum

**Kalziumphosphat. Calcarea phosphorica. $CaHPO_4 + 2\ H_2O$ Calciumhydrogenphosphat.**

## Allgemeines

Calcium phosphoricum ist ein wichtiges Mittel in der Kinderheilkunde. Das körperliche Wachstum des Kindes erfolgt schnell und schafft oft Probleme im Knochenbau (Wirbelsäulenverkrümmung, Trichterbrust, Rachitis, nächtliche Wachstumsschmerzen in den Extremitäten), das geistige Wachstum kann entweder ausgesprochen früh erfolgen oder aber deutlich verlangsamt sein. Das Kind ist sehr aktiv und gerne im Freien unterwegs, oft abwechselnd mit Phasen der Müdigkeit und Trägheit. Zwischen diesen beiden Extremen wird es hin- und hergerissen, erscheint deshalb oft unzufrieden und übellaunig ohne zu wissen, was es wirklich will.

## Beobachtung und Untersuchung

### Typische Symptome

Beschwerden treten besonders in den Atemwegen, den Knochen, Zähnen und der Verdauung auf. Die Lymphknoten sind häufig angeschwollen. Nach Anstrengung ist der Nackenbereich verschwitzt. Das Kind friert leicht oder hat kalte Extremitäten. Es ist kommunikativ und lässt sich bereitwillig untersuchen. Die Schule wird als anstrengend empfunden. Das Kind reagiert auf Belastungen häufig mit Kopf- und Bauchschmerzen. Es ist oft unzufrieden, unruhig, reizbar oder erschöpft, seufzt und jammert. Vor der Dunkelheit und Gewittern fürchtet es sich.

### Auslöser

Zu schnelles Längenwachstum.

### Verschlechterung

Wetterwechsel, Zugluft, feuchte Kälte.

### Besserung

Im Sommer, bei trockenem Wetter; Hinlegen.

# Calendula

**Ringelblume, Familiae Compositae.**

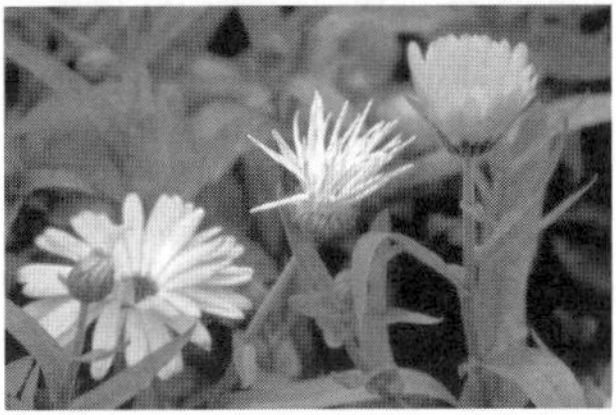

Ringelblume Foto: Gudjons

## Allgemeines

Das wichtigste Mittel bei Verletzungen der Haut oder Schleimhaut, wenn die Wundränder zerrissen aussehen, bei schmerzhaften Wunden, Riss- oder Schürfwunden, offenen Wunden beispielsweise nach Zahnextraktionen. Fördert die Wundheilung. In der Urtinktur (zehn Tropfen auf ein halbes Glas Wasser) äußerlich das beste Mittel zur Versorgung von Wunden. Niemals unverdünnt auftragen.

# Camphora

**Kampfer; Laurus Camphora; gewonnen aus dem in Japan wachsenden Kampferbaum (Cinnamomum camphora). Das berühmte "Riechfläschchen" eng geschnürter Damen mit Ohnmachtsanfällen enthielt Kampfer.**

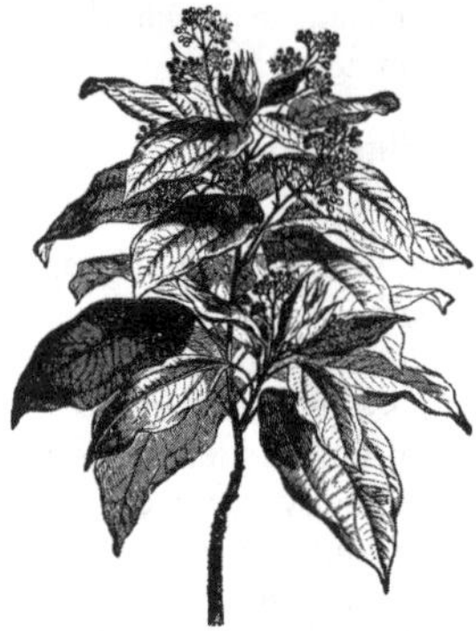

Kampferbaum

## Allgemeines

Ein Notfallmittel bei Kreislaufversagen, nach Unterkühlung. In stofflicher Form zur Antidotierung, wenn Ihr Kind versehentlich ein homöopathisches Mittel genommen hat: Baden Sie Ihr Kind einfach mit einem Badezusatz, der Kampfer enthält, wie beispielsweise "Pinimenthol" oder reiben Sie es mit Franzbranntwein ein.

## Beobachtung und Untersuchung

### Typische Symptome

Ängstliche Unruhe, Kälte, Schweiße, Schwindel, Kreislaufkollaps und große Schwäche. Asphyxie (Atemstörung), Krampfanfall mit blauen Lippen und Schaum vor dem Mund.

Bewusstlosigkeit oder Erregungszustand mit Schreien, Beißen, Kratzen. Innerliche und äußerliche Kälte und Frostschauer, bläuliche Haut, sehr kälteempfindlich (will aber meist nicht zugedeckt werden).

| | |
|---|---|
| Gemüt | Plötzlicher Kollaps nach überwältigenden Sinneseindrücken |
| Brust | Starker Keuchhusten: Extrem krampfhafter Husten, Gefühl der Einschnürung, das Gesicht läuft bläulich an, krampfhaftes Erbrechen, Erstickungsanfälle beim Husten |

## Auslöser

Unterkühlung, angehende Erfrierung. Schock.

## Verschlechterung

Kälte.

## Besserung

Husten: Trinken von kaltem Wasser.

# Cantharis

**Spanische Fliege.**

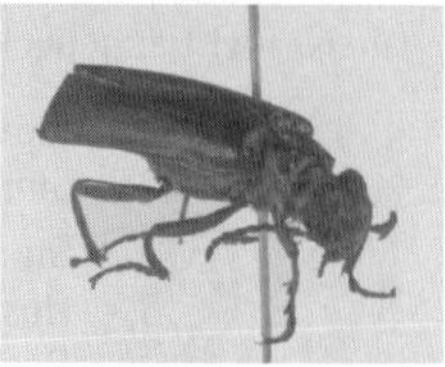

Spanische Fliege Foto: DHU

## Allgemeines

Notfallmittel bei Verbrennungen, Verbrühungen und Blasenentzündung mit starken Schmerzen.

## Beobachtung und Untersuchung

### Typische Symptome

Blasenbildung und starke Rötung bei Verbrennungen. Starke Unruhe wegen unerträglicher Schmerzen.
Blasenentzündung. Brennende, schneidende Schmerzen, Unruhe, Abneigung gegen Getränke trotz Durst.

| | |
|---|---|
| Harn-/Gschl.-organe | ständiger Harndrang, unerträgliche Schmerzen |
| Haut | Blasenbildung mit brennenden Schmerzen |

### Verschlechterung

Blase: Beim Urinieren, Trinken, Kälte.

### Besserung

Wärme; Bei Verbrennung: kaltes Wasser.

# Carbo vegetabilis

**Holzkohle.**

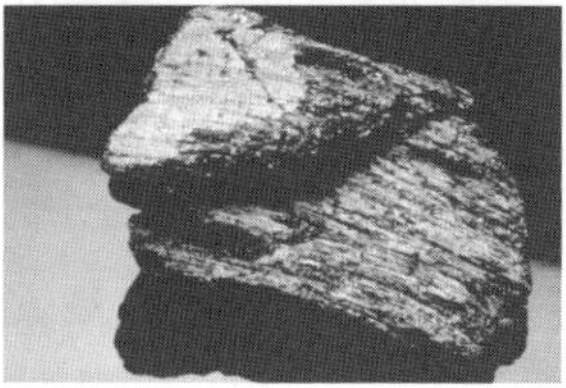
Holzkohle Foto: DHU

## Allgemeines

Eines der wichtigsten Blähungsmittel, auch bei Folgen von verdorbenem Essen oder Überessen mit unten genannten Symptomen. Bei Neugeborenen Mittel für Folgen von Sauerstoffmangel unter der Geburt.

## Beobachtung und Untersuchung

### Typische Symptome

Der Bauch ist prall gespannt. Beim vorsichtigem Abklopfen klingt er hohl wie eine Trommel. Blasses Gesicht, bläuliche Lippen. Kreislaufschwäche oder -kollaps mit großer Schwäche und Kälte; das Kind will wegen der Atemnot frische Luft zugefächelt bekommen. Es fröstelt stark, hat aber kein Verlangen nach Wärme (!).

### Auslöser

Folgen von verdorbenem Essen oder Überessen.
Bei Säuglingen: Folge von Sauerstoffmangel.

### Verschlechterung

Kälte, Essen.

### Besserung

Frische Luft, Aufstoßen, Abgang von Winden (Blähungen).

# Carbolicum acidum

**Karbolsäure, Phenol $C_6H_5OH$, früher als Desinfektionsmittel eingesetzt. Sehr toxisch in Substanz.**

## Allgemeines

Mittel zur ersten Hilfe bei dramatischen allergischen Reaktionen, zum Beispiel Bienen- oder Wespenstichen, die mit plötzlicher und starker Schwellung der Haut oder Schleimhaut, mit Atemnot oder Kreislaufkollaps einhergehen.

# Castor equi

**Rudimentärer Daumennagel des Pferdes, so genannte "Kastanie".**

## Allgemeines

Wichtiges Mittel bei wunden, rissigen Brustwarzen stillender Frauen.

## Beobachtung und Untersuchung

### Typische Symptome

Brustwarzen wund, rissig, manchmal blutig mit tiefen Geschwüren. Extrem schmerzhaft und berührungsempfindlich.

# Causticum Hahnemanni

**Hahnemanns Ätzstoff.**

## Allgemeines

Ein wichtiges Mittel bei Beschwerden nach zehrendem Kummer oder Enttäuschung. Verbrennungsmittel in der zweiten Phase.

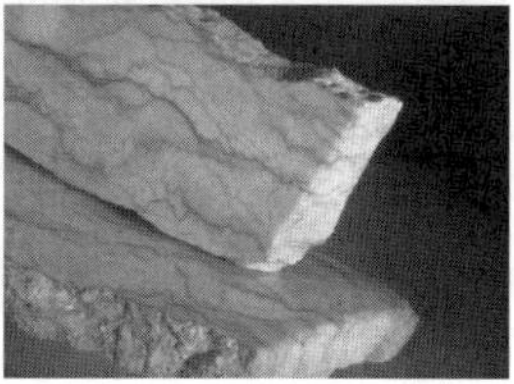

Causticum Hahnemanni Foto: DHU

## Beobachtung und Untersuchung

### Typische Symptome

Im gesunden Zustand ist das Kind sehr lebendig, aufgeweckt und mitfühlend. Es hat einen ausgeprägten Gerechtigkeitssinn. Wird es krank, neigt es zu Ruhelosigkeit, Schlafstörungen und Ängsten und mag nicht allein sein. Haut und Schleimhäute (besonders die der Atemwege) neigen zu Trockenheit. Schmerzlose Heiserkeit. Blasenentzündung; Einnässen. Lähmungserscheinungen.

| | |
|---|---|
| Haut | Warzen an den Fingerspitzen oder nahe der Fingernägel; schlechte Heilung nach Verbrennungen |

| | |
|---|---|
| Brust | Wenig Schleim im Atemtrakt, er kann nur unter Anstrengung hochgehustet oder herausgeräuspert werden; Trockener Husten mit Heiserkeit, Wundheitsgefühl und Brennen; Schmerzen in der Brust erleichtert durch Druck |

### Auslöser

Kummer, Verbrennungen.

### Verschlechterung

Trockenes, kaltes Wetter, kalter Wind.

### Besserung

Feuchtes Wetter, Trinken bessert den Hustenanfall, Wärme.

### Bemerkung

Vorsicht: Causticum hat insbesondere beim Husten ähnliche Symptome wie Phosphor. Die beiden Mittel antidotieren sich aber gegenseitig und sollten deshalb nicht nacheinander gegeben werden. Weichen Sie auf ein anderes Mittel aus.

# Chamomilla

**Gemeine Feldkamille, echte Kamille oder Mutterkraut. Matricaria Chamomilla (Fam. nat. Compositae).**

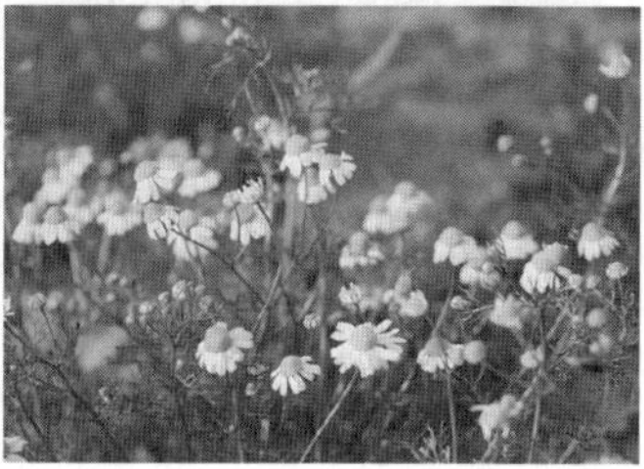

Gemeine Feldkamille Foto: Gudjons

## Allgemeines

Häufigstes Mittel bei Zahnungsbeschwerden. Überempfindliche, gereizte Kinder.

## Beobachtung und Untersuchung

### Typische Symptome

Das Kind wirkt unzufrieden und zornig. Es ist äußerst schmerzempfindlich und schreit fast ununterbrochen, so dass der Kopf (mit oder ohne Fieber) glühend heiß wird. Häufig verlangt es Dinge, die es dann wütend zurückweist. Die einzige Möglichkeit, es etwas zu beruhigen, besteht darin, es zu wiegen oder herumzutragen; sobald die Eltern es hinlegen wollen, fängt es wieder an zu schreien. Diese Zustände kommen nicht selten nachts und entwickeln sich sehr plötzlich. Das Kind lässt sich nicht untersuchen, es reagiert wütend und abweisend, wenn es angesehen oder berührt wird.

| | |
|---|---|
| Zähne | Wichtiges Mittel bei Zahnungsschmerzen sowie bei Fieber oder Koliken während der Zahnung |
| Ohren | Mittelohrentzündung durch Kälte; unerträgliche Schmerzen |
| Bauch | Bauchschmerzen während der Zahnung, grünliche schleimige Durchfälle, Blähungskoliken |

## Auslöser

Zahnung, Ärger.

## Verschlechterung

Durch Wärme (außer bei Bauch- und Ohrenschmerzen, da kann Wärme helfen), warme Räume, warme Speisen und Getränke.

## Besserung

Herumtragen. Zahnungsschmerzen werden besser durch kalte Getränke oder einen gekühlten Beißring.

# China officinalis

**Cinchona succirubra. Cortex peruviana. Chinarinde hat Hahnemann als erstes Mittel an sich selbst geprüft, nachdem ihm bei Übersetzungsarbeiten an einer Materia medica die Ähnlichkeit der Symptome der Vergiftung mit Chinarinde und der Malaria auffielen.**

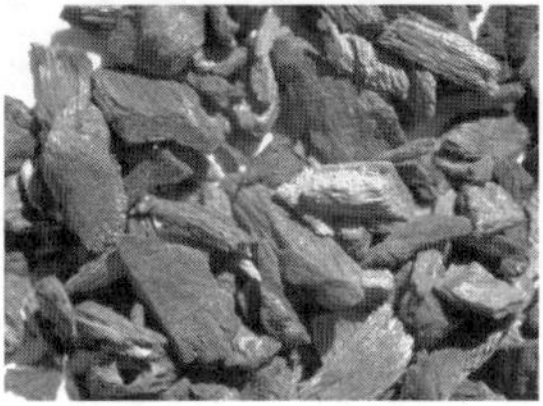

Chinarinde Foto: Gudjons

## Allgemeines

Wichtiges Mittel bei Schwäche und Erschöpfung infolge eines Verlusts von Körpersäften (nach auszehrendem Durchfall, Erbrechen, starken Schweißen oder Blutungen, langem Stillen bei Müttern). Besonders geeignet bei sehr empfindlichem Gemüt.

## Beobachtung und Untersuchung

Der Bauch ist bei Verdauungsbeschwerden aufgebläht.

### Typische Symptome

Gelblich-blasses Gesicht. Das Kind ist leicht erschöpft oder reizbar. Trotz Ruhe und guter Ernährung erholt sich das Kind nicht. Heißhunger oder Appetitlosigkeit. Abgang von Winden bessert die Blähungen nicht.

**Auslöser**

Säfteverlust (z.B. Erbrechen, Stillen, Durchfälle...).

**Verschlechterung**

Oft durch Essen.

**Besserung**

Fester Druck bei Schmerzen.

# Cina

**Artemisia Cina; Zitwerblüten (Fam. nat. Compositae); Wurmsamen – man verwendet die kurz vor dem Aufblühen gesammelten Blütenköpfchen. Vorkommen in Osteuropa.**

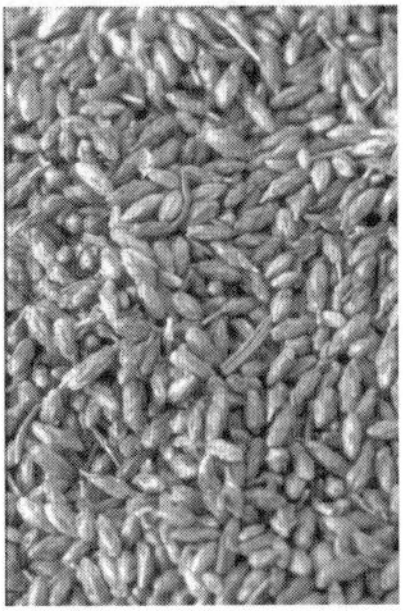

Zitwerblüten Foto: Gudjons

## Allgemeines

Wichtiges Mittel bei Wurmbefall, auch mit Bauchschmerzen. Bei Cina ist das Verhalten und die psychische Verfassung des Kindes der beste Hinweis zur Verordnung des Arzneimittels.

## Beobachtung und Untersuchung

### Typische Symptome

Das Kind ist äußerst reizbar, unzufrieden, launisch und ruhelos. Gegen Berührung und Angesehen werden besteht große Abneigung; das Kind tobt und schreit. Beruhigende Maßnahmen scheinen eher einen gegenteiligen Effekt zu haben. Freundliche Kinder werden plötzlich unausstehlich, schreien die ganze Nacht. Schläft in Bauchlage.

### Auslöser

Wurmbefall.

### Verschlechterung

Angesehen werden, Berührung.

### Besserung

Eine der wenigen Möglichkeiten, das Kind etwas zu beruhigen, besteht in heftigem Schaukeln oder Hopsen, über der Schulter oder auf den Knien. Sobald die Eltern damit aufhören, schreit es wieder.

# Cocculus

**Kockelskörner; Menispermum cocculus, Anamirta cocculus (Fam. nat. Menispermaceae). Verwendet werden die reifen, getrockneten Früchte der Schlingpflanze.**

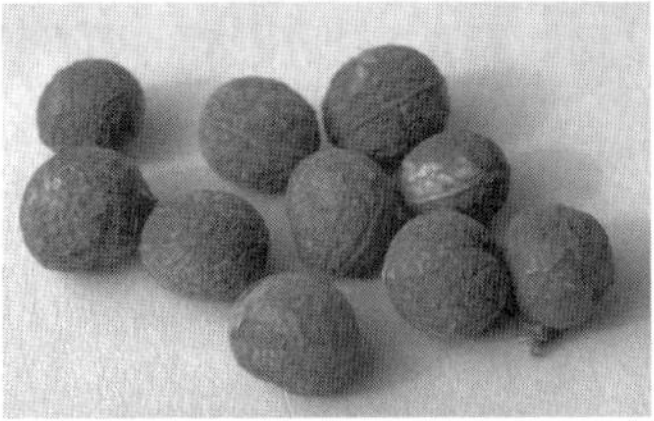

Kockelskörner Foto: Gudjons

## Allgemeines

Erschöpfung des Nervensystems bei empfindlichen Kindern. Wichtigstes Mittel bei Reisekrankheit, Schwindel, Schlafstörungen.

## Beobachtung und Untersuchung

### Typische Symptome

Schwindel, Übelkeit, Schwäche nach Kummer, Sorgen, Enttäuschungen oder lange andauernder nervlicher Anspannung. Das Kind wirkt ängstlich und hinfällig. Es fühlt sich zu schwach zum Stehen, zum Sprechen und kann kaum den eigenen Kopf halten.

| | |
|---|---|
| Magen | Reisekrankheit |

### Auslöser

Sorgen, Kummer, Schlafmangel, Überarbeitung.

### Verschlechterung

Bewegung, Fahren, Schlafmangel.

### Besserung

Ruhiges Liegen, Sitzen.

# Coccus cacti

**Cochenille-Laus.**

## Allgemeines

Wichtiges Mittel bei Reizhusten und Krampfhusten mit festsitzendem Schleim. Keuchhusten: Kann helfen, den Schleim besser herauszuhusten und Hustenanfälle zu verkürzen.

## Beobachtung und Untersuchung

### Typische Symptome

Dauerndes Räuspern oder Husten.

| | |
|---|---|
| Brust | Keuchhustenanfälle mit dickem, zähem, weißem Schleim und anstrengendem Schleimerbrechen am Ende des Anfalls mit rotem Gesicht |

### Auslöser

Hustenanfall wird durch leichteste Anstrengung oder Zähnebürsten ausgelöst.

### Verschlechterung

Nach dem Schlafen, im Liegen, bei Anstrengung.

### Besserung

Kalte Luft oder kalte Getränke.

# Coffea

**Kaffee; Coffea cruda oder arabica. Frucht des Kaffeebaumes, einer Rubiacee.**

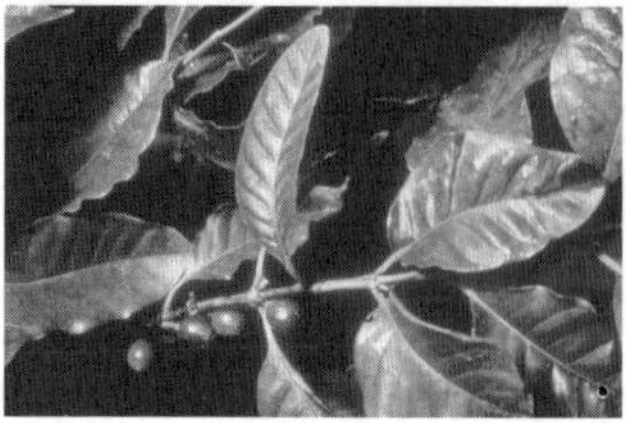

Kaffee Foto: DHU

## Allgemeines

Überreizung der Sinnesorgane.
Ein kleiner Nothelfer, wenn ein Kind nach einem ereignisreichen Tag nicht in den Schlaf finden kann und so aufgedreht ist, als hätte es eine Tasse Kaffee getrunken.

# Colocynthis

**Koloquinte oder Cucumis/ Citrullus colocynthis (Fam. nat. Curcurbitaceae).**

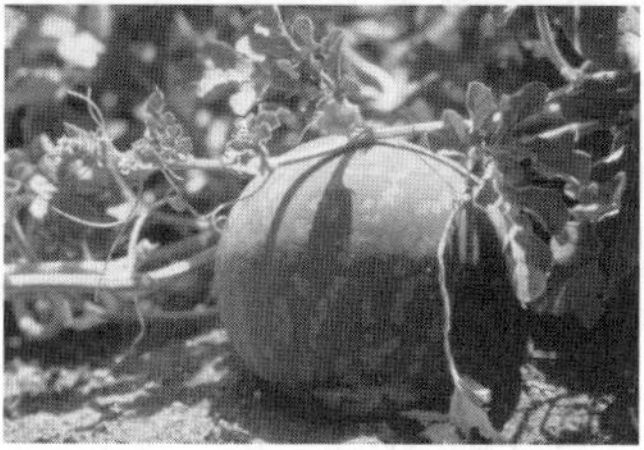

Koloquinte Foto: DHU

## Allgemeines

Koliken, krampfartige Bauchschmerzen, die durch kräftigen Druck gebessert werden. Beschwerden, die sich nach unterdrücktem Ärger oder Demütigung entwickeln.

## Beobachtung und Untersuchung

### Typische Symptome

Das Kind ist reizbar und ungeduldig. Von Schmerzen geplagt, beugt sich das Kind vornüber oder drückt mit den Händen auf die schmerzende Stelle. Es weiß nicht, wohin mit sich vor lauter Schmerzen. Beschwerden, die mit kolik- oder wellenartigen, krampfenden, packenden Schmerzen einhergehen; dabei kann es sich z.B. um einfache Bauchschmerzen, Blähungen, Erbrechen, Durchfall, Zahnungsbeschwerden, Überessen handeln.

| | |
|---|---|
| Bauch | Plötzliche, heftige, schneidende Schmerzen, das Kind krümmt sich zusammen, drückt sich auf den Bauch oder will auf dem Bauch liegen und hat Verlangen nach Wärme an der betroffenen Stelle; eventuell mit Durchfall und Erbrechen, Bauchschmerzen nach Unterkühlung, Ärger oder Demütigung |

**Auslöser**

Unterkühlung, Ärger oder Demütigung.

**Verschlechterung**

Ruhe.

**Besserung**

Druck und Wärme, Vornüberbeugen oder Bauchlage bei Bauchschmerzen.

# Conium maculatum

**Gefleckter Schierling (Fam. nat. Umbelliferae). Hiermit wurde wahrscheinlich Sokrates vergiftet (nachzulesen im "Phaedon" von Platon).**

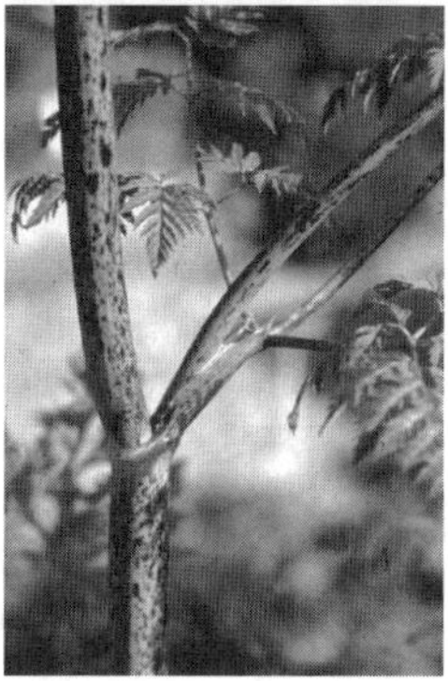

Gefleckter Schierling Foto: DHU

## Allgemeines

Mittel bei Verletzungen von Drüsen und Weichteilen. Wichtiges Erste-Hilfe-Mittel bei Quetschung der Hoden (zum Beispiel beim Fußball spielen). Immer ein Krankenhaus aufsuchen!

# Cuprum metallicum

**Metallisches Kupfer. Neben Silber und Gold der beste elektrische Leiter.**

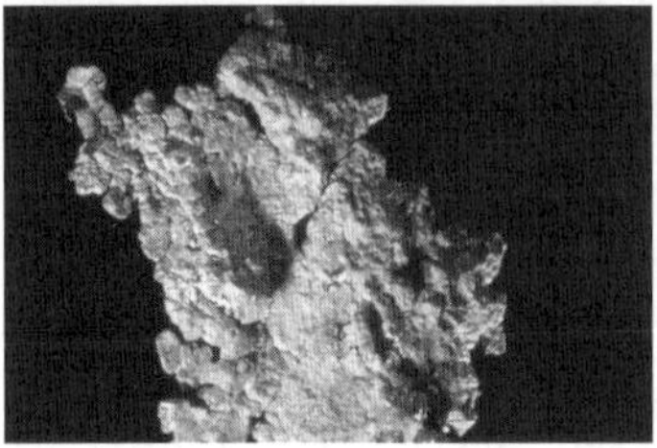

Kupfer Foto: DHU

## Allgemeines

Wichtiges Mittel bei Krampfzuständen aller Art. Bei Epilepsie beginnen die Krämpfe in Fingern und Zehen.

## Beobachtung und Untersuchung

### Typische Symptome

Bei Krämpfen sind die Fäuste geballt. Die Haut ist bläulich verfärbt. Krämpfe in den Extremitäten, krampfhaftes Erbrechen, Koliken. Durst auf kaltes Wasser.

| | |
|---|---|
| Brust | Krampfhafter Husten oder Keuchhusten, Gesicht läuft bläulich an, Husten bis zum Erbrechen |

### Verschlechterung

Durch Schreck, nachts.

## Besserung

Durch Trinken einiger Schlucke kalten Wassers bessert sich das Erbrechen und der Husten.

# Drosera

**Drosera rotundifolia; Sonnentau. Fleisch fressende Pflanze, die Insekten durch Ausscheidungen der Blätter anlockt, die Tautropfen gleichen.**

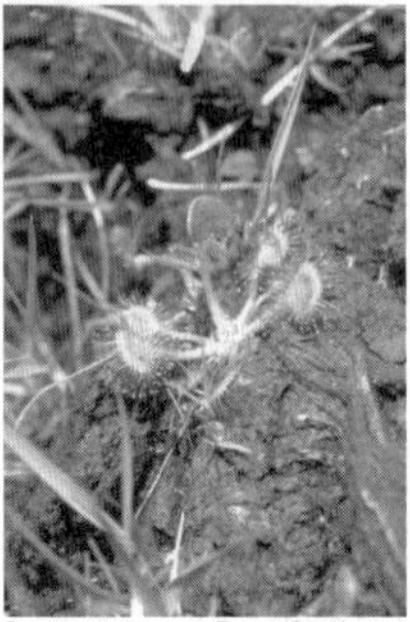

Sonnentau Foto: Gudjons

## Allgemeines

Eines der wichtigsten homöopathischen Arzneimittel bei Keuchhusten.

## Beobachtung und Untersuchung

### Typische Symptome

Ungeduldiges, unruhiges und reizbares Kind. Das Gesicht ist eher blass, kann aber beim Husten rot werden. Kalte Extremitäten. Verkrampfter Würghusten mit Erbrechen.

| | |
|---|---|
| Hals | Gefühl von Zusammenziehen, Kitzel und Trockenheit |

| | |
|---|---|
| Brust | Der Husten ist schmerzhaft, trocken, heiser, keuchend und bellend und tritt besonders nachts auf; Kind setzt sich beim Husten auf; sobald es sich nach dem Hustenanfall wieder hinlegt, beginnt der Husten von neuem; schnell aufeinander folgende Hustenanfälle; wichtiges Mittel bei anfallsweisem Husten und Keuchhusten mit Atemnot, Erstickungsgefühl und Erbrechen von Schleim; Husten beim Lachen und Reden |

## Verschlechterung

Nachts; durch Hinlegen.

## Besserung

Frische Luft.

# Dulcamara

**Solanum dulcamara; Bittersüßer Nachtschatten. Ein kriechender Halbstrauch, der bevorzugt an feuchten Gebüschen, Auwäldern aber auch auf Geröllhalden und Dünen wächst. Alle Teile der Pflanze sind giftig. Selbe Familie wie Belladonna.**

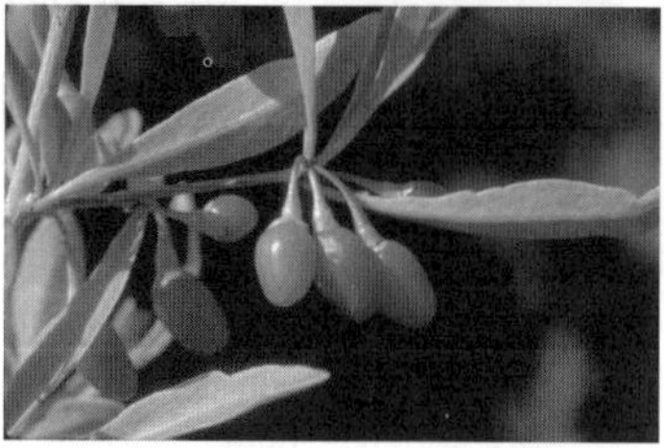

Bittersüß Foto: Sertürner Bildarchiv

## Allgemeines

Das Mittel ist oft angezeigt am Ende des Sommers, wenn die Kinder tagsüber noch baden gehen, es am Nachmittag aber bald kühl wird und sie mit feuchten Badesachen herumlaufen. Krankhafte Zustände, die sich nach Durchnässung und Verkühlung einstellen, werden durch Dulcamara geheilt.

## Beobachtung und Untersuchung

### Typische Symptome

Das Kind ist eher kalt. Durchfall, Bauchschmerzen, Erkältung. Abneigung gegen Essen, aber großer Durst.

| | |
|---|---|
| Harn- und Geschlechts-organe | Blasenentzündung durch Kälte und Nässe. Harnverhalt. |

## Auslöser

Durchnässung, Kälte.

## Verschlechterung

Kälte, feucht-kaltes Wetter, Folgen von Durchnässung und Kälte.

## Besserung

Bewegung und Wärme.

# Equisetum

**Schachtelhalm.**

## Allgemeines

Ein Mittel bei Blasenschwäche. Manchmal hilfreich, wenn keine anderen krankhaften Symptome vorliegen und das Kind aus Gewohnheit einnässt.

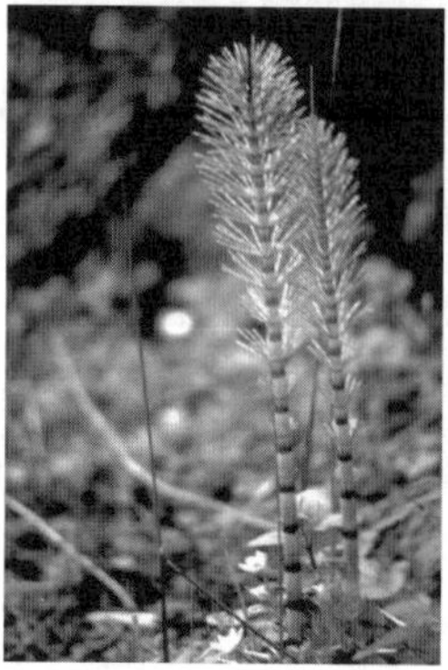

Schachtelhalm Foto: Gudjons

# Eupatorium perfoliatum

**Der Wasserhanf (Fam. nat. Compositae) wächst in Nordamerika an Seen und Bächen; im Volksmund "Beinheil" genannt.**

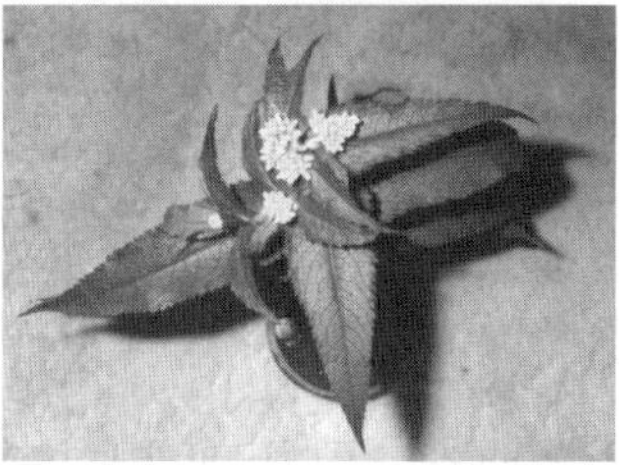

Wasserhanf Foto: Gudjons

## Allgemeines

Wichtiges Mittel bei Infekten mit starken Schmerzen an Kopf, Muskeln und Knochen.

## Beobachtung und Untersuchung

### Typische Symptome

Das Kind weint oder stöhnt vor Schmerzen. Fühlbar starke Hitze bei Fieber. Es verlangt nach kalten Getränken, bei Fieber sogar während des Schüttelfrostes. Die meisten Beschwerden sind von Knochen-, Muskel- oder Gelenkschmerzen begleitet (Kopfschmerzen mit Gelenkschmerzen, Grippe mit Gelenkschmerzen o.ä.). Beim Husten hält das Kind sich die Brust. Bei Fieber Schüttelfrost mit Kälteschauern; wenig Schweiß.

| | |
|---|---|
| Kopf | Schmerzen wie durch einen Helm, das Kind hebt den Kopf mit beiden Händen an; Verlangen nach Eis und kalten Getränken, die aber oft nicht vertragen werden: Nach Kaltem kann es zu Schüttelfrost, Würgen und Galleerbrechen kommen |
| Brust | Schmerzhafte Empfindlichkeit beim Husten, das Kind hält sich die Brust. Trockener Husten |
| Fieber | Ausgeprägter Frost mit großem Durst bei fiebrigen Infekten, dabei Kopf-, Muskel- und Gelenkschmerzen |

**Auslöser**

Kälte, kalte Jahreszeit.

**Verschlechterung**

Bewegung, kalte Luft; Kopf: morgens, Bewegung, Geruch oder Anblick von Essen.

**Besserung**

Durch Schwitzen, Galleerbrechen, Ablenkung.

# Euphrasia

**Augentrost.**
**Vorkommen: Wächst gerne auf Heiden und in trockenen, lichten Wäldern. Sie legt sich mit ihren Wurzeln an die Wurzeln von Gräsern; so genannter "Halbschmarotzer".**

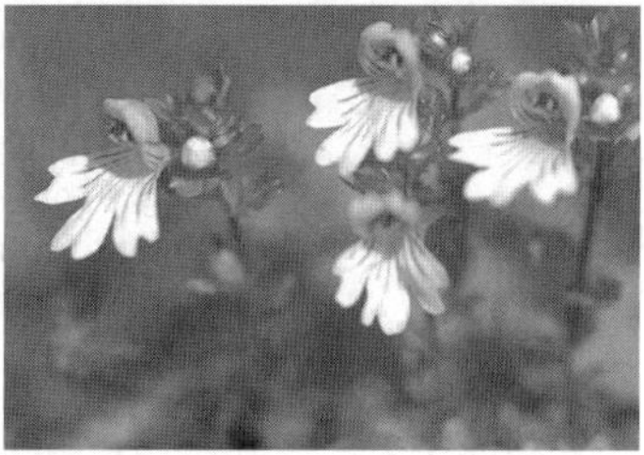

Augentrost Foto: Gudjons

## Allgemeines

Bewährtes Mittel bei Bindehautentzündung oder Heuschnupfen mit beißender Tränenflut und mildem Nasensekret.

## Beobachtung und Untersuchung

### Typische Symptome

Die Augen sind stark gerötet und geschwollen, die Tränen sind scharf und reizen die Haut. Das Kind blinzelt mit den Augen, weil es empfindlich gegen Licht ist.

| | |
|---|---|
| Augen | Druck, Brennen, Jucken oder trockenes Gefühl in den Augen; das Kind muss die Augen reiben. Schnupfen mit Entzündung der Augenbindehaut und scharfen, manchmal gelbgrünen Absonderungen aus den Augen; die Augen tränen draußen und bei Wind; sehr lichtscheu; bei Masern hilfreich, wenn die Augen stark betroffen sind (siehe S. 381) |

**Auslöser**

Warmer Wind.

**Verschlechterung**

Helles Licht.

**Besserung**

Dunkelheit (für die Augen).

# Ferrum phosphoricum

**Eisenoxydphosphat. Ferriphosphat $FePO_4$. Phosphorsaures Eisen.**

## Allgemeines

Das Mittel passt besonders gut bei beginnenden fieberhaften Infekten, wenn noch keine starke äußere Symptomatik vorhanden ist.

## Beobachtung und Untersuchung

### Typische Symptome

Oft ist das Kind wohlauf und gut gelaunt, auch bei hohem Fieber. Es ist meist blass und hat rötliche Wangen. Bei starker Schwäche mit Fieber und Kopfschmerzen kann das Mittel ebenfalls angezeigt sein, dann ist das Kind eher gedrückter Stimmung.

| | |
|---|---|
| Ohren | Zu Beginn einer Entzündung mit mäßigem Fieber und anfallsweisen Ohrenschmerzen |

### Verschlechterung

Ruhe, aber auch anstrengende Bewegung, kalte Getränke.

### Besserung

Leichte Bewegung.

# Gelsemium

**Gelsemium sempervirens. (Fam. nat. Loganiaceen), der gelbe/ falsche Jasmin. Zur selben Familie gehören Nux vomica und Ignatia.**

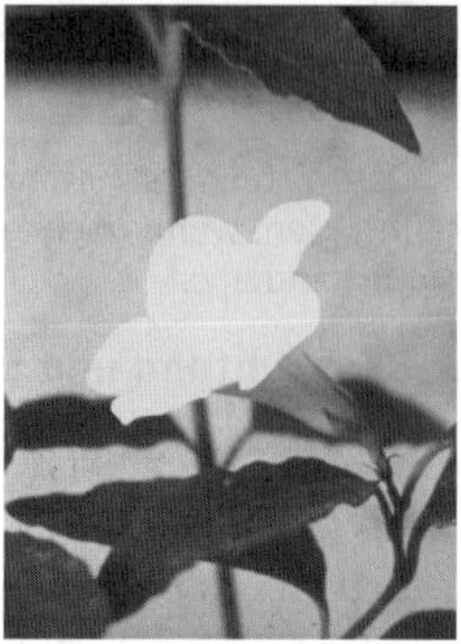

Gelber Jasmin Foto: DHU

## Allgemeines

Nervenstärkendes Mittel bei Prüfungen und Lampenfieber. Mittel der ersten Wahl bei Sommergrippe oder -durchfall mit großer Schwäche.

## Beobachtung und Untersuchung

### Typische Symptome

Das Kind ist erschöpft, weinerlich und jammert. Es fröstelt immer wieder und zittert spürbar. Die Augen sind schwer und müde. Das Gesicht kann gerötet und etwas aufgedunsen sein. Am liebsten liegt das Kind halb aufrecht. Symptome entwickeln sich langsam, schleichend. Fieber, Kopfschmerzen, häufiges Wasserlassen oder Durchfälle infolge Erwartungsangst; Schläfrigkeit; Schwindel. Es besteht Durstlosigkeit oder nur geringer Durst. Kalte Extremitäten. Häufig Erkrankungen in der warmen Jahreszeit oder bei lauem Wetter.

| | |
|---|---|
| Fieber | Begleitet von großer Schwäche, Hitze oder Frost und Schauern, die den Rücken hinunterlaufen; Sommergrippe mit Durchfall und Kopfschmerzen; rotes Gesicht, kalter Schweiß, Durstlosigkeit; Fieber bei Masern; das Kind will zugedeckt und gehalten werden |
| Kopf | Kopfschmerzen, die vom Hinterkopf oder Nackenbereich aufsteigen und sich um die Augen herum festsetzen; dabei Herabhängen der Lider oder Müdigkeit und Empfindlichkeit der Augen |

## Auslöser

Erwartungsspannung: Prüfungen, freudige Ereignisse Schulangst, Flugangst, Lampenfieber; schwüles Wetter.

## Verschlechterung

Aufregung, Kälte; Kopf: Feuchtes, heißes Wetter, Gewitter.

## Besserung

Durch Urinieren, kräftiges Schwitzen, halb aufrechtes Sitzen, am Nachmittag.

# Glonoinum

**Nitroglyzerin oder Tinitrin. $C_3H_5(ONO_2)_3$**

## Allgemeines

Erste-Hilfe-Mittel bei Sonnenstich.
Blutandrang im Kopf mit pulsierenden Schmerzen.

## Beobachtung und Untersuchung

### Typische Symptome

Sehr heftige Beschwerden. Das Kind ist unruhig. Es kann verwirrt oder apathisch sein. Roter Kopf, rote Augen. Der Kopf wird mit den Händen hoch gehalten, da flaches Liegen unerträglich ist. Die Kopfvenen sind hervorgetreten, und man sieht die Halsschlagadern pulsieren.

Das Kind kann verwirrt oder apathisch sein.

| | |
|---|---|
| Kopf | Wellenförmig auftretende, pulsierende Kopfschmerzen. Sonnenstich mit heftigsten pochenden oder hämmernden Kopfschmerzen. Kopf fühlt sich schwer und groß an |

### Auslöser

Sonnenstich, Überhitzung.

## Verschlechterung

Hitze und Sonnenlicht, besonders am Kopf, Erschütterung, Zurückbeugen des Kopfes.

## Besserung

Frische, kühle Luft, kalte Anwendungen, Hochlagern des Kopfes.

# Hepar sulfuris

**Hepar sulfuris calcareum oder Calcium sulfuratum Hahnemanni, kalkhaltige Schwefelleber, wird hergestellt, indem man gleiche Gewichtsteile des weißen Inneren von Austernschalen und Schwefelblumen in einem geschlossenen Tiegel in Weißglut erhitzt.**

## Allgemeines

Neigung zu Vereiterung, stechende Schmerzen und große Kälteempfindlichkeit. Kann Furunkel oder Abszesse zur Spontanöffnung bringen. Erste-Hilfe-Mittel bei Pseudokrupp.

## Beobachtung und Untersuchung

### Typische Symptome

Das Kind ist extrem kälte- und zugempfindlich, deshalb zieht es sich am liebsten die Bettdecke über die Ohren und fängt an zu frieren, wenn auch nur die Hand unter der Decke herausschaut. Es will in Ruhe gelassen werden und kann gereizt reagieren, wenn Sie es untersuchen wollen. Durch seine Krankheit und die große Schmerzempfindlichkeit ist es ein schwieriger Patient, der seine schlechte Laune kaum verbergen kann und will. Die Halslymphknoten sind spürbar vergrößert, die Mandeln können extrem angeschwollen und vereitert sein. Die krankhaften Absonderungen riechen stark (wie alter Käse).

| | |
|---|---|
| Hals | Entzündung und Vereiterung der Rachenmandeln, die so stark anschwellen können, dass Atemnot auftritt; unerträgliche Schmerzen, stechend oder splitterartig. Stechende Schmerzen beim Schlucken, die sich zum Ohr erstrecken. Verlangen, sich warm einzuhüllen |
| Ohr | Mittelohrentzündung oder -vereiterung, mit Absonderungen die stark riechen, oft nach altem Käse; stechende Schmerzen |
| Brust | Pseudokrupp. Atemnot mit rasselnder Atmung. Hustenreiz durch kalte Luft oder Abdecken. |
| Haut | Das Mittel kann helfen, Fremdkörper herauszueitern (wie auch Silicea). Dafür vorzugsweise tiefe Potenzen benutzen und das Mittel absetzen, sobald die Eiterung beginnt. Verletzungen durch Splitter. Eiterflechte. Furunkel. |

## Auslöser

Kälte, Zugluft.

**Verschlechterung**

Zugluft, Kälte, Abdecken, Berührung, Geräusche, nachts.

**Besserung**

Wärme, warmes Einhüllen, (feucht)warme Anwendungen.

# Hypericum

**Hypericum perforatum,
das Johanniskraut.
(Fam. nat. Guttiferae).**

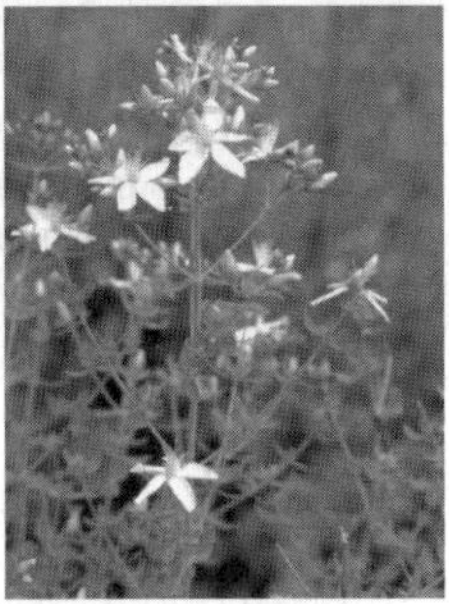

Johanniskraut Foto: Gudjons

## ■ Allgemeines

Hypericum ist ein bewährtes Mittel bei Verletzungen von nervenreichem Gewebe mit Lähmungen, Missempfindungen oder starken Schmerzen ("Nervenschmerz").

## ■ Beobachtung und Untersuchung

### Typische Symptome

Verletzung der Fingerspitzen (z.B. Schnittwunde, Quetschung, Ausreißen eines Fingernagels), Wirbelsäulenverletzungen aller Art (wie Sturz auf das Steißbein oder die Wirbelsäule, nach operativen Eingriffen an der Wirbelsäule, Arm- oder Gesichtslähmung nach Zangengeburt, Nervenschmerzen nach Zahnbehandlung oder -extraktion).

# Ignatia

**Strychnos Ignatii = Ignatia amara, St.-Ignaz-Bohne. Sie ist auf den Philippinen heimisch und gehört mit Nux vomica und Gelsemium zu der Familie der Loganiaceen.**

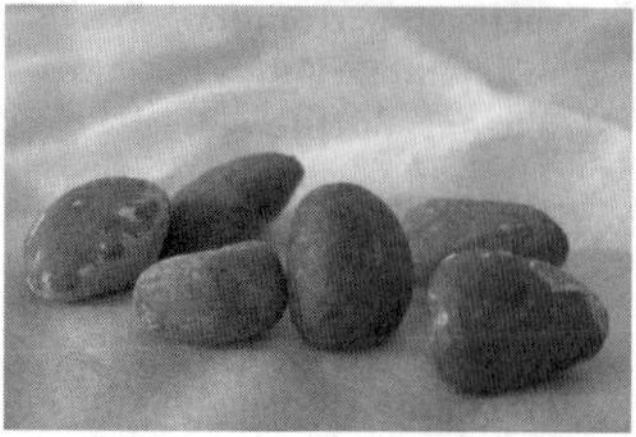

St.-Ignaz-Bohne Foto: Gudjons

## Allgemeines

Wichtigstes Kummer- und Heimwehmittel. Ein Ignatia-Kind ist äußerst verletzlich und zieht sich innerlich ganz zurück, wenn es sich nicht verstanden fühlt. Es macht einen ernsten, traurigen Eindruck und äußert seinen seelischen Kummer eher in Fantasiegeschichten oder Bildern, als dass es darüber spricht oder gar weint.

## Beobachtung und Untersuchung

### Typische Symptome

Das Kind wirkt verkrampft, besonders in der Nackenpartie. Die körperliche Untersuchung ist problemlos möglich, aber auf den seelischen Hintergrund möchte das Kind nicht angesprochen werden. Häufig klagt es über krampfartige Schmerzen, z.B. im Bauch oder in der Brust, über Kopfschmerzen oder ein Kloßgefühl im Hals. Die

Beschwerden können sehr dramatisch aussehen, wie zum Beispiel eine Ohnmacht. Widersprüchliche Symptome. Abneigung gegen Trost. Schlaflosigkeit.

## Auslöser

Kummer durch Verlust oder Trennung, enttäuschte Liebe (z.B. durch die Geburt eines Geschwisters), Heimweh.

## Verschlechterung

Berührung, Aufregung, Geruch von Tabak oder Kaffee, helles Licht oder laute Geräusche.

## Besserung

Wärme, tiefes Seufzen, Alleinsein.

# Ipecacuanha

**Uragoga Ipecacuanha, die Brechwurzel; Pflanze aus der Familie der Rubiaceen.**
**Wächst in den Urwäldern Brasiliens.**

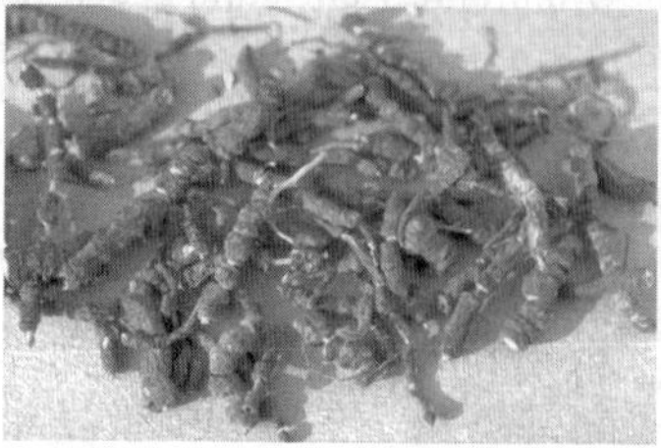

Brechwurzel Foto: Gudjons

## Allgemeines

In der Allopathie (Schulmedizin) wird Ipecacuanha als Brechmittel bei Vergiftungen eingesetzt. In der Homöopathie bei Krankheitszuständen mit starker Übelkeit und Brechreiz, wobei Erbrechen keine Erleichterung bringt.

## Beobachtung und Untersuchung

### Typische Symptome

Das Kind kann beim Husten steif und blau im Gesicht werden.

| | |
|---|---|
| Bauch | Magenverstimmung mit heftigem krampfartigen Erbrechen, das die Übelkeit noch verstärkt; obwohl das Kind erbricht, ist die Zunge nicht belegt. Durstlosigkeit, Verlangen nach Süßigkeiten |

| | |
|---|---|
| Brust | Hustenanfälle mit Verkrampfung des ganzen Körpers und starkem Würgen bis zum Erbrechen. Unaufhörlicher Husten bei jedem Atemzug. Die Brust scheint voller Schleim zu sein, der nicht abgehustet werden kann. Keuchhusten mit Erbrechen, häufig ausgelöst durch zu reichhaltiges Essen |

## Verschlechterung

Wärme, feuchte Luft, Essen, Erbrechen.

## Besserung

Frische Luft, Ruhe, kalte Getränke.

Auslöser: Überessen an Eis und fetten Speisen.

# Kalium bichromicum

**Kaliumdichromat, chromsaures Kali $K_2[(CrO_3)(CrO_4)]$; Dunkelrote Kristalle, die von der Luft nicht angegriffen werden, in kaltem Wasser aber löslich sind.**

## Allgemeines

Ein gutes Mittel zum Lösen von festsitzenden Sekreten bei Nebenhöhlenentzündung und Bronchitis.

## Beobachtung und Untersuchung

### Typische Symptome

Kennzeichnend für Kalium bichromicum sind die zähen, fadenziehenden, gelb-grünen Absonderungen der Schleimhäute.

| | |
|---|---|
| Nase | Nasennebenhöhlenentzündung; punktförmiger Schmerz, der genau lokalisiert werden kann; Sekret haftet fest in der Nase und hinterlässt kleine Wunden, wenn es entfernt wird |
| Brust | Husten mit zähem Auswurf, der nur mit großer Mühe herausbefördert werden kann |

## Verschlechterung

Kalt-feuchtes Wetter, morgens beim Aufwachen, nachts zwischen 2 und 3 Uhr.

## Besserung

Wärme, frische Luft.

## Lac caninum

**Milch einer stillenden Hündin (Hundemilch).**

### Allgemeines

Abgesehen von seiner konstitutionellen Wirkung wird dieses Mittel eingesetzt, wenn der Seitenwechsel der Beschwerden auffällig ist.

### Beobachtung und Untersuchung

**Typische Symptome**

Schmerzen wechseln von einer Seite zur anderen (häufig sogar hin und zurück), treten aber nie beidseitig auf.

| | |
|---|---|
| Hals | Halsschmerzen, Mandelentzündung |
| Knochen | Rheuma, Gelenkschmerzen |

**Verschlechterung**

Berührung, nach Schlaf; bei Halsweh Leerschlucken oder Schlucken von fester Nahrung.

**Besserung**

Frische Luft, kalte Getränke.

# Lachesis

**Lachesis mutus oder Surucucu, Buschmeister, Fam. nat. Crotalidae, ist eine Schlange, die in Mittel- und Südamerika heimisch ist. Verwendet wird das frische Gift, das während des Bisses ausströmt. Das Tier erreicht eine Länge von 3,6 m. Der Biss wirkt meist tödlich.**

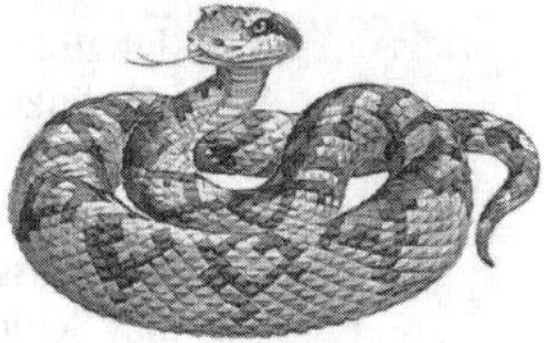

Buschmeisterschlange
Foto:Gudjons

## Allgemeines

Menschen, die konstitutionell ein Schlangengift-Mittel brauchen, haben ein lebhaftes Temperament. Sie können pausenlos reden und dabei häufig das Thema wechseln. Man hat förmlich das Gefühl, sie stehen unter Druck und müssen ihren Wortschwall los werden. Auch durch ihr übriges Äußeres sorgen sie für Aufmerksamkeit, z.B. durch farbenfrohe Kleidung. Sie neigen zu Eifersucht und Konkurrenzverhalten.

## Beobachtung und Untersuchung

### Typische Symptome

Bei fast jeder Krankheit ist die linke Seite allein oder stärker betroffen. Manchmal wandern die Beschwerden von links nach rechts. Die Mandeln sind geschwollen, das Schlucken ist erschwert und schmerzhaft. Große Empfindlichkeit gegen

Berührung am Hals, ein Halstuch oder gar ein Halswickel sind unerträglich. Verletzungen: Bisswunden, schlecht heilende Wunden. Haut bläulich-rot verfärbt.

| | |
|---|---|
| Hals | Entzündung der linken Mandel oder erst der linken, dann der rechten, stechende zusammenschnürende Schmerzen, Fremdkörpergefühl im Hals; das Schlucken von Flüssigkeit kann schmerzhafter sein als das Schlucken fester Speisen; Engegefühl mit Angst zu ersticken |
| Brust | Husten beim Erwachen oder beim Einschlafen mit Gefühl zu ersticken; Brustdrüsenentzündung bei stillenden Müttern mit stechenden Schmerzen und starker Berührungsempfindlichkeit |

### Auslöser

Aufregung, Streit, Eifersucht.

### Verschlechterung

Morgens beim Erwachen; nach Schlaf; Hitze, Sonne, Berührung oder Druck; enge Kleidung.

### Besserung

Frische Luft; jede Art von Körperausscheidungen (Schleim, Schweiß, Erbrechen, Urin, Stuhl, Hautausschlag, sogar Reden); kalte Getränke.

# Ledum

**Ledum palustre, Sumpfporst, wilder Rosmarin. Fam. nat. Ericaceae.**

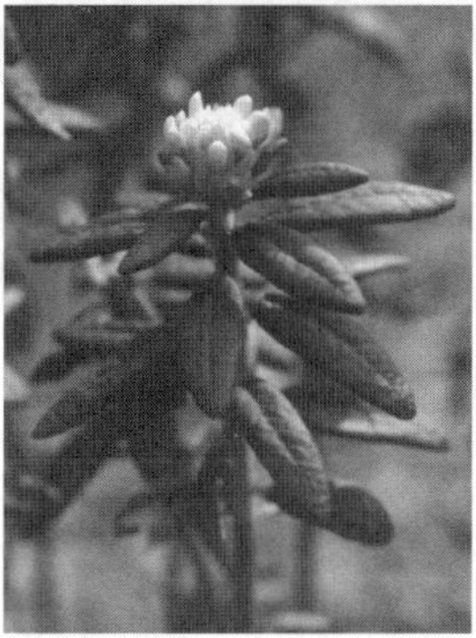

Sumpfporst Foto: Gudjons

## Allgemeines

Ledum wird meist als Verletzungsmittel bei Biss- und Stichwunden angewendet. Es soll, wenn es sofort gegeben wird, Tetanus und andere Infektionen verhindern. Es kann sich um tiefe Stiche handeln, die wenig oder gar nicht bluten, oder um Bisse von giftigen Tieren wie Insekten, Spinnen und Schlangen. Auch bei Spätfolgen nach Stichverletzungen (Eiterungen, Infektionen) kann Ledum hilfreich sein.

## Beobachtung und Untersuchung

### Typische Symptome

Anhaltende Verfärbung nach Verletzungen, rheumatische Schmerzen.

### Auslöser

Biss- oder Stichverletzungen.

### Verschlechterung

Wärme, besonders nachts im Bett.

### Besserung

Kalte Anwendungen, frische Luft.

# Lycopodium

**Lycopodium clavatum, Sporen des Bärlappfarns; sie wurden früher in Feuerwerkskörpern verwendet und kommen auch heute noch bei der Verpackung von Medikamenten zum Einsatz.**

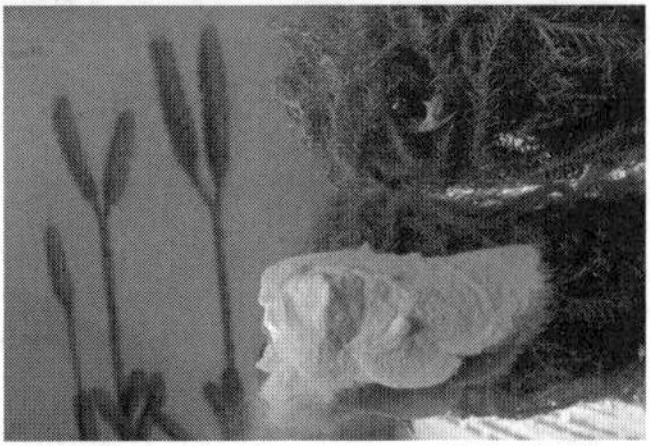

Bärlappfarn Foto: Gudjons

## Allgemeines

Mittel für Blähungsbeschwerden. Konstitutionelle Lycopodium-Kinder fühlen sich innerlich schwach und verletzlich, wollen das aber nach außen nicht zeigen. So wirken sie in fremder Umgebung eher zurückhaltend oder abweisend, können jedoch in vertrauter und sicherer Umgebung herrisch und bestimmend sein. In der Schule ist der Respekt vor dem Lehrer so groß, dass das Kind sich nicht traut, etwas zu sagen; zuhause kommandiert es die Eltern oder kleinen Geschwister herum. Bei Konflikten oder Kämpfen schlägt es sich eher auf die Seite der Stärkeren. Mit Witz und Pfiffigkeit versteht es, seine körperliche Schwäche und sein mangelndes Selbstvertrauen auszugleichen.

## Beobachtung und Untersuchung

### Typische Symptome

Lycopodium-Kinder neigen zu Blähungen und Verdauungsschwäche. Der Leib ist aufgetrieben und gebläht, der übrige Körper eher dünn. Das Kind ist sehr schmerzempfindlich.

| | |
|---|---|
| Nase | Gefühl von Trockenheit oder verstopft |
| Hals | Mandelentzündung oder Halsschmerzen rechts bzw. erst rechts, dann links; muss ständig schlucken |
| Bauch | Blähungsbeschwerden, besonders nach Zwiebeln oder Kohl; das Kind ist schon nach wenigen Bissen satt oder klagt über Bauchweh; starkes Verlangen nach Süßigkeiten |
| Harn- und Geschlechtsorgane | Blasenentzündung oder -reizung, häufiger Harndrang, unwillkürlich reichlicher Urinabgang nachts, blutiger Urin; Schreien vor dem Wasserlassen |

### Auslöser

Kränkung, Herabsetzung.

## Verschlechterung

Enge Kleidung, besonders am Bauch; nachmittags 16 bis 20 Uhr; blähende Speisen (Zwiebeln, Kohl, Bohnen), zu viel Süßes.

## Besserung

Warme Getränke und Speisen, kalte Anwendungen, Bewegung, frische Luft, Lockern der Kleidung.

# Mercurius solubilis

**Hydrargyrum. Quecksilber. Quecksilber in seiner reinen Form ist bei Raumtemperatur flüssig und von mattem silbrigem Glanz. Im Reagenzglas ist es stets in leichter Bewegung und reagiert auf Temperaturschwankung stark (früher in Thermometern). Hoher Anteil von Quecksilber in Amalgamfüllungen. Fand bereits bei Paracelsus therapeutische Anwendung.**

## Allgemeines

Quecksilber ist in verschiedener Form (u.a. Cinnabaris, Mercurius corr., Hydrargyrum) in homöopathischen Komplexmitteln enthalten, da es in niedriger Potenzierung die meisten Entzündungsreaktionen unterdrücken kann. Es sollte aber nur dann eingesetzt werden, wenn das Krankheitsbild die entsprechenden Symptome aufweist.

## Beobachtung und Untersuchung

### Typische Symptome

Das Kind ist meist erschöpft, mit phasenweiser Unruhe. Besonders nachts wälzt es sich hin und her. Es ist sehr temperaturempfindlich, mal ist ihm zu heiß und es wirft die Decke von sich, dann wieder zu kalt und es friert. Die Haut ist fast immer feucht, das Kind neigt zu Schweißen. Die Lymphknoten sind tastbar verdickt. Die Zunge ist belegt, Zahneindrücke sind sichtbar. Im Schlaf rinnt häufig Speichel aus dem Mundwinkel auf das Kissen. In den meisten

Krankheitsfällen besteht ausgeprägte Schwäche und zugleich Ruhelosigkeit, ebenso wie Frieren und Schwitzen. Das Kind scheint, besonders nachts, keine angenehme Stellung zu finden, in der es schlafen kann. Die Beschwerden entwickeln sich allmählich und sind nachts deutlich schlimmer. Drüsenschwellungen und Eiterungen am ganzen Körper. Die Absonderungen sind dünn und scharf oder dick und grüngelblich, immer stark riechend bis stinkend. Meist besteht ausgeprägter Durst. Mumps. Mundfäule.

| | |
|---|---|
| Hals | Entzündung oder Vereiterung im fortgeschrittenem Stadium, blutig-eitrige Absonderungen, Schmerzen sind nachts am schlimmsten; Zahneindrücke sind auf der Zunge sichtbar, übler Mundgeruch, starker Speichelfluss, dabei durstig. Scharlach |

**Anmerkung**: Da die Beschwerden bei Mercurius-Zuständen auch ernstzunehmende Ausmaße annehmen können, raten wir Ihnen, die Hilfe eines erfahrenen Homöopathen in Anspruch zu nehmen.

## Verschlechterung

Nachts; Wärme und Kälte; Bettwärme; Schweiß.

## Besserung

Ruhe.

# Mezereum

**Seidelbast, Daphne mezereum.**

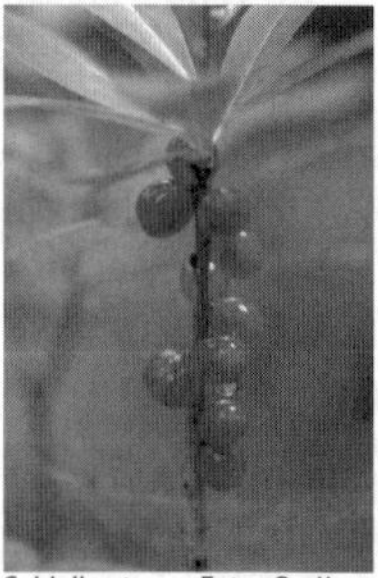
Seidelbast Foto: Gudjons

## Allgemeines

Bewährtes Mittel bei eitrigen Hautkrankheiten mit Juckreiz. Bei Verdacht auf Eiterflechte ärztlich abklären lassen. (Es besteht Ansteckungsgefahr!)

## Beobachtung und Untersuchung

| Typische Symptome | |
|---|---|
| Haut | Dicke honiggelbe schmierige Beläge mit Juckreiz. Eiterflechte (Impetigo contagiosa) |

### Verschlechterung

Berührung; Kälte; nachts.

### Besserung

Im Freien.

# Millefolium

**Achillea millefolium (Korbblütler). Schafgarbe.**

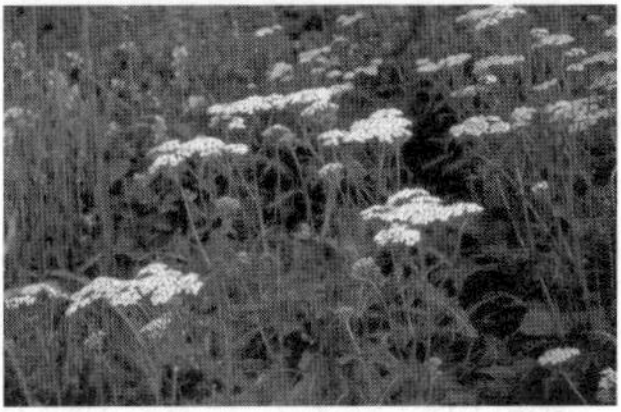
Schafgarbe Foto: Gudjons

## Allgemeines

Verletzungsmittel bei starken Blutungen.

## Beobachtung und Untersuchung

### Typische Symptome

Großflächige Blutergüsse, hellrote Blutung, starke Schmerzen, Benommenheit.

### Auslöser

Sturz aus großer Höhe ohne Verletzungen der Haut (Kind in ein Krankenhaus bringen!), die einen Bluterguss hervorrufen.

# Natrium muriaticum

**Natrium chloratum, Seesalz, Kochsalz, NaCl.**

## Allgemeines

Obwohl wir täglich Kochsalz in größerer Menge zu uns nehmen, kann das potenzierte Salz bei entsprechender Indikation erstaunliche Wirkungen zeigen. Es wird überwiegend als Konstitutionsmittel verschrieben. Die psychischen Charakteristika (siehe unten) spiegeln sich deutlich im Verhalten und Gesichtsausdruck des Kindes: Es ist sehr ernst und zurückhaltend, viel zu erwachsen für sein Alter. Der häufigste Schlüssel zur Verschreibung von Natrium muriaticum findet sich in einem tiefen, alten Kummer, über den es nicht hinwegkommen konnte. Die Tiefe des Kummers übersteigt jede Ausdrucksmöglichkeit des Kindes, dadurch vergräbt es ihn in sich und lässt niemanden daran teilhaben; im Gegenteil, das Kind wird gereizt oder abweisend reagieren, wenn Sie versuchen, es zu trösten. Das Kind sondert sich ab, verbreitet eine Stimmung von Schwere und Unglücklichsein, kann sich aber nicht daraus befreien. Dabei ist es stets bemüht, ein positives Bild von sich in seiner Umgebung zu hinterlassen: Es ist sehr hilfsbereit (kann aber selbst Hilfe kaum annehmen), vernünftig, will alles richtig machen und gibt den Eltern selten Anlass zur Kritik. Trotzdem wirkt es oft bedrückt und kann aufgrund unaufgearbeiteter Gefühle nachts schlecht einschlafen, liegt noch stundenlang wach, während sich vor seinem inneren Auge die problematischen Situationen immer wieder abspielen.

## Beobachtung und Untersuchung

### Typische Symptome

Das Kind wirkt verschlossen und ernst oder lacht über ernste Angelegenheiten. Es weint eher wenn es allein ist und lässt sich nicht gern trösten. Typische körperliche Beschwerden sind unter anderem: Kopfschmerzen, Hautausschläge, Risse in der Haut, Nesselausschlag, Fieberbläschen (Herpes), Asthma und Verstopfung. Das Kind hat ein ausgeprägtes Verlangen nach Salz (oder eine deutliche Abneigung) und kalten Getränken; es verträgt Sonne nicht und meidet sie; ist selbst meist warmblütig.

### Auslöser

Kummer.

### Verschlechterung

Durch Kummer und Trost, Wärme, Sonnenbestrahlung, morgens um 10 Uhr.

### Besserung

Kalte Anwendungen, frische Luft.

**Anmerkung**: Da Natrium muriaticum ein sehr tief wirkendes Arzneimittel ist, sollte es nur nach ausführlicher Anamnese verschrieben werden. Wir haben es der Vollständigkeit halber in die Arzneimittellehre aufgenommen.

# Natrium sulfuricum

**Natriumsulfat, $Na_2SO_4$. Glaubersalz. Wird u.a. als Abführmittel eingesetzt.**

## Allgemeines

Natrium sulfuricum ist ein wichtiges Mittel bei kindlichem Asthma und bei Durchfallerkrankungen. Die Kinder reagieren ausgesprochen empfindlich auf feuchte Luft und alles, was mit Wasser zu tun hat, selbst auf das Essen von Obst.

## Beobachtung und Untersuchung

### Typische Symptome

Bei Atemnot muss sich das Kind hinsetzen und die Brust halten; reichlich grün-gelber Auswurf. Asthma tritt frühmorgens oder am Tage bei Anstrengungen auf.

| | |
|---|---|
| Kopf | Kopfschmerzen, Schwindel, Wesensveränderung lange nach Kopfverletzungen |
| Brust / Atmung | Asthma, Bronchitis |
| Bauch | Neugeborenen-Gelbsucht |

## Auslöser

Kopfverletzung, Leben in feuchten, schlecht durchlüfteten Räumen.

## Verschlechterung

Feuchte Luft, Essen von Obst und rohem Gemüse.

## Besserung

Nach dem Stuhlgang, trockene, warme Luft.

# Nux vomica

**Strychnos nux vomica, Brechnuss oder Krähenauge. Gehört wie Ignatia, Gelsemium und Spigelia zu den Longaniaceen.**

## Allgemeines

Wichtigstes Mittel bei Überreizungen der Sinne und des Magens.

## Beobachtung und Untersuchung

### Typische Symptome

Bauchschmerzen, Übelkeit und Erbrechen. Verstopfung mit erfolglosem Stuhldrang. Das Kind ist reizbar, ungeduldig, empfindlich gegen alle äußeren Eindrücke, wie Gerüche, Geräusche, Licht, und extrem kälteempfindlich.

### Auslöser

Überessen, zu viele Reizstoffe (starke Gewürze, schwarzer Tee, Cola) oder versehentliche Vergiftung mit Tabak. Narkose; Medikamente.

### Verschlechterung

Essen; Sinnesreize.

### Besserung

Wärme, abends.

# Opium

**Opium ist der aus den eingeritzten grünen Köpfen von Papaver somniferum (Gartenmohn, Schlafmohn) fließende und anschließend getrocknete Saft.**

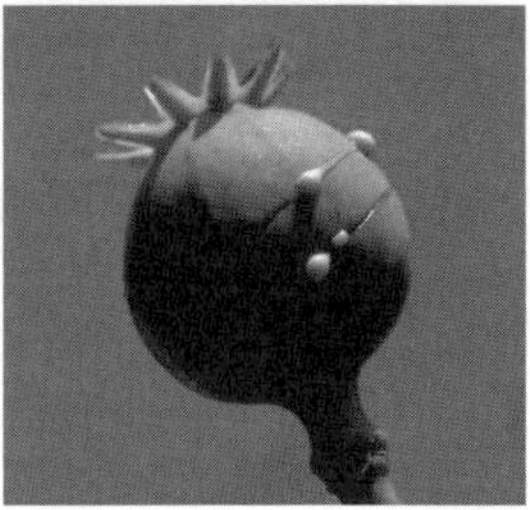

Opium Foto: Gudjons

## Allgemeines

Andauernde Schläfrigkeit oder Bewusstlosigkeit ist das Hauptcharakteristikum eines Opiumzustandes.

## Beobachtung und Untersuchung

### Typische Symptome

Entweder große Schreckhaftigkeit oder Schläfrigkeit. Ausgeprägte Schläfrigkeit des Neugeborenen nach schwerer Geburt. Das Kind lässt sich wecken, z.B. zum Trinken, schläft danach aber gleich wieder weiter. Das Kind kann auch - bei offensichtlich schwerem Krankheitszustand - fröhlich sein und keine Schmerzen empfinden. Atmung schnarchend, manchmal mit Atempausen.

| | |
|---|---|
| Kopf | Bewusstlosigkeit nach Kopfverletzungen |
| Augen | Enge Pupillen |

**Auslöser**

Folgen von Schreck, Überhitzung, Sonnenstich.

**Verschlechterung**

Hitze; im und nach dem Schlaf.

**Besserung**

Kälte, Abdecken.

# Phosphorus

**Gelber Phosphor. Fluoreszierend.**

## Allgemeines

Erste-Hilfe-Mittel bei starker hellroter Blutung. Konstitutionsmittel für strahlende, offene, mitfühlende Kinder.
Das "klassische" Phosphorkind ist schlank, hellhaarig und für sein Alter recht groß. Das Mittel kann aber durchaus auch bei Kindern mit anderem Äußeren angezeigt sein. Das Gesicht kann blass sein oder leicht erröten. Vorzugsweise reagiert es mit Infekten, die sich schnell auf die Bronchien schlagen, Erbrechen oder Verdauungsbeschwerden.
Es besteht auch eine Neigung zu hellroten Blutungen (Nasenbluten, blaue Flecken, Blut im Stuhl, blutende Wunden etc.). Für äußere Eindrücke ist das Kind ausgesprochen offen, wie auch für Gerüche, Geräusche, Licht usw., zugleich ist es sehr ängstlich (Alleinsein, Dunkelheit, Gewitter etc.). Durch Gesellschaft, Zuspruch und Mitleid lässt es sich aber schnell wieder trösten. Sein Durst nach kalten Getränken ist ausgeprägt. Das Kind kann soswohl über Hitze- als auch über Kältegefühl klagen. Viele Schmerzen sind brennend.

## Beobachtung und Untersuchung

### Typische Symptome

Das Kind lässt sich oft bereitwillig untersuchen, da es körperliche Nähe und Berührung sehr schätzt. Die größten Schwierigkeiten hat das Kind mit der Abgrenzung der Umwelt gegenüber. Es ist sehr lebhaft und offen, kann dadurch leicht überdreht wirken. Seine Begeisterung für Schönes ist genauso intensiv wie sein Mitleid mit denen, die nicht so glücklich sind wie es selbst. Es besitzt ein ausgeprägtes soziales Empfinden und hilft anderen gerne. Durch seine Spontaneität verbreitet es Lebendigkeit; ständig offenbart seine Fantasie neue Ideen, Spiele und Anregungen. Alles, was in seiner Umwelt geschieht, scheint es unmittelbar mitzuerleben. Wird es ihm zuviel, zieht es sich für eine kleine Weile zurück und schläft kurz, um bald wieder zu erscheinen.

| | |
|---|---|
| Brust | Harter, trockener, heftiger, schmerzhafter Husten, brennendes Gefühl in den Atemwegen |
| Bauch | Brechdurchfall, großer Durst auf kaltes Wasser, das nach kurzer Zeit wieder erbrochen wird, brennende Bauchschmerzen; Übelkeit beim Eintauchen der Hände in warmes Wasser; wässriger Durchfall |

## Auslöser

Kalte Getränke lösen Husten aus.

## Verschlechterung

Liegen auf der linken oder der schmerzhaften Seite, Kälte, Berührung, Gerüche, Wetterwechsel. Husten: Wechsel von warmen Räumen in kalte Luft und umgekehrt, Bewegung.

## Besserung

Essen. Schlaf.

# Phytolacca

**Phytolacca decandra,**
**die Kermesbeere.**

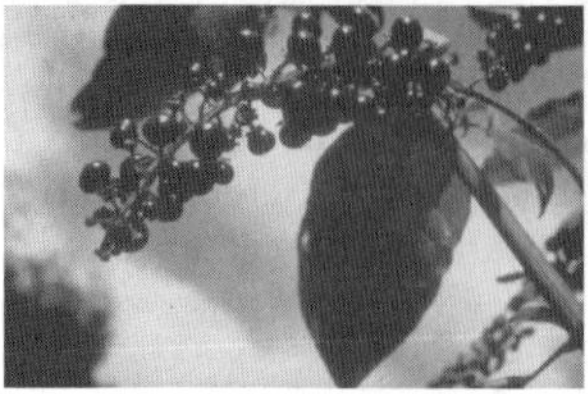

Kermesbeere Foto: DHU

## Allgemeines

Phytolacca ist in späteren Stadien von eitrigen Drüsenentzündungen angezeigt. Große Schmerzhaftigkeit und Erschöpfung kennzeichnen dieses Mittel.

## Beobachtung und Untersuchung

### Typische Symptome

Eitrige Entzündung von Drüsengewebe, hohes Fieber mit Schüttelfrost. Oft ist erst die rechte Seite betroffen.

| | |
|---|---|
| Hals | Schwere Mandelentzündung mit dunkelrot geschwollenen Mandeln und heißem Gefühl im Rachen; große Schmerzen beim Schlucken, kann nichts Heißes schlucken |

| | |
|---|---|
| Brust | Im späteren Stadium von Brustentzündungen bei stillenden Müttern. Die Brust weist harte, schmerzhafte Knoten auf, die beim Stillen weh tun. Der Schmerz breitet sich über den ganzen Körper aus. Die Lymphknoten in der Achselhöhle sind geschwollen; bewährt als unterstützendes Mittel für die Mutter beim Abstillen |

## Auslöser

Feuchtes, kaltes Wetter, Durchnässung.

## Verschlechterung

Rechte Seite, Feuchtigkeit, nachts.

## Besserung

Wärme, trockenes Wetter, Ruhe.

# Pulsatilla

**Pulsatilla pratensis, Kuhschelle oder Küchenschelle (Fam. nat. Ranunculaceae).**

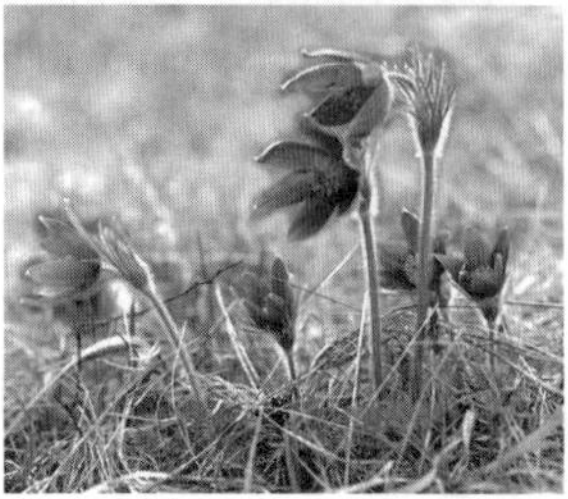
Küchenschelle Foto: Gudjons

## Allgemeines

Häufiges Mittel bei akuten Krankheitszuständen, aber auch konstitutionell: Pulsatilla-Kinder sind im Allgemeinen schüchtern, lieb und empfindsam. Sie weinen leicht. Typisch ist eine milde, nachgiebige Wesensart mit oft wechselnden oder widersprüchlichen Zuständen. Gesellschaft und Trost tun immer gut. Diese Kinder ekeln sich leicht vor Schmutz oder Ausscheidungen. Pulsatilla-Mädchen haben Angst vor Jungen und Männern, Pulsatilla-Jungen (in der Pubertät) Angst vor Mädchen.

## Beobachtung und Untersuchung

### Typische Symptome

Im Fieberzustand aufgedunsener und wässriger Eindruck. Oft sind die Augen gerötet und tränen. Milde gelbe Absonderungen, die Nase und Lidränder nicht wund machen. Die Beschwerden sind hinsichtlich Ort, Qualität und Schwere sehr wechselhaft. Am auffallendsten sind die weinerliche Grundstimmung und das Bedürfnis nach Gesellschaft und Trost. Großes Verlangen nach frischer Luft und Unverträglichkeit von Hitze - selbst im Froststadium des Fiebers. Fast immer besteht Durstlosigkeit oder Abneigung gegen Getränke.

| | |
|---|---|
| Kopf | Widersprüchliche und wechselhafte Symptome; Kopfschmerzen durch Eis, Flüssigkeitsverlust oder zu wenig Trinken; durch Überanstrengung; Schulkopfschmerz |
| Augen | Bindehautentzündung mit mildem gelbem Sekret, auch durch Gerstenkorn (im Anfangsstadium); Verengung des Tränenkanals bei Neugeborenen |
| Nase | Schnupfen mit reichlichem eitrigen, nicht wund machendem Sekret |
| Ohr | Mittelohrentzündung mit reichlich gelbem Schnupfen, Schmerzen nachts schlimmer |
| Brust | Trockener Husten, nur morgens locker; muss sich zum Husten aufrichten, selbst im Schlaf |
| Bauch | Bauchweh, Übelkeit, Erbrechen oder Durchfall durch Unverträglichkeit von Eis und fetten Speisen |

| | |
|---|---|
| Harn- und Geschlechtsorgane | Blasenentzündung durch kalte nasse Füße; kann den Urin nicht halten, Harndrang in Rückenlage; milder Ausfluss bei kleinen Mädchen; so genannte "Hexenmilch" (Milchabsonderung aus der Brust) bei gestillten Kindern; Drüsenentzündung bei Mumps (Hoden, Eierstöcke, Bauchspeicheldrüse, Brust) |
| Fieber | Fieber nach Erkältung durch nasse Haare, Körper heiß bei niedrigem Fieber oder umgekehrt; Fieber mal hoch, mal niedrig |

### Auslöser

Fette Nahrung, Speiseeis; nasse Haare oder Füße.

### Verschlechterung

Wärme, geschlossene Räume, direkte Sonne, nasse Füße; fettes, reichhaltiges Essen, Eiscreme, schwarzer Tee. Pubertät.

### Besserung

Weinen, kühle, frische Luft, sanfte Bewegung, Trost.

# Rheum

**Rhabarber, Rheum palmatum (Fam. nat. Polygonaceae), ursprünglich aus China bis zum Kaspischen Meer.**

## Allgemeines

Bei Kindern wichtig als Zahnungshilfe, wenn saurer Durchfall besteht.

## Beobachtung und Untersuchung

### Typische Symptome

Heftiger saurer Durchfall mit kolikartigen Schmerzen beim Zahnen. Das ganze Kind riecht sauer, ist ungeduldig und schreit viel; es verlangt viele Dinge und weist sie dann zurück. Kopfschweiß, kalter Schweiß im Gesicht.

| | |
|---|---|
| Haut | Hautausschlag |

### Auslöser

Zahnung.

### Verschlechterung

Nach dem Essen; vor, während und nach dem Stuhlgang.

### Besserung

Wärme, Zusammenkrümmen.

# Rhus toxicodendron

**Giftsumach. Toxicodendron quercifolium. Strauch aus der Familie der Anacardiaceen. Beheimatet in Nordamerika (Poison oak).**

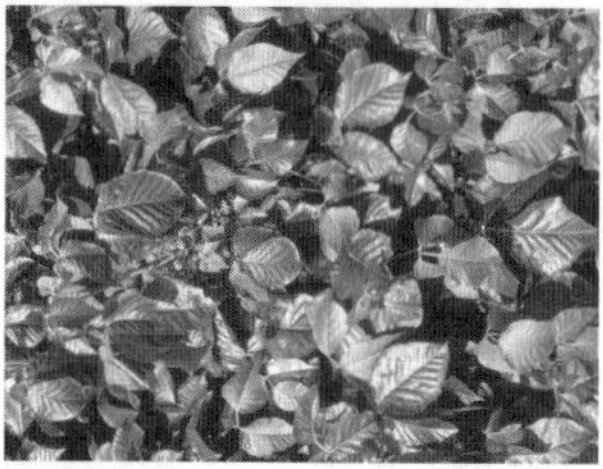

Giftsumach Foto:DHU

## Allgemeines

Mittel bei Verstauchungen, Überanstrengungen oder Durchnässung, wenn Besserung durch Bewegung und Wärme deutlich sind.

## Beobachtung und Untersuchung

### Typische Symptome

Verrenkungen, Verstauchungen, Zerrungen. Verletzungen von Sehnen und Bändern; Rheumatismus. Das Kind wirkt unruhig und ängstlich, kann nicht still sitzen oder liegen; möchte warm eingepackt werden.

| | |
|---|---|
| Haut | Bläschenförmiger Hautausschlag (z.B. Herpes oder Windpocken) |

### Auslöser

Verkühlung und Durchnässung; Zugluft; Überanstrengung.

## Verschlechterung

Ruhe, ruhiges Liegen; zu Beginn der Bewegung; Kälte, Zugluft, Abdecken.

## Besserung

Wärme, besonders ein heißes Bad; Lageveränderung, fortgesetzte Bewegung (aber keine Überanstrengung!).

# Ruta graveolens

**Gartenraute. Rutaceae.**

## Allgemeines

Hilft besonders gut bei Verletzung der empfindlichen Knochenhaut.

## Beobachtung und Untersuchung

### Typische Symptome

Gefühl von Zerschlagenheit; große Unruhe.

| | |
|---|---|
| Bewegungsapparat | Verletzungen, Verstauchungen und deren Folgen auf Knochen, Sehnen, Gelenke, Knochenhaut |

### Auslöser

Kaltes, feuchtes Wetter; Überanstrengung.

### Verschlechterung

Kälte; Liegen, Sitzen; Anstrengung.

### Besserung

Bewegung; Wärme, Reiben der betroffenen Körperregion.

# Sarsaparilla

**Sarsaparillwurz, Smilax (Fam. nat. Liliaceae). Immergrüner rankender Strauch aus Mittelamerika.**

## Allgemeines

Kind weint vor und während dem Wasserlassen; ängstlich vor Schmerzen; niedergeschlagen und schweigsam.

## Beobachtung und Untersuchung

| Typische Symptome | |
|---|---|
| Harn- und Geschlechts-organe | Harnwegsinfekt mit Schmerzen am Ende des Wasserlassens; sandiger Urin in der Windel |

### Auslöser

Kaltes, nasses Wetter; im Frühling.

### Verschlechterung

Nachts; Kälte, Feuchtigkeit.

### Besserung

Wasserlassen im Stehen.

# Sepia

**Sepia ist der Inhalt des Tintenbeutels des im Mittelmeer, in der Nordsee und im Atlantischen Ozean lebenden Tintenfisches Sepia officinalis (Fam. nat. Cephalopodae).**

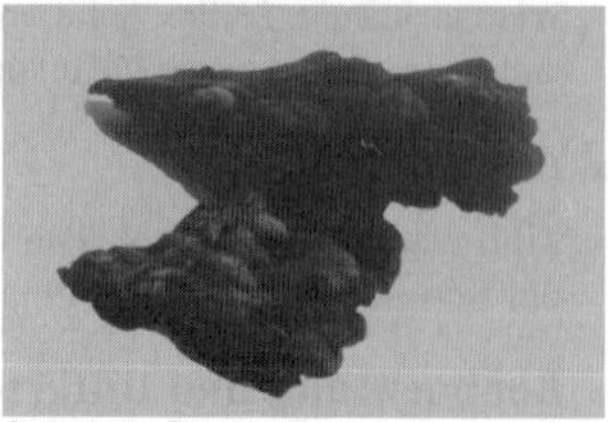

Getrocknete Tinte des Tintenfischs Foto: DHU

## Allgemeines

Sepia wird überwiegend als Konstitutionsmittel oder in hormonellen Umstellungsphasen eingesetzt. Das Sepia-Kind ist wach und lebhaft, bewegt sich gerne und nimmt seine Umwelt genau wahr. Die Augen können sehr ausdrucksstark sein. Das Kind hat eine rasche Auffassungsgabe und einen sehr klaren Verstand, wodurch es gleichaltrigen Kindern geistig überlegen sein kann. Es ist kreativ und entwickelt Spiele, an denen andere Kinder sich dann gerne beteiligen. Es kann aber auch für sich allein sein und spielen, denn es vermisst die Gesellschaft von anderen Kindern weniger. Manches Sepia-Kind zieht sich stark zurück und meidet Gesellschaft, ist empfindlich und leicht beleidigt.

## Beobachtung und Untersuchung

### Typische Symptome

Das Kind neigt zu chronischen Erkältungskrankheiten, oft in Verbindung mit kalten Extremitäten und Frösteln, das durch kräftige Bewegung gebessert wird. Es kann an vielerlei Krankheiten leiden, wie beispielsweise Kopfschmerzen, Schwindel, Lippenbläschen, Heuschnupfen, Bettnässen, Harnwegsinfekten, Hautausschlägen und anderem.

| | |
|---|---|
| Harn- und Geschlechts-organe | Wundsein an der Scheide, scharfer, gelblicher Ausfluss. Unwillkürliches Einnässen im ersten Schlaf. Urinabgang beim Niesen, Husten, lachen, das Kind hält sich die Blase oder kreuzt die Beine, was die Schmerzen erleichtert. |

### Auslöser

Kälte, Erkältung.

### Verschlechterung

Kälte, kalte Luft.

### Besserung

Starke Bewegung oder Anstrengung, Wärme, frische Luft.

# Silicea

**Kieselerde, Kieselsäure, $H_2SiO_3$, Bergkristall. Zur homöopathischen Verwendung nimmt man die reine Kieselsäure des Bergkristalls.**

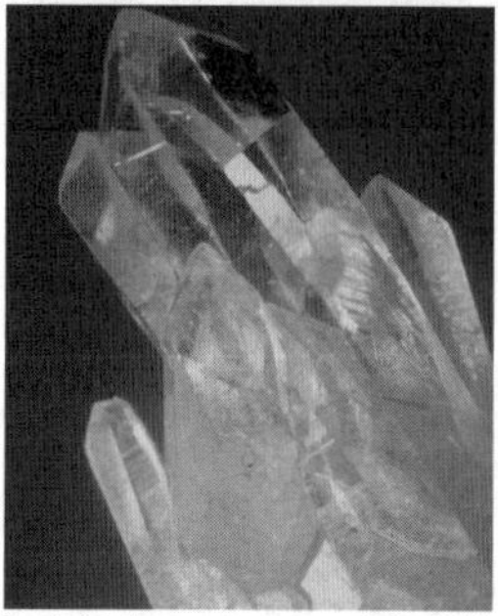

Bergkristall Foto: DHU

## Allgemeines

Kinder, die konstitutionell Silicea brauchen, sind meist zart und feingliedrig gebaut und empfindlich für alle Sinneseindrücke. Sie sind ausgesprochen verfroren, die Haut ist bläulich marmoriert. Vom Wesen her eher schüchtern und nachgiebig, weiß ein Silicea-Kind oft trotzdem genau, was es will und ist darin recht beharrlich. Es ist von Natur aus ordentlich und beschäftigt sich gern mit feinen Sachen oder mit dem Computer. Die Fantasie ist nicht so stark ausgeprägt. Es hat große Angst vor Spritzen und anderen spitzen Gegenständen. Die Entwicklung (Zahnen, Laufen, Sprechen) ist eher langsam.

## Beobachtung und Untersuchung

### Typische Symptome

Früh- oder "Mangelgeburten"; Erbrechen von Muttermilch;

Folgen von Impfungen; Neigung zu Eiterungen und anderen Entzündungen mit stechenden Schmerzen. Bei Verletzungen mit Fremdkörpereinschluss, zum Beispiel Glassplitter, fördert Silicea die Abstoßung aus dem Gewebe. Das Kind braucht viele Decken, auch der Kopf soll warm eingepackt sein. Kalte schweißige Hände und Füße, manchmal auch stinkender Fußschweiß.

| | |
|---|---|
| Augen | Gerstenkorn; Tränen der Augen und eitrige Bindehautentzündung durch Verengung des Tränenkanals bei Säuglingen |
| Hals | Mandelentzündung mit eitrigen Belägen und stechenden Schmerzen; hart geschwollene Halslymphknoten |
| Bauch | Erbrechen von Muttermilch bei Neugeborenen. Hartnäckige Verstopfung; das Kind muss zum Stuhlgang stark pressen, manchmal schlüpft der Stuhl danach wieder zurück |
| Haut | Neigung zu eitrigen Entzündungen wie Akne oder Furunkel. Nagelbettentzündung. Überschießende Narbenbildung (Keloid) |

## Auslöser

Kälte, Feuchtigkeit.

### Verschlechterung

Kälte, Zugluft, Erwartungsspannung und andere Aufregungen, jede Form von Sinneseindrücken.

### Besserung

Wärme, Sonne, warmes Einpacken des Kopfes, Streicheln und Massieren.

# Spongia

**Spongia marina tosta oder Euspongia officinalis, der Badeschwamm (Fam. nat. Porifera). Gerösteter Seeschwamm, der v.a. an den Küsten des Griechischen Archipel gefischt wird und Jod enthält.**

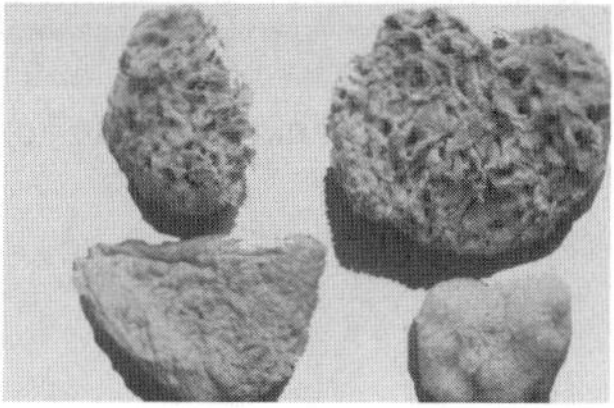

Badeschwamm Foto: DHU

## Allgemeines

Ein wichtiges Erste-Hilfe-Mittel bei Pseudokrupp.

## Beobachtung und Untersuchung

### Typische Symptome

| | |
|---|---|
| Hals/Atmung | Beschwerden des Kehlkopfes und der Atemwege. Hohl klingender oder bellender Husten, Heiserkeit, keuchende Atmung. Gefühl, wie durch einen Schwamm zu atmen. Pseudokrupp |

### Auslöser

Kalter Wind.

### Verschlechterung

Vor Mitternacht; Wind; kalte Luft; Aufregung.

### Besserung

Warme Getränke; feuchte Luft.

# Staphysagria

**Stephanskörner oder Läusepfeffer, die getrockneten Körner vom Stephanskraut. Delphinium staphysagria (Fam. nat. Ranunculaceae).**

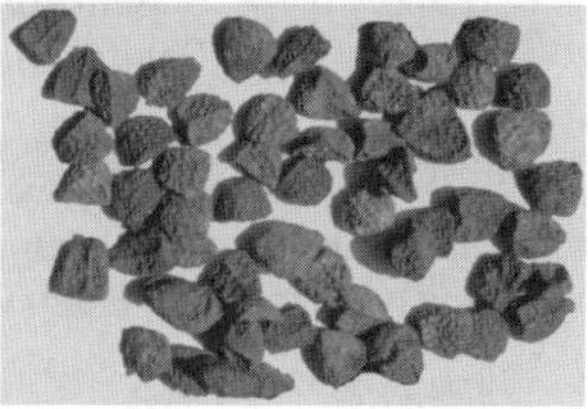

Stephanskörner Foto: DHU

## Allgemeines

Erste-Hilfe-Mittel bei Verletzungen der Genitalien durch Überdehnen des Gewebes. Staphisagria-Kinder sind sehr sensibel und verletzlich. Sie können zu heftigsten Wutausbrüchen neigen oder durch Unterdrückung ihrer Wut krank werden. Diese Kinder können Kritik nicht gut vertragen und sind in ihrer Ehre leicht zu kränken.

## Beobachtung und Untersuchung

### Typische Symptome

Beschwerden durch Demütigung, Bedrohung oder unterdrückten Ärger.

| | |
|---|---|
| Bauch | Schmerzen und Koliken durch festgesetzte Blähungen |

| | |
|---|---|
| Harn- und Geschlechtsorgane | Blasenentzündung mit dauerndem Harndrang; Beschwerden nach Blasenkatheter oder Verletzung der Genitalien |

**Auslöser**

Demütigung, Unterdrückung, Kränkung; Folge von Schnittverletzungen (auch Operationen), Vergewaltigung.

**Verschlechterung**

Berührung des erkrankten Körperteils.

**Besserung**

Wärme, Nachtruhe.

# Sticta pulmonaria

**Lungenflechte; Stictaceae, eine Blattflechte, die bis handgroße Lappen bildet.**

## Allgemeines

Mittel gegen Erkältungskrankheiten, Schnupfen, Bronchialkatarrh.

## Beobachtung und Untersuchung

| Typische Symptome | |
|---|---|
| Brust | Trockener, hackender Husten nachts; raues, schmerzendes Gefühl; kaum Schleimabsonderung |

### Verschlechterung

Abends; beim Einatmen, plötzliche Temperaturänderung.

## Sulfur (Schwefel)

**Schwefel. Vulkanischen Ursprungs.**

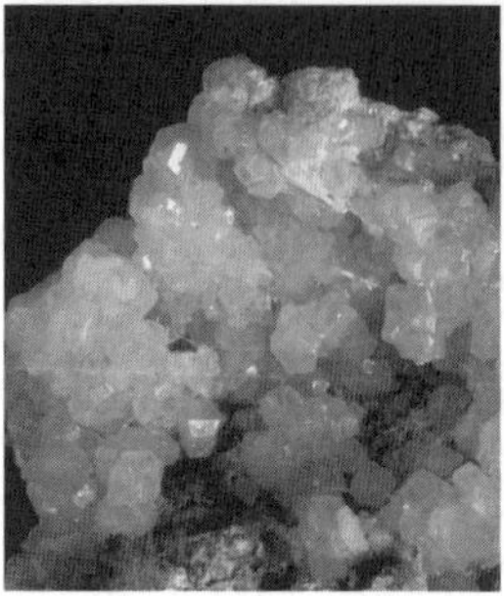

Schwefel Foto: DHU

### Allgemeines

Sulfur ist ein wichtiges Mittel, das oftmals in verschiedenen Krankheitsphasen Verwendung findet, beispielsweise wenn ein gut gewähltes Mittel nicht wirkt oder um Ausscheidungsprozesse zu fördern - meist über die Haut.

Das konstitutionelle Sulfur-Kind hat ein ausgeprägtes Selbstvertrauen und ist auf Anerkennung nicht besonders angewiesen. In seinem Äußeren ist es nachlässig, was die Körperhaltung sowie die Kleidung betrifft. Es läuft schmutzig und bekleckert herum, kann aber auch besonders eitel sein. Das Kind ist aufgeweckt und neugierig, untersucht alles in seiner Umgebung und kann alles gebrauchen. Durch diese Sammelleidenschaft und die Neigung zur Unordnung entsteht in seinem Zimmer ein Chaos, in dem es sich nur selbst zurechtfindet. Es besteht eine ausgesprochene Abneigung gegen Wasser und Gewaschenwerden. Trotzdem ekelt es sich vor unangenehmen Gerüchen, manchmal sogar vor den eigenen Ausscheidungen. Es hat einen großen Bewegungsdrang.

## Beobachtung und Untersuchung

### Typische Symptome

Schlaffe Körperhaltung mit hängenden Schultern; schmutzig wirkende Haut mit schuppenden Ausschlägen oder Vereiterungen; rote Lippen, rote Ohren; unangenehmer Körpergeruch; Neigung zu Hauterkrankungen, zu chronischen Entzündungsprozessen; konstitutionelle Schwächung nach Krankheiten; starkes Verlangen nach süßen Speisen; brennende Schmerzen; Durchfall; Rötung der Körperöffnungen; Hautjucken; Hitzeempfindlichkeit. Fördert den Hautausschlag bei bestimmten Kinderkrankheiten (und beugt damit Komplikationen an den inneren Organen vor).

| | |
|---|---|
| Brust | Husten nachts trocken, am Tage locker; Husten mit Schleimrasseln und Brennen |
| Bauch | Wund machender Durchfall; Stuhldrang in den frühen Morgenstunden; großer Durst |
| Haut | Juckreiz ohne Ausschlag (auch nach Krätze oder Kopfläusen) |

### Auslöser

Unterdrückung von Hautausschlägen oder anderen Ausscheidungen; Impfungen.

### Verschlechterung

Bettwärme; gegen 11 Uhr vormittags; langes Stehen.

### Besserung

Frische Luft, Schweiße, trockene Hitze.

# Symphytum

**Beinwell. Boraginaceae. Eine bis zu 1,5 m hohe Staude.**

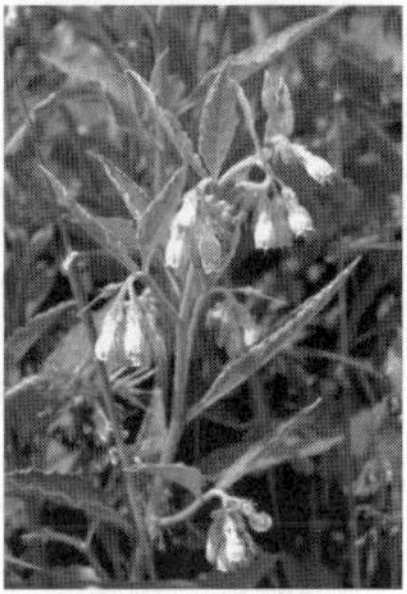

Beinwell Foto: Gudjons

## Allgemeines

Wichtigstes Mittel zur Förderung der Heilung nach einem Knochenbruch und nach Verletzungen des Augapfels. (Krankenhaus!)

## Beobachtung und Untersuchung

### Typische Symptome

Starke Schmerzen und Berührungsempfindlichkeit nach Verletzungen.

| | |
|---|---|
| Auge | Verletzung des Augapfels |
| Bewegungs-apparat | Knochenverletzungen, Verstauchungen, schlechte Heilung nach Knochenbrüchen |

# Tabacum

**Tabak. Blätter der Tabakpflanze.**

## Allgemeines

Starke Übelkeit mit Erbrechen. Reise- und Seekrankheit.

## Beobachtung und Untersuchung

### Typische Symptome

Schwindel, Übelkeit und Erbrechen bei der geringsten Bewegung; große Schwäche, Kollaps.

### Verschlechterung

Bewegung; Öffnen der Augen.

### Besserung

Frische Luft; Abdecken.

# Teucrium

**Katzengamander. Teucrium marum.**

## Allgemeines

Mittel bei heftigstem Schluckauf.

## Beobachtung und Untersuchung

### Typische Symptome

Verlangen sich zu strecken.

| | |
|---|---|
| Nase | Polypen |
| Bauch | Ständig Schluckauf; Afterjucken nach Wurmbefall |

# Thuja

**Thuja occidentalis, der Lebensbaum. (Fam. nat. Cupressaceae).**

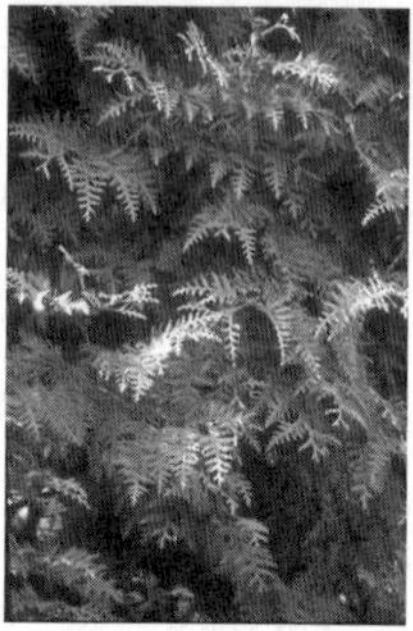
Lebensbaum Foto: Gudjons

## Allgemeines

Thuja-Kinder neigen zu Warzensbildung und eitrigen Entzündungen der Harn- und Geschlechtsorgane. Die Kinder sind sehr empfindlich, besonders auf Musik. Sie neigen zu fixen Ideen und können große Wutanfälle bekommen, wenn etwas nicht genau nach ihrem Willen geht. Folge von Impfungen.

## Beobachtung und Untersuchung

### Typische Symptome

Alle Formen von Warzen. Harnwegsinfekte, Ausfluss bei Mädchen.

### Auslöser

Impfungen; kaltes Baden.

### Verschlechterung

Nachts; kaltes feuchtes Wetter.

# Urtica urens

**Brennnessel. (Urticaceae).**

## Allgemeines

Die Brennnessel findet seit alten Zeiten bei Krankheiten mit brennenden stechenden Schmerzen Verwendung, wie z.B. bei Harnwegsinfekten oder Rheuma.

## Beobachtung und Untersuchung

### Typische Symptome

| | |
|---|---|
| Haut | Ausschläge mit Schwellung und Rötung (Nesselsucht), Juckreiz und Brennen z.B. bei Allergie gegen Schalentiere, Verbrennungen ersten Grades (ohne Blasenbildung) |

### Auslöser

Verzehr von Schalentieren.

### Verschlechterung

Berührung, kalte feuchte Luft, kaltes Baden.

# Veratrum album

**Helleborus albus, die weiße Nieswurz oder Germer. Pflanze aus der Familie der Liliaceen.**

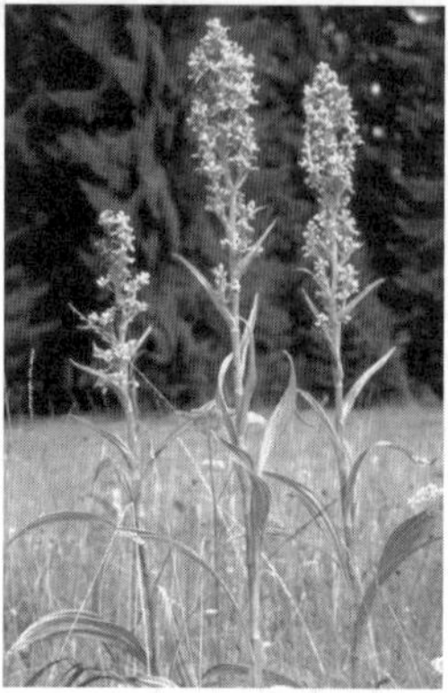

Weiße Nieswurz Foto: Gudjons

## Allgemeines

Mittel bei Kollaps mit extremer Kälte und Schwäche. Es besteht Neigung zu kaltem Schweiß, Erbrechen und Durchfall, wodurch die Schwäche noch verstärkt wird.

## Beobachtung und Untersuchung

Das Kind ist kaltschweißig und schwach.

| Typische Symptome | |
|---|---|
| Bauch | Sommerdurchfälle nach viel kaltem Wasser oder zu viel frischem Obst. Trotzdem Verlangen nach kalten Getränken, die sofort wieder erbrochen werden |

## Verschlechterung

Kalte Getränke.

## Besserung

Wärme.

# Zincum metallicum

**Metallisches Zink.**

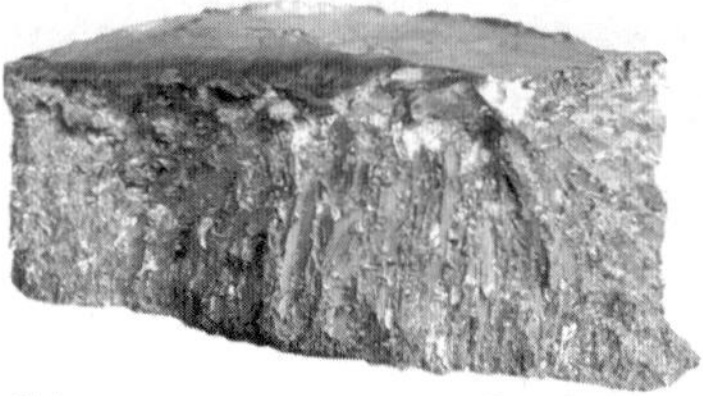

Zink Foto: Gudjons

## Allgemeines

Muskelzucken, Zittern, extreme Unruhe (oft in den Beinen) oder Hyperaktivität sind die häufigsten Symptome.
Sie können nach unterdrückten Hautausschlägen auftreten oder wenn Hautausschläge sich bei Kinderkrankheiten nicht vollständig entwickelten oder unterdrückt wurden. Weitere Ursachen sind Impfungen, Hirnhaut-, Gehirnentzündung oder Gehirnverletzungen.

## Beobachtung und Untersuchung

### Typische Symptome

Der Zincum-Zustand ist gekennzeichnet durch Erschöpfung mit großer Unruhe. Unwillkürliche Bewegungen bis hin zu Krämpfen.

### Auslöser

Unterdrückte Hautausschläge, Impfungen, Erkrankungen oder Verletzungen des Gehirns.

## Verschlechterung

Erschöpfung, Lärm, Berührung.

## Besserung

Bewegung; Absonderungen oder Auftreten von Hautausschlägen.

# Erste-Hilfe-Maßnahmen

Die wichtigsten Erste-Hilfe-Maßnahmen bei lebensbedrohlichen Zuständen lernen Sie am besten im Rahmen eines Kurses mit praktischen Anleitungen. Vom Deutschen Roten Kreuz und anderen Rettungseinrichtungen werden spezielle Kurse für erste Hilfe bei Kindern angeboten.

**Bei schweren Unfällen (z.B. starker Blutung oder Bewusstlosigkeit) müssen Sie sofort ärztliche Hilfe rufen.** Bis zum Eintreffen des Notarztes sollten Sie erste Hilfe leisten. Zusätzlich können Sie in vielen Fällen (ohne Gefahr!), wenn Ihnen eine Hilfsperson bereitsteht, "homöopathische erste Hilfe" leisten:

- Bewusstlosigkeit durch Kopfverletzung:
  Einmalige Gabe Arnica C30 in die Mundhöhle
- Sturz aus großer Höhe:
  Einmalige Gabe Millefolium C30
- Verdacht auf Nerven-/Wirbelsäulenverletzung:
  Einmalige Gabe Hypericum C30
- Verbrennungen oder Verbrühungen:
  Einmalige Gabe Cantharis C30

| | Die Notrufnummern | | |
|---|---|---|---|
| | **Deutschland** | **Österreich** | **Schweiz** |
| **Polizei** | **110** | 133 | 117 |
| **Feuerwehr** | **112** | 122 | 118 |
| **Notfallrettung** | **112** | 144 | 117 |

**(Vergiftungszentralen siehe S. 250)**

# 3. Erkrankungen und Verletzungen

> **!** **Die "Wasserglasmethode":**
> Bei allen **hoch akuten Zuständen** (z.B. Unfälle, große Schmerzen, hohes Fieber etc.) hat sich folgende Methode bewährt: Verabreichen Sie erst 1 Kügelchen der C30-Potenz und lösen Sie dann ein weiteres Kügelchen in Wasser auf. Davon geben Sie dem Kind alle 1 bis 3 Minuten einen Schluck bis zur Besserung, maximal 15 Minuten. Diese "Wasserglasmethode" eignet sich für alle im Folgenden genannten Indikationen.

## 3.1. Unfälle und Verletzungen

### ▪ Augenverletzungen

Verletzungen der Augen müssen immer vom Augenarzt oder in der Augenambulanz versorgt werden, da Erblindungsgefahr besteht. Wenn Chemikalien in das Auge gelangt sind, ist es wichtig, sofort mit viel Wasser zu spülen. Bei Verletzungen mit spitzen Gegenständen oder durch einen stumpfen Schlag können Sie parallel zur ärztlichen Behandlung eine Dosis **Symphytum C30** geben.

### ▪ Finger- und Zehenverletzungen

Finger- und Zehenkuppen sind wegen des nervenreichen Gewebes sehr schmerzempfindlich. Daher kommt in erster Linie **Hypericum C30** in Frage, sowohl bei Quetschungen als auch bei Nagel- oder Fremdkörperverletzungen.

Bei tiefen Verletzungen oder Eiterungen sollten Sie ärztliche Hilfe in Anspruch nehmen.

## Genitalienverletzungen

Bei Mädchen sind natürliche Verletzungen selten, außer bei Sturz auf das Schambein (siehe Knochenverletzungen Seite 232). Bei Verletzungen der Scheide durch Missbrauch kann **Staphisagria C30** (einmalig eine Gabe) helfen, den Schock besser zu verarbeiten. Holen Sie sich unbedingt Rat von professioneller Seite (Pro Familia, Frauengesundheitszentrum, Gynäkologin, Psychotherapeutin), wie Sie dem Mädchen zusätzlich helfen können.

Bei Jungen ist nach einer Prellung der Hoden **Conium C30** angezeigt.

Ein plötzlicher starker Schmerz im Hoden, der mit oder ohne äußere Einwirkung eintritt, kann Zeichen für eine **Hodentorsion** sein. Dabei dreht sich der Hoden um den Samenstrang und die Blutzufuhr wird abgeschnürt. Das ist anfangs sehr schmerzhaft, der Schmerz lässt allerdings von selbst nach einiger Zeit nach, **ohne** dass die Gefahr vorüber ist.

Hier muss **innerhalb weniger Stunden operiert** werden, damit der Hoden nicht abstirbt.

## Haut- und Weichteilverletzungen

Bei tiefen oder stark blutenden Verletzungen suchen Sie am besten die Krankenhausambulanz auf (siehe auch Schnitt-, Stich-, Biss- und Fremdkörperverletzungen Seite 235). Das Hauptmittel bei Verletzungen von Muskulatur, Haut und

Weichteilen ist **Arnica C30**. Typische Beschwerden sind: Wundschmerz, Gefühl von Zerschlagenheit, starke Berührungs- und Druckempfindlichkeit, Schwellung, Hämatom ("blauer Fleck").

Eine Desinfektion ist bei oberflächlichen Wunden nicht erforderlich. Bei starker Verschmutzung solten Sie die Wunde mit fließendem Wasser (Zimmertemperatur) spülen. Vermeiden Sie quecksilberhaltige (Mercurochrom®) oder stark jodhaltige Desinfektionsmittel.

**Naturheilkundlicher Tipp**

Bei Schürfwunden oder oberflächlichen Hautverletzungen haben sich Umschläge mit verdünnter **Calendula-Tinktur** bewährt: 10 Tropfen auf ein halbes Glas Wasser, Anwendung am besten zweimal täglich. Die Schmerzen werden gelindert, die Wunde heilt besser ab. Auch wenn der Verband mit der Wunde verklebt ist, kann er mit dieser Flüssigkeit schmerzfrei abgelöst werden.

Bei kleinen Kindern, die sich nicht ruhig verhalten, empfiehlt es sich, die Gaze nur in der Mitte anzufeuchten, um die trockenen Ränder mit Pflaster an der Haut befestigen zu können. Auf diesen Verband können Sie von außen immer wieder Calendula-Lösung aufbringen.

Bei verkrusteten Wunden können Sie öfter täglich am Krustenrand Calendula-Creme auftragen, damit sich die Kruste ohne Vereiterung löst.

## Knochenverletzungen

Knochenbrüche sind bei Kindern manchmal schwer zu erkennen. Achten Sie darauf, ob das Kind eine Schonhaltung einnimmt. Auch wenn ein Knochenbruch durch Röntgen ausgeschlossen ist, kann das Kind nach einem Unfall durch Schmerzen am Knochen oder der Knochenhaut beeinträchtigt sein. In beiden Fällen ist eine Gabe **Ruta graveolens C30** angezeigt. Sollten auch nach Wiederholung der Gabe noch Schmerzen zurückbleiben oder ein Knochenbruch nicht gut heilen, geben Sie täglich zweimal **Symphytum D6** bis zur Besserung, jedoch maximal 2 bis 3 Wochen. Sollte auch danach noch keine Besserung eingetreten sein, handelt es sich um eine konstitutionelle Schwäche, die von einem Homöopathen behandelt werden muss.

## Kopfverletzungen

Die meisten Stürze auf den Kopf verlaufen glücklicherweise glimpflich, dennoch sollte man das Kind auch dann mindestens 1 Tag aufmerksam beobachten, wenn keine unmittelbaren Störungen aufgetreten sind. Wenn das Kind auch nur für kürzeste Zeit bewusstlos war oder aus Ohren oder Nase Blut oder wässriges Sekret läuft, muss auf jeden Fall eine sofortige Untersuchung im Krankenhaus erfolgen. Bei einem **Schädelbruch** kann es zu gefährlichen Blutungen innerhalb des Schädels kommen.

**Platzwunden** müssen so bald wie möglich im Krankenhaus oder beim praktischen Arzt geklebt oder genäht werden.

Sie können in jedem Fall 1 Kügelchen **Arnica C30** geben, um inneren Blutergüssen oder Schwellungen vorzubeugen. Bei fortdauernden Kopfschmerzen, Schwindel oder Übelkeit nach einer Gehirnerschütterung geben Sie erneut **Arnica C30**.

> **!** Chronische Kopfschmerzen, Schwindel, Wesensveränderungen oder Krampfanfälle als Spätfolgen von Kopfverletzungen sollten nur von erfahrenen Homöopathen behandelt werden.

## Lippen- und Zungenverletzungen

Da Zunge und Lippen sehr nervenreich sind, sind diese Verletzungen außerordentlich schmerzhaft. Bei größeren Wunden muss das Kind natürlich in der Krankenhausambulanz versorgt werden. In jedem Fall können Sie 1 Kügelchen **Hypericum C30** in Wasser auflösen und damit vorsichtig die Mundschleimhaut benetzen. Wenn dadurch keine Besserung erzielt wird, geben Sie **Arnica C30** auf dieselbe Weise.

Zur besseren Wundheilung helfen Spülungen mit stark verdünnter **Calendula**-Urtinktur (10 Tropfen auf ein halbes Glas Wasser).

## Nasenbluten

Nasenbluten, ob nach Verletzungen oder mit anderer Ursache, hört im Allgemeinen nach kurzer Zeit von allein auf. Legen Sie dem sitzenden Kind eine kalte Kompresse in den

Nacken, die Sie häufig wechseln. Bei **heftigem Nasenbluten** nach einem Schlag auf die Nase geben Sie **Arnica C30**.

Wenn es sich um eine **hellrote Blutung** handelt (bei **spontanem** Nasenbluten oder nach einer **Mandel- oder Polypenoperation**) können Sie **Phosphorus C30** geben. In jedem Fall sollten Sie sofort einen Arzt aufsuchen. Bei starkem Nasenbluten den Kopf nicht nach hinten beugen, da sonst Gefahr besteht, dass das Blut in die Luftröhre gelangt (Erstickungsgefahr!). Wenn das Nasenbluten häufiger auftritt oder zu einer Schwächung des Kindes geführt hat, sollte es konstitutionell behandelt werden.

## Schock

Jede Art von Schock muss zunächst als lebensbedrohlicher Zustand betrachtet werden und bedarf so schnell wie möglich ärztlicher Hilfe. Um wirksame Erste Hilfe leisten zu können, ist es wichtig zu verstehen, was mit dem Organismus im Schockzustand passiert. Der Verletzte sieht sehr blass aus, ist aber meist bei vollem Bewusstsein. Nase, Arme und Beine sind kalt und blass, der Puls geht schnell und flach. Es gibt verschiedene Arten von Schockzuständen:

### 1 - Allergischer Schock

*Siehe auch unter "Wespenstich" Seite 236.*

Durch übermäßige allergische Reaktion (etwa nach einen Insektenstich) erweitern sich Blutgefäße und das Blut "versackt" in der Peripherie. Das Gehirn hat für kurze Zeit zu wenig Sauerstoff, was zu Bewusstlosigkeit führen kann.

## 2 - Blutungsschock

Bei starkem Blutverlust - wie bei komplizierten Beckenbrüchen oder inneren Verletzungen - sorgt der Organismus dafür, dass zunächst die lebenswichtigen Organe (Gehirn, Herz, Lunge, Nieren) mit Blut und Sauerstoff versorgt werden. Die Durchblutung der weniger wichtigen Regionen (Arme, Beine, Haut) wird reduziert.

! **Bei allergischem Schock und Blutungsschock** bringen Sie den Patienten in **Schocklage** (Kopf tief, Beine hoch). Damit unterstützen Sie die Sauerstoffversorgung von Herz und Gehirn. Handelt es sich um einen **Insektenstich**, sofort 1 Kügelchen **Carbolicum acidum C30** oder (wenn nicht vorhanden) 1 Kügelchen **Apis C30** geben und umgehend ärztliche Hilfe aufsuchen. Bei Bewusstlosigkeit sollte der Patient in die stabile Seitenlage gebracht werden, da sonst Erstickungsgefahr besteht.

## 3 -"Schock" im Sinne von Schreck

Nach einem größeren Unfall ist es oft nicht leicht zu unterscheiden, ob ein Beteiligter so blass aussieht, weil er verletzt ist, oder ob ihm nur der "Schreck in die Glieder" gefahren ist. Nach größeren Verletzungen verspürt ein Unfallbeteiligter anfangs oft keine Schmerzen, läuft unruhig umher und sagt, es sei alles in Ordnung.

Versuchen Sie, beruhigend auf den Betroffenen einzuwirken und bleiben Sie an seiner Seite. Bestehen Sie darauf, dass er zur Untersuchung ins Krankenhaus gebracht wird. Erst dann kann man sicher sagen, ob es sich wirklich nur um einen "Schreckschock" handelt.

> **!** Geben Sie bei Verdacht auf Schock 1 Kügelchen **Arnica C30** (das wichtigste Verletzungsmittel) und suchen Sie ärztliche Hilfe.

Ein Schockerlebnis ist manchmal nur schwer zu verarbeiten. Die **seelischen Folgeerscheinungen** lassen sich homöopathisch gut behandeln mit:

- **Aconitum C30**, wenn das Kind unter großer Angst und Unruhe leidet, schlecht schläft oder schlimme Alpträume hat.

- **Opium C30**, wenn das Kind ausgesprochen schreckhaft ist, sonst aber eher abgestumpft und wesensverändert wirkt.

## Schnitt-, Stich- und Bissverletzungen

Größere **Schnittwunden** müssen, wenn die Wundränder sauber sind, genäht werden. Decken Sie die Wunde bis zur endgültigen Versorgung mit einem sterilen oder sauberen Tuch ab. Desinfektionsmaßnahmen sind nicht sinnvoll!

Bei **Folgen von Schnittverletzungen**, auch nach Operationen mit größerem Schnitt, geben Sie **Staphisagria C30**.

Bei **Glassplitterverletzungen** bleiben manchmal trotz chirurgischer Versorgung kleine Splitter im Fleisch zurück. In diesen Fällen - und auch bei tief sitzenden Holzsplittern - können Sie dem Kind durch Gabe von täglich 1 Kügelchen

**Silicea D12** eine weitere Operation ersparen. Der Splitter eitert dadurch meist von allein heraus.

**Stichverletzungen** können durch spitze Gegenstände oder durch Insekten hervorgerufen werden. Versuchen Sie als Erstes den Stachel (bei Bienen nicht auf die Giftdrüse drücken, vgl. die Skizze!) oder die Spitze mit einer Pinzette aus der Wunde zu entfernen und lassen sie die Wunde ein wenig bluten.

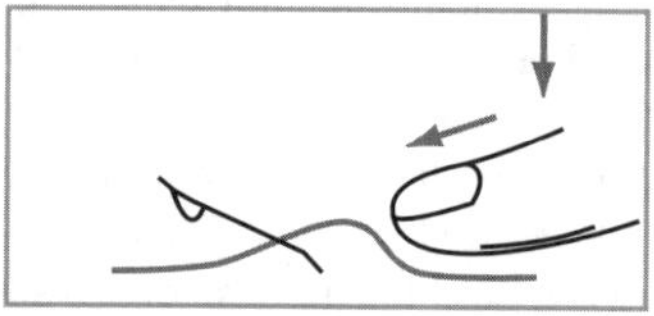

Bei feinen Kaktusstacheln Klebstoff (Uhu o.ä.) auftragen, trocknen lassen und zusammen mit den Stacheln abziehen. Sollte es Komplikationen bei der Heilung oder Spätfolgen geben, verabreichen Sie eine Dosis **Ledum C30**.

i **Tipp bei Wespenstichen:** Das Gift der Wespe ist hitzeempfindlich - wenn Sie die betroffene Hautstelle vorsichtig kurz erhitzen (z.B. mit einem Fön oder mit der Glut einer Zigarette), bleibt Schwellung meist aus.

Halten Sie am besten den eigenen Finger daneben, um die Temperatur zu kontrollieren bzw. eine Verbrennung zu vermeiden!

Bei **Insektenstich** mit starkem Anschwellen des Stiches ist **Apis C30**, bei **allergischem Schock** (siehe Seite 346) **Carbolicum acidum C30** angezeigt.

> ! Suchen Sie schnellstmöglich einen Arzt auf, wenn das Kind in Mund oder Rachen gestochen wurde oder wenn sich Zeichen eines allergischen Schocks (Kreislaufkollaps, Zuschwellen des Halses) zeigen.

**Zeckenbissverletzungen** sind im Allgemeinen harmlos. In seltenen Fällen können Zecken allerdings auch Krankheiten übertragen. Deshalb sollte man die Zecken so schnell wie möglich entfernen. Der Zeckenbiss ist nicht spürbar. Die Zecke saugt sich nicht unbedingt an der Stelle fest, an der sie auf die Haut trifft, sondern sucht sich gern eine versteckte Stelle mit dünner Haut (Hals, Achsel, Leisten- oder Genitalgegend). Es lohnt sich daher, am Abend das Kind gründlich abzusuchen.

Fassen Sie das Tier in Kopfnähe mit einer Zeckenzange oder Pinzette und drehen es entgegen dem Uhrzeigersinn heraus. Der hintere Leib des Tieres darf dabei nicht gedrückt werden. An der Bissstelle verbliebene Mundwerkzeuge kann man mit einer Nadel entfernen.

Eine Gefahr besteht in der Übertragung der so genannten **Lyme-Krankheit (Borreliose)**. Sie wird durch bestimmte Bakterien hervorgerufen und beginnt meist mit einem ringförmigen Hautausschlag um den Stich, der sich langsam vergrößert. Später (im Verlauf von Wochen, Monaten und

Jahren) kann es zu schweren Allgemeinerscheinungen wie Fieber und Gelenkschmerzen kommen. Die Krankheit verläuft oft chronisch. Für diese Krankheit gibt es keine Impfung. Falls eine Borreliose wahrscheinlich ist, sollte vorsichtshalber mit Antibiotika behandelt werden, da die homöopathische Behandlung nicht ausreichend wirksam ist.

Die andere von Zecken übertragbare Krankheit ist die so genannte **Frühsommer-Meningoenzephalitis (FSME)**, eine Form der Hirnhautentzündung. Sie wird durch Viren ausgelöst und kommt nur selten und in ganz bestimmten Gebieten vor. In Frühling und Sommer wird viel für die entsprechende Impfung geworben. Wir raten von einer Impfung ab, da das Risiko für schwer wiegende Impfkomplikationen (Hirnhautentzündung, Lähmungen) in der gleichen Größenordung liegt, wie das Risiko an FSME zu erkranken (siehe Seite 48).

Auch für **Spätfolgen von Zeckenbissen** wie Hautverdickungen oder wandernden Hautausschlag ist **Ledum** das wichtigste Mittel.

**Bissverletzungen durch Hunde, Katzen oder andere Kinder** dürfen grundsätzlich nicht genäht oder geklammert werden, damit eventuell eingedrungener Schmutz oder Krankheitserreger herauseitern können. Suchen Sie unbedingt ärztliche Hilfe auf! Als erstes Mittel können Sie jedoch **Ledum C30** geben. **Lachesis C30** ist angezeigt, wenn die Wunde und deren Umgebung sich blauschwärzlich verfärbt oder die Wunde nicht heilen will.

Bei Hautkontakt mit **Feuerquallen** geben Sie **Cantharis C30**.

## Verbrennungen und Verbrühungen

Die Gefährlichkeit von Verbrennungen und Verbrühungen bei kleinen Kindern darf nicht unterschätzt werden. Im ersten Moment, wenn das Kind schreit, ist außer einer Hautrötung meist noch nichts zu sehen. Das ganze Ausmaß und die Tiefe der Verbrennung zeigen sich im Allgemeinen erst später.

Eine Verbrennung, die nur **zehn Prozent** der Körperoberfläche (etwa die Fläche eines Armes) umfasst, gilt bereits als lebensgefährlich und muss intensivmedizinisch behandelt werden!

> **!**
>
> **Rufen Sie einen Krankenwagen:**
>
> - wenn die betroffene Hautstelle größer ist als die Hand des Kindes
> - bei Zeichen eines Schocks (siehe S. 233)
> - wenn die Haut verkohlt aussieht oder ganz weiß (verbrüht)
> - wenn es sich um eine Stromverletzung handelt.
>
> **Wichtig:** Versuchen Sie auf keinen Fall anhaftende Kleidung zu entfernen!

Als erste Maßnahme wird oft die betroffene Stelle mit kaltem Wasser ausgiebig gekühlt. Das lindert kurzfristig die Schmerzen, hat aber eine Gegenregulation mit starker Überwärmung zur Folge, wodurch die Schmerzen sich dann verstärken. Wir empfehlen daher leicht warmes Wasser.

Sie können sofort **Cantharis C30** geben, um die Schmerzen zu lindern und starke Blasenbildung zu verhindern.

**Naturheilkundlicher Tipp**

Für schnellere Heilung nach kleineren Verbrennungen hat sich bei uns eine Paste aus **Baumwollasche** und **Olivenöl** bewährt. Verbrennen Sie eine Packung reiner Baumwollwatte (niemals Viskose oder andere Watte benutzen!) zu Asche und rühren Sie in diese so viel Olivenöl (alle Zutaten aus dem Naturkostladen) ein, bis eine schwarze Paste entsteht. Diese Paste wird direkt auf die Verbrennungsstelle aufgetragen, nachdem die ersten Schmerzen vorüber sind und das Ausmaß der Verbrennung deutlich sichtbar geworden ist. Die Paste soll nicht erneuert werden, sondern bleibt auf der Wunde, bis sie von selbst abfällt. Sie können die Wunde mit etwas Gaze locker bedecken und am Rand auf der gesunden Haut mit hautfreundlichem Pflaster befestigen, um sie vor Berührung und Verunreinigung zu schützen. Unter der Paste bildet sich neue Haut, es kommt nicht zu Narbenbildung.

Bei brennenden Schmerzen, verbunden mit großer Unruhe, Frösteln und Angst, ist **Arsenicum album C30** (einmalige Gabe) angezeigt, bei starken brennenden oder juckenden Schmerzen mit allgemeiner Schwäche geben Sie **Carbolicum acidum C30**.

Bei schlecht heilenden Verbrennungswunden und Spätfolgen nach Verbrennungen hat sich **Causticum C30** bewährt.

**Sonnenbrand** geht meist nur mit Rötung der Haut, nicht mit Blasenbildung einher. Hier hilft am besten **Belladonna C30**.

## Verletzungen durch Fremdkörper

Da Kleinkinder gern alles, was ihnen in die Hände kommt, in den Mund stecken, kommt es häufig vor, dass unverdauliche Dinge **verschluckt** werden. Alles, was bis in den Magen und den Darm gelangt - selbst spitze Gegenstände - ist im Allgemeinen ungefährlich und wird auf natürlichem Wege wieder ausgeschieden. Zur Unterstützung und schnelleren Passage sollten Sie dem Kind jedoch viel faserreiche Nahrung (zum Beispiel Sauerkraut, Müsli, Salat) geben. Ziehen Sie im Zweifel Ihren Kinderarzt zu Rate.

> **!** Chronischer Husten bei kleinen Kindern kann auch ein Zeichen für einen verschluckten Fremdkörper in den Bronchien sein.

Gefährlicher ist es, wenn das Kind sich an einem Fremdkörper, zum Beispiel einer **Fischgräte,** einer **Perle** oder einer **Erdnuss verschluckt**. Am Husten oder Erstickungsgefühl können Sie erkennen, dass der Fremdkörper in den Kehlkopf oder die Luftröhre geraten ist.

Heben Sie das Kind sofort an den Beinen hoch und klopfen Sie kräftig auf seinen Rücken. Meist kann der verschluckte Fremdkörper dann wieder abgehustet werden.

Sollten Sie unsicher sein, ob sich noch etwas im Rachen oder in der Luftröhre befindet, lassen Sie sich ärztlich beraten. Manchmal ist eine Röntgenaufnahme unerlässlich.

Auch kleine Gegenstände, die Kinder sich in Nase oder Ohren stecken, können oft nur mit ärztlicher Hilfe wieder entfernt werden. Insekten, die sich ins Ohr verirrt haben, kann man mit einer Taschenlampe herauslocken.

## Verrenkungen, Verstauchungen der Gelenke

Bei akuten Verstauchungen, z.B. durch Umknicken beim Sport, geben Sie **Arnica C30**, vor allem wenn jede Bewegung schmerzt und bei starker Berührungsempfindlichkeit.

**Bryonia C30** ist angezeigt, wenn das betroffene Gelenk festgehalten werden muss, um jegliche Erschütterung und Bewegung zu vermeiden.

Bei Verlangen nach warmen Anwendungen und Besserung durch leichte Bewegung hilft **Rhus toxicodendron C30**.

Wenn der Schmerz mehr in den Knochen sitzt oder in späteren Stadien, ist **Ruta graveolens C30** angezeigt.

Es gibt Kinder, die ohne Grund immer wieder umknicken. Hier liegt eine konstitutionelle Gelenkschwäche vor, die einer Behandlung durch den Homöopathen bedarf.

## Wirbelsäulenverletzungen

Verletzungen im Bereich der Hals-, Brust- und oberen Lendenwirbelsäule sind immer mit der Gefahr einer **Querschnittslähmung** verbunden und gehören nur in die Hände von erfahrenen Ärzten. Das homöopathische Erste-Hilfe-Mittel bei Verletzungen der Nerven ist **Hypericum**; es kann in diesen Fällen vorbeugend als Einmaldosis **C30** gegeben werden.

> ! Vermeiden Sie jegliche Bewegung oder Lagerung, wenn ein Kind nach einem Unfall über starke **Rückenschmerzen** oder **Gefühlsstörungen** in Armen oder Beinen klagt.

**Hypericum** hilft auch bei Beschwerden durch ein **Halswirbelsäulen-Schleudertrauma** (etwa nach einem Auffahrunfall) und nach **Verletzungen des Steißbeines.**

## Die wichtigsten homöopathischen Verletzungsmittel

> ! Bei starken Schmerzen oder akuter Symptomatik wenden Sie am besten die **Wasserglasmethode (Seite 228)** an! Suchen Sie zudem ein Krankenhaus auf!

### ▸ Apis

| | |
|---|---|
| Art der Verletzung | Insektenstich, allergische Reaktion |
| Charakteristika | Brennende Schmerzen, starke Rötung, wässrige Schwellung, Hitzegefühl, Verlangen nach Kühlung, Unruhe |
| Potenz/Dosierung | Einmalige Gabe C30 |

| ▸ Arnica | |
|---|---|
| Art der Verletzung | Alle stumpfen Verletzungen, Prellung, Stoß, Quetschung, Sturz, Gehirnerschütterung, innere Blutung, Operationsfolgen, nach Zahnextraktion, Schreck nach Unfall |
| Charakteristika | Schmerzen, Schwellung, Bluterguss, Gefühl von Zerschlagenheit, große Berührungsempfindlichkeit, Berührungsangst, Benommenheit |
| Potenz/Dosierung | Einmalige Gabe C30 |

| ▸ Bryonia | |
|---|---|
| Art der Verletzung | Verstauchung |
| Charakteristika | Stechende Schmerzen bei der geringsten Bewegung oder Erschütterung, der betroffene Teil wird fest gehalten |
| Potenz/Dosierung | Einmalige Gabe C30 |

## ▸ Calendula

| | |
|---|---|
| Art der Verletzung | Hautverletzungen, Schürfwunden, Verletzung der Schleimhaut |
| Charakteristika | -- |
| Potenz/Dosierung | Einmalige Gabe C30 oder verdünnte Calendula Urtinktur (10 Tropfen auf ein halbes Glas Wasser) lokal für Umschläge oder Spülungen |

## ▸ Cantharis

| | |
|---|---|
| Art der Verletzung | Verbrennung |
| Charakteristika | Brennende Schmerzen, Schwellung, Rötung, Blasenbildung |
| Potenz/Dosierung | Einmalige Gabe C30 |

## ▸ Causticum

| | |
|---|---|
| Art der Verletzung | Verbrühung, tiefe Verbrennung (auch durch Strahlentherapie) |
| Charakteristika | Folgen von Verbrennung; schlechte Wundheilung; brennende Schmerzen, wie roh oder wund |
| Potenz/Dosierung | Einmalige Gabe C30 |

| ▸ Hypericum | |
|---|---|
| Art der Verletzung | Verletzung von Nerven und nervenreichem Gewebe (Finger- und Zehenspitzen, Zunge und Lippen, Wirbelsäule, Steißbein, Gehirn, nach Zahnextraktion) |
| Charakteristika | Große Schmerzen, einschießende Nervenschmerzen, Missempfindungen |
| Potenz/Dosierung | Einmalige Gabe C30 |

| ▸ Lachesis | |
|---|---|
| Art der Verletzung | Bisswunden, schlecht heilende Wunden |
| Charakteristika | Bläuliche Verfärbung, Blutungs- oder Thromboseneigung |
| Potenz/Dosierung | Einmalige Gabe C30 |

| ▸ Ledum | |
|---|---|
| Art der Verletzung | Biss- oder Stichverletzungen (mechanisch oder durch Tiere) |

| | |
|---|---|
| Charakteristika | Wunde blutet kaum, Wundinfektion, Spätfolgen wie Vereiterungen oder Hautausschläge |
| Potenz/Dosierung | Einmalige Gabe C30 |

## ▶ Millefolium

| | |
|---|---|
| Art der Verletzung | Sturz aus großer Höhe |
| Charakteristika | Benommenheit, große Schmerzen, große Blutergüsse, profuse Blutungen aus allen Öffnungen |
| Potenz/Dosierung | Einmalige Gabe C30 |

## ▶ Phosphorus

| | |
|---|---|
| Art der Verletzung | Stark blutende Wunden, Nasenbluten, hellrote Blutung |
| Charakteristika | -- |
| Potenz/Dosierung | Einmalige Gabe C30 |

## ▶ Rhus toxicodendron

| | |
|---|---|
| Art der Verletzung | Verstauchung, Verrenkung, Sehnenverletzung |

| | |
|---|---|
| Charakteristika | Beginn der Bewegung schmerzhaft, fortgesetzte Bewegung besser, empfindlich auf Kälte und Feuchtigkeit |
| Potenz/Dosierung | Einmalige Gabe C30 |

## ▸ Ruta graveolens

| | |
|---|---|
| Art der Verletzung | Knochen oder Knochenhautverletzung, Sehnenverletzung |
| Charakteristika | Gefühl von Schwere und Zerschlagenheit, Schmerzen besser durch Bewegung, berührungsempfindlich |
| Potenz/Dosierung | Einmalige Gabe C30 |

## ▸ Silicea

| | |
|---|---|
| Art der Verletzung | Verletzung durch Splitter oder Fremdkörper, Vereiterung nach Verletzung |
| Charakteristika | Hilft, den Splitter herauszubefördern |

| | |
|---|---|
| Potenz/Dosierung | Einmalige Gabe D12 einmal täglich, nur bis zum Einsetzen der Eiterung |

## ▸ Staphisagria

| | |
|---|---|
| Art der Verletzung | Schnittverletzung, Verletzung mit Demütigung |
| Charakteristika | Konstitutionelle Folgen von Schnittverletzungen und Demütigungen |
| Potenz/Dosierung | Einmalige Gabe C30 |

## ▸ Symphytum

| | |
|---|---|
| Art der Verletzung | Verletzung des Augapfels, Knochenverletzung |
| Charakteristika | Starke Schmerzen, Berührungsempfindlichkeit; schlechte Heilung bei Knochenbrüchen |
| Potenz/Dosierung | Einmalige Gabe C30 bei Augenverletzungen, einige Globuli D6 zweimal täglich zur Verbesserung der Knochenheilung |

## Vergiftungen und Verätzungen

*Lebensmittelvergiftung siehe Erbrechen/Durchfall Seite 266.*

Bei Verdacht auf Vergiftungen sollte unverzüglich der ärztliche Notdienst benachrichtigt werden.
Die Giftinformationszentrale gibt Ihnen eine schnelle Auskunft und Anweisungen, wie Sie vorgehen sollen. Ein Teil des eingenommenen Stoffes (z.B. die Tablettenpackung, Pflanzenreste o.ä.) sollte für eventuelle Untersuchungen aufbewahrt werden.

> **!** **Giftzentralen**
> in Deutschland, Österreich und der Schweiz sind:
>
> - **Informationszentrale gegen Vergiftungen**
>   Tel. 0228/192 40 (Bonn)
> - **Vergiftungsinformationszentrale Allgemeines Krankenhaus Wien**
>   Tel. +43/1/404 002 222
> - **Schweizerisches Toxikolog. Informationszentrum**
>   Tel. +41/01/251 51 51 (Zürich)

Bei kleinen Kindern, die im Haushalt auf Entdeckungsreisen gehen oder sich Streiche ausdenken, kommt immer wieder einmal vor, dass sie dabei eine **Flasche homöopathischer Globuli leeren.** Prinzipiell haben 100 Globuli, auf einmal genommen, die gleiche Wirkung wie eines oder drei, denn es wird ja nur eine Information übertragen. Insofern ist die

Einnahme nicht gefährlich. Es kann lediglich zu Arzneimittel-Prüfsymptomen kommen. Aus diesem Grunde sollten Sie als Erste Hilfe (Antidotierung) folgende Maßnahmen ergreifen:

- dem Kind Kamillentee zu trinken geben
- ein Bad oder eine Einreibung mit campherhaltiger Substanz (Erkältungsbad, Franzbranntwein)

Bei auffälligen Verhaltensänderungen (zum Beispiel nach Einnahme von höheren Potenzen ab C200) sollten Sie Ihre Homöopathin zu Rate ziehen.

## Sonnenstich, Sonnenbrand, Hitzefolgen

Die wichtigste Maßnahme nach zu viel Sonnenbestrahlung besteht darin, das Kind sofort in den Schatten, am besten an einen kühlen Ort zu bringen. Verbrennungen durch Sonne können bei kleinen Kindern lebensbedrohliche Folgen haben.

> **!** Bei starken Kopfschmerzen, Schwindel, Fieber und Übelkeit, bei starker Hautrötung oder Blasenbildung muss das Kind sofort ins **Krankenhaus**. Erste-Hilfe-Maßnahme: Warme Getränke, damit die Schweißbildung einsetzt und so die Temperatur sinkt.

Um Sonnenschäden zu vermeiden, sollten Kinder im Sommer immer eine Kopfbedeckung, möglichst auch leichte Kleidung tragen. Exponierte Stellen müssen mit Sonnenschutzcreme (Lichtschutzfaktor 12 oder höher) geschützt, die Sonneneinwirkung sollte zeitlich begrenzt werden.

**Naturheilkundlicher Tipp**
Bei leichtem Sonnenbrand hilft das Betupfen mit Essigwasser (1:10 verdünnt).

## Die wichtigsten homöopathischen Mittel bei Sonnenstich/Sonnenbrand

| ▸ Belladonna | |
|---|---|
| Auslöser | Sonnenbestrahlung, Überhitzung ohne Schwitzen |
| Charakteristika | Sonnenstich, Sonnenbrand, brennende Hitze, Röte, Trockenheit von Haut und Schleimhäuten, pochende Kopfschmerzen, das Kind wälzt den Kopf hin und her; vergrößerte Pupillen, gerötete Augen; hitze-, licht-, geräusch- und zugluftempfindlich |
| Gemütslage | Ruhelos |
| Verschlimmerung | Hitze, direkte Sonne, Berührung, Licht, Geräusche |
| Besserung | Ruhe |

| | |
|---|---|
| Potenz/Dosierung | Einige Globuli C30 in Wasser auflösen, bis zur Besserung alle 10 Minuten ein Löffelchen geben |

## ▸ Glonoinum

| | |
|---|---|
| Auslöser | Krankhafte Folgen von Sonnenbestrahlung, reflektierendem Schnee, Überhitzung, v. a. am Kopf |
| Charakteristika | Hitzschlag, Sonnenstich, extreme Kopfschmerzen, als wolle der Kopf platzen, Kind hält den Kopf mit den Händen fest, kann sich nicht hinlegen; stierer Blick |
| Gemütslage | Benommen |
| Verschlimmerung | Sonne, Hitze, Bewegung |
| Besserung | Kühlung, frische Luft, Kopfanheben |
| Potenz/Dosierung | Einige Globuli C30 in Wasser auflösen, bis zur Besserung alle 10 Minuten ein Löffelchen geben |

# 3.2. Akute Erkrankungen

## Augenerkrankungen

Sehfehler wie **Schielen, Weit- und** und **Kurzsichtigkeit** können durch eine konstitutionelle Behandlung eventuell gebessert, unter Umständen sogar behoben werden. Die rechtzeitige Behandlung beim Augenarzt ist für den Erhalt des Sehvermögens von großer Wichtigkeit. Wenn eine Schieloperation vorgesehen ist, empfiehlt es sich, die Vorbereitungsphase (in der bestimmte Funktionen trainiert werden, z.B. durch Abdecken eines Auges) für eine homöopathische Behandlung zu nutzen.

### 1 - Bindehautentzündung

**(Konjunktivitis)**

Bindehaut heißt die durchsichtige Haut, die den weißen Teil des Auges und die Innenseite des Lides bedeckt. Eine Entzündung kann durch Krankheitserreger (Viren oder Bakterien) oder allergisch bedingt sein. Das entzündete Auge sieht gerötet aus, manchmal kommt es zu einer glasigen Schwellung der Bindehaut. Dabei besteht vermehrter Tränenfluss oder eitrige Absonderung. Oft besteht ein Fremdkörpergefühl und das Auge juckt, brennt oder schmerzt. Manche Kinder sind ausgesprochen lichtscheu.
Das Sehvermögen ist nicht beeinträchtigt oder gefährdet. Wegen Übertragungsgefahr im Kindergarten, in der Schule oder innerhalb der Familie ist manchmal antibiotikahaltige Augensalbe nicht zu vermeiden (und aus homöopathischer Sicht relativ unbedenklich).

## Bewährte homöopathische Mittel bei Bindehautentzündung

### Allium cepa

| | |
|---|---|
| Charakteristika | Brennen der Augen mit reichlich mildem Tränenfluss, das Nasensekret ist wund machend |
| Verschlimmerung | Im Frühling, warme Räume |
| Besserung | Frische Luft |
| Potenz/Dosierung | Einige Globuli D6 o. D12 2x täglich |

### Argentum nitricum

| | |
|---|---|
| Charakteristika | Wund machendes eitriges Sekret |
| Verschlimmerung | Im warmen Raum |
| Besserung | Kalte Anwendungen |
| Potenz/Dosierung | Einige Globuli D6 o. D12 2x täglich |

### Arsenicum album

| | |
|---|---|
| Charakteristika | Wund machender Tränenfluss, geschwollene Lider, Lichtscheu |
| Verschlimmerung | Kälte |

| | |
|---|---|
| Besserung | Wärme |
| Potenz/Dosierung | einige Globuli D12 zweimal täglich |

### ▸ Calcium carbonicum

| | |
|---|---|
| Charakteristika | Tränenfluss an der frischen Luft, immer wiederkehrende eitrige Absonderungen, Neigung zu Kopfschweiß und Erkältungen |
| Verschlimmerung | Feuchtes, kaltes Wetter |
| Besserung | Wärme |
| Potenz/Dosierung | Einmalige Gabe C30 |

### ▸ Euphrasia

| | |
|---|---|
| Charakteristika | Rote Augen; beißender, wund machender Ausfluss, wässrig oder dickflüssig, das Nasensekret ist mild |
| Verschlimmerung | Wind, warmer Raum, helles Licht |
| Besserung | -- |
| Potenz/Dosierung | Einige Globuli D6 zweimal täglich oder als Augentropfen (D4) dreimal täglich |

| ▸ Pulsatilla | |
|---|---|
| Charakteristika | Gelbes, nicht wund machendes Sekret |
| Verschlimmerung | Wärme, Wind |
| Besserung | Frische Luft, kalte Anwendungen |
| Potenz/Dosierung | Einige Globuli D6 o. D12 2x täglich |

## 2 - Gerstenkorn

**(Hordeolum)**

Beim Gerstenkorn handelt es sich um eine Entzündung der Talgdrüsen an den Wimpern. Zunächst entstehen Rötung, Schwellung und ein Fremdkörpergefühl, dann reift das Gerstenkorn heran und zum Schluss entleert sich etwas Eiter. Zu Beginn der Entzündung ist **Pulsatilla D6** angezeigt, zur Förderung der Reifung und Eiterentleerung **Silicea D6** (jeweils zweimal täglich einige Globuli). Bei immer wiederkehrenden Gerstenkörnern sollte eine ganzheitlich-konstitutionelle Behandlung erfolgen.

## 3 - Hagelkorn

**(Chalazion)**

Beim Hagelkorn besteht eine schmerzlose, manchmal bis erbsgroße Verhärtung am Augenlid, die durch verstopfte Ausführungsgänge der Lidranddrüsen zustande kommt. Es ist völlig harmlos, kosmetisch allerdings sehr störend. Ein gut gewähltes homöopathisches Mittel von Ihrem Homöopathen kann hier manchmal das Chirurgenmesser ersparen.

### 4 - Herpes am Auge

Wenn eine Herpesentzündung die Bindehaut oder Hornhaut des Auges befallen hat, sollte auf jeden Fall ein Augenarzt zu Rate gezogen werden. Bei Narbenbildung auf der Hornhaut ist das Sehvermögen auf Dauer beeinträchtigt.

## Bauchschmerzen

Bei Kindern treten Bauchschmerzen viel häufiger auf als bei Erwachsenen. Die typische Antwort auf die Frage: "Was tut dir weh?" lautet: "Der Bauch!" Bei Infekten und auch bei seelischer Belastung reagieren viele Kinder mit Bauchweh - und die geeignete Behandlung besteht aus Zuwendung und einer Wärmflasche. Sollte das nicht ausreichen, ist ärztliche Abklärung erforderlich.

Gelegentlich verbirgt sich hinter Bauchschmerzen eine **Blinddarmentzündung oder -reizung.** Genau genommen entzündet sich dabei nicht der gesamte Blinddarm, sondern nur dessen Wurmfortsatz (Appendix), der sehr stark mit lymphatischem Abwehrgewebe durchsetzt ist. Eine akute Blinddarmentzündung muss immer operiert werden; wenn sie jedoch von ärztlicher Seite ausgeschlossen wurde und sicher ist, dass es sich nur um eine Blinddarmreizung handelt, können Sie dem Kind durch ein homöopathisches Arzneimittel Linderung verschaffen.

## Homöopathische Mittel bei Bauchschmerzen

*Siehe auch unter Vergiftungen auf Seite 250.*

**Welches Mittel bei Bauchschmerzen – eine Übersicht**

- **Infolge von Durchnässung und Kälte:**
  Dulcamara (S. 150)
- **Infolge von Demütigung, Bedrohung und/oder unterdrücktem Ärger:**
  Staphisagria (S. 211)
- **Infolge von Überessen an Süßem und/oder Fettem:**
  Pulsatilla (S. 196)
- **Durch Blähungen mit aufgetriebenem Bauch:**
  Carbo vegetabilis (S. 127), Lycopodium (S. 177)

### ▸ Belladonna

| | |
|---|---|
| Auslöser | Überhitzung; Verkühlung |
| Charakteristika | Pochende, klopfende, schneidende Schmerzen |
| Gemütslage | reizbar |
| Verschlimmerung | Licht, Geräusche, Berührung, Erschütterung |
| Besserung | Ruhe |

| | |
|---|---|
| Potenz/Dosierung | Einmalige Gabe C30 |

Bemerkung: Wichtiges Mittel bei Blinddarmreizung.

## ▸ Bryonia

| | |
|---|---|
| Auslöser | Ärger; heißes Wetter |
| Charakteristika | Schmerzen schlimmer durch geringste Bewegung, stechende/ brennende Schmerzen, Kind will nur ruhig liegen |
| Gemütslage | Reizbar, abweisend |
| Verschlimmerung | Geringste Bewegung/Erschütterung |
| Besserung | Ruhe, fester Druck |
| Potenz/Dosierung | Einige Globuli D6 oder D12 zwei- bis dreimal täglich |

Bemerkung: Das wichtigste Mittel bei Blinddarmreizung.

## ▸ Carbo vegetabilis

| | |
|---|---|
| Auslöser | "Eingeklemmte" Blähungen |
| Charakteristika | Schwäche/Kälte des ganzen Körpers; Schmerzen durch Blähungen, Bauch ist sichtbar aufgetrieben |

| | |
|---|---|
| Gemütslage | Weinerlich, gleichgültig |
| Verschlimmerung | Abends, Kälte, fette Nahrungsmittel |
| Besserung | Blähungsabgang; Aufstoßen |
| Potenz/Dosierung | Einige Globuli D6 oder D12 zwei- bis dreimal täglich |

## ▸ Chamomilla

| | |
|---|---|
| Auslöser | Zahnung, Ärger |
| Charakteristika | Blähungskoliken, besonders nachts, anfallsartige, schneidende Schmerzen, große Schmerzempfindlichkeit nach Wut, Kälte oder während des Zahnens, rote Wangen oder eine Wange rot, die andere blass, Durst |
| Gemütslage | Große Reizbarkeit, Wut und Empfindlichkeit, nicht zufriedenzustellen, will nicht angesprochen oder angesehen werden |
| Verschlimmerung | Gutes Zureden (hat gegenteiligen Effekt), nachts, während der Zahnung |

| | |
|---|---|
| Besserung | Herumtragen - Kind fängt sofort an zu brüllen, wenn Ruhe eintritt |
| Potenz/Dosierung | Einige Globuli D6 oder D12 zwei- bis dreimal täglich |
| Bemerkung: Wichtiges Mittel bei Beschwerden während der Zahnung. | |

| ▸ Colocynthis | |
|---|---|
| Auslöser | Kälte, Nässe, Demütigung, Ärger |
| Charakteristika | Plötzliche, heftige, schneidende, kolikartige Bauchschmerzen, Kind krümmt sich zusammen, Bauchschmerzen mit Durchfall und Erbrechen, Bauchschmerzen nach Unterkühlung, Ärger oder Demütigung |
| Gemütslage | Reizbar, will allein sein |
| Verschlimmerung | Essen, Kälte |
| Besserung | Vornüberbeugen, harter Druck, Wärme |
| Dosierung | Einige Globuli D6 oder D12 zwei- bis dreimal täglich |

| ▸ Dulcamara | |
|---|---|
| Auslöser | Kalte Nässe, feuchte Kleidung, nasse Füße |
| Charakteristika | Schneidende Schmerzen um den Nabel, großer Durst auf Kaltes, Durchfall |
| Gemütslage | Missgestimmt |
| Verschlimmerung | Feuchtigkeit, feuchtes Wasser, Kälte |
| Besserung | Wärme |
| Dosierung | Einige Globuli D6 oder D12 zwei- bis dreimal täglich |

| ▸ Lycopodium | |
|---|---|
| Auslöser | Blähende Speisen; Kränkung |
| Charakteristika | Bauchschmerzen durch Blähungen, sichtbar aufgetriebener Bauch, schwache Verdauung, Verlangen nach warmen Getränken |
| Gemütslage | Ängstlich, lärmempfindlich |

| | |
|---|---|
| Verschlimmerung | Enge Kleidung, Druck am Bauch, zwischen 16 und 20 Uhr, Gemüse, besonders Bohnen, Zwiebeln, Kohl und Süßes |
| Besserung | Warme Getränke |
| Dosierung | Einige Globuli D6 oder D12 zwei-bis dreimal täglich |

## ▸ Nux vomica

| | |
|---|---|
| Auslöser | Bauchschmerzen durch Blähungen bei gestillten Kindern, wenn die Mutter etwas Falsches gegessen hat; nach "Fastfood" und Überessen (besonders Süßes oder Fettes) oder durch versehentlichen Konsum von Kaffee, Alkohol oder Zigaretten; zu viele Reizstoffe führen zu nervöser Reizbarkeit |
| Charakteristika | Bauchschmerzen häufig mit Übelkeit und Würgen; der ganze Bauch ist sehr empfindlich |

| | |
|---|---|
| Gemütslage | Beschwert sich über die Bauchschmerzen, schreit, reizbar, nervös, sehr schmerzempfindlich |
| Verschlimmerung | Essen |
| Besserung | Warme Getränke, nach Stuhlgang |
| Potenz/Dosierung | Einige Globuli D6 oder D12 zwei- bis dreimal täglich |
| Bemerkung: Angezeigt bei nervöser Reizbarkeit. | |

## ▸ Pulsatilla

| | |
|---|---|
| Auslöser | Bauchschmerzen infolge von zuviel Fettem und Süßem oder Eis |
| Charakteristika | Übelkeit, wandernde Schmerzen, starke Schmerzen mit lautem Rumoren im Bauch, Durstlosigkeit |
| Gemütslage | Weinerlich, launisch, veränderlich, jammernd, ausgesprochen wechselhaft und empfindlich |
| Verschlimmerung | Essen, abends |
| Besserung | Trost und Anteilnahme, frische Luft, Weinen |

| | |
|---|---|
| Potenz/Dosierung | Einige Globuli D6 oder D12 zwei- bis dreimal täglich |
| Bemerkung: Angezeigt bei Wechselhaftigkeit und Empfindlichkeit. | |

| ▸ Staphisagria | |
|---|---|
| Auslöser | Demütigung, verletzte Ehre |
| Charakteristika | Kolikartige Schmerzen, auch beim Stuhlgang, erfolgloser Stuhldrang |
| Gemütslage | (unbedrückter) Zorn, Kummer |
| Verschlimmerung | (unterdrückter) Ärger, Kummer |
| Besserung | Ruhe |
| Dosierung | Einige Globuli D6 oder D12 zwei- bis dreimal täglich |

## ■ Erbrechen und Durchfall

*Siehe auch Verstopfung und Wurmbefall ab Seite 339.*

Durch Erbrechen oder Durchfall versucht sich der Körper zu entlasten oder giftige Substanzen auszuscheiden. Handelt es sich dabei um eine sinnvolle, einmalige Reaktion (wie Erbrechen nach Überessen, zu vielen Süßigkeiten oder ähnlichem) und fühlt sich das Kind anschließend wieder gut, ist eine Behandlung überflüssig, weil der Organismus das Problem ohne äußere Hilfe lösen konnte. Danach sollte das Kind jedoch für einige Stunden nur Tee und allenfalls Zwieback zu sich nehmen.

> **i** Der Stuhl von voll gestillten Kindern ist meist sehr dünn bis flüssig. Dabei handelt es sich nicht um Durchfall, sondern um eine normale Konsistenz des Milchstuhls.

Treten Erbrechen oder Durchfall häufiger oder gar in dramatischem Ausmaß auf, besteht die Gefahr, dass der Körper zu viel Wasser und Salze verliert. Bei Säuglingen kann der **Flüssigkeitsverlust** schnell bedrohlich werden, vor allem wenn sie Brust oder Flasche verweigern oder durch Schwitzen im Sommer zusätzlich Wasser verlieren. Diese Kinder sind dann auffällig ruhig und schläfrig, Zunge und Schleimhäute sind trocken, sie lassen kaum noch Urin (der Körper versucht Flüssigkeit einzusparen) und haben tief liegende Augen; Hautfalten, die aufgestellt werden, als ob man das Kind zwicken wollte, bleiben stehen. Es handelt sich dabei um einen **lebensbedrohlichen Zustand**, der sofort im Krankenhaus mit Flüssigkeitszufuhr über eine Infusion behandelt werden muss!

**Chronische oder häufig auftretende Durchfälle** oder eine starke **Neigung zu Erbrechen** sollten immer von erfahrenen Homöopathen behandelt werden. In weniger drastischen

Fällen können Sie Ihrem Kind mit einem der folgenden Arzneimittel helfen (siehe auch unter Bauchschmerzen, Überessen Seite 258, Vergiftungen Seite 250, Sonnenstich Seite 251).

## Homöopathische Mittel bei Erbrechen und Durchfall

| ▸ Arsenicum album | |
|---|---|
| Auslöser | Folgen von verdorbenen Nahrungsmitteln, Fleischvergiftung |
| Charakteristika | Erbrechen und Durchfall mit großer Schwäche und Frieren, stinkende, wund machende Ausscheidungen, brennende Schmerzen, ausgesprochenes Verlangen nach Wärme, Abneigung gegen Alleinsein |
| Gemütslage | Ruhelos und ängstlich, das Kind will umhergetragen werden |
| Verschlimmerung | Kälte, um Mitternacht |
| Besserung | Wärme, warme Anwendungen, Gesellschaft |
| Potenz/Dosierung | Einmalige Gabe C30 |
| Bemerkung: Ernsthafter Zustand! Sofort ins Krankenhaus! | |

## ▸ Chamomilla

| | |
|---|---|
| Auslöser | Während der Zahnung, nach Ärger |
| Charakteristika | Grünlicher, schleimiger Durchfall, Durst |
| Gemütslage | Reizbar und wütend, durch nichts zufrieden zu stellen |
| Verschlimmerung | Nachts, während des Zahnens, ruhiges Zureden macht noch wütender |
| Besserung | Umhertragen - Kind fängt sofort an zu brüllen, wenn Ruhe eintritt |
| Potenz/Dosierung | Einige Globuli D6 oder D12 zwei- bis dreimal täglich |

Bemerkung: Eines der wichtigsten Mittel bei Beschwerden während der Zahnung.

## ▸ Cocculus

| | |
|---|---|
| Auslöser | Fahren im Auto, Zug, Flugzeug oder Schiff (Reisekrankheit) |
| Charakteristika | Extreme Übelkeit bis zum Erbrechen |
| Gemütslage | Erschöpft, müde |

| | |
|---|---|
| Verschlimmerung | Durch die geringste Bewegung |
| Besserung | Ruhe |
| Potenz/Dosierung | Einige Globuli D6 oder D12 zwei- bis dreimal täglich |
| Bemerkung: Das wichtigste Mittel bei Reiseübelkeit. | |

| ▸ Gelsemium | |
|---|---|
| Auslöser | Durchfall infolge von Aufregung, Schreck und Furcht, Erkrankungen durch Lampenfieber, Überhitzung |
| Charakteristika | Schwäche, Frösteln, Fieber, Durchfall in den warmen Sommermonaten, Durchfall nach Überhitzung, häufig mit Kopfschmerzen und Schwindel |
| Gemütslage | Zaghaft, ängstlich |
| Verschlimmerung | Furcht, Schreck, Hitze, feucht-warmes Wetter |
| Besserung | Nach dem Wasserlassen |
| Potenz/Dosierung | Einige Globuli D6 oder D12 zwei- bis dreimal täglich |
| Bemerkung: Wichtiges Mittel bei Sommerdurchfall. | |

## ▸ Nux vomica

| | |
|---|---|
| Auslöser | Folgen von minderwertigem Essen aus dem Schnellimbiss, nach versehentlichem Trinken von Alkohol, Kaffee oder anderen Reizstoffen |
| Charakteristika | Schreckliche Übelkeit, Würgen, Erbrechen mit oder ohne Durchfall; nach Überessen; fröstelig |
| Gemütslage | Reizbar, ungeduldig, schmerzempfindlich, genervt |
| Verschlimmerung | Kälte, Druck |
| Besserung | Wärme; nach Stuhlgang |
| Potenz/Dosierung | Einige Globuli D6 oder D12 zwei- bis dreimal täglich |

Bemerkung: Wichtiges Mittel bei extremer Übelkeit, die durch Erbrechen deutlich gebessert wird.

| ▸ Phosphor | |
|---|---|
| Auslöser | Wetterwechsel; zu viele Eindrücke |
| Charakteristika | Großer Durst auf kaltes Wasser, das nach kurzer Zeit wieder erbrochen wird, brennende Bauchschmerzen, wässriger Durchfall |
| Gemütslage | Sehr abhängig von der Umgebung, ängstlich, aufgedreht |
| Verschlimmerung | Alleinsein, Liegen auf der linken Seite |
| Besserung | Schlaf |
| Potenz/Dosierung | Einige Globuli D6 oder D12 zwei- bis dreimal täglich |

| ▸ Pulsatilla | |
|---|---|
| Auslöser | Durchfall oder Erbrechen nach Eis, Süßem, Fettem, Schreck, Angst oder Durchnässung |
| Charakteristika | Hunger, aber weiß nicht, wonach, Übelkeit, Durstlosigkeit, erbricht vor längerer Zeit verzehrte Nahrung, Stuhlfarbe und -konsistenz sehr veränderlich |

| | |
|---|---|
| Gemütslage | Veränderlich, launisch, weinerlich, gefühlvoll |
| Verschlimmerung | Wärme, abends |
| Besserung | Trost, frische Luft, weinen |
| Potenz/Dosierung | Einige Globuli D6 oder D12 zwei- bis dreimal täglich |

## ▸ Sulfur

| | |
|---|---|
| Auslöser | Zu viel Süßes |
| Charakteristika | Scharfer Durchfall, der Haut und Schleimhaut rötet; großes Verlangen nach Süßem, das aber kolikartige Bauchschmerzen hervorruft; Kind muss sich krümmen; Durchfall in den frühen Morgenstunden, Kind wacht vom Stuhldrang auf; großer Durst |
| Gemütslage | Wechselhaft |
| Verschlimmerung | Hitze; um 11 Uhr, durch Süßes |
| Besserung | Frische Luft, Bewegung |
| Potenz/Dosierung | Einige Globuli D6 oder D12 zwei- bis dreimal täglich |

| ▸ Veratrum album | |
|---|---|
| Auslöser | Durchfall nach Trinken von kaltem Wasser an heißen Tagen |
| Charakteristika | Starkes Erbrechen und Durchfälle, große Erschöpfung und Kreislaufschwäche, brennender Durst nach eiskaltem Wasser, das sofort wieder erbrochen wird |
| Gemütslage | Erschöpft, unruhig |
| Verschlimmerung | Kalte Getränke |
| Besserung | Wärme |
| Potenz/Dosierung | Einmalige Gabe C30 |
| Bemerkung: Ernsthafter Zustand! Suchen Sie sofort ein Krankenhaus auf! | |

## Erkältungskrankheiten

### 1 – Schnupfen und Nasennebenhöhlenentzündung

Im Allgemeinen wird ein Schnupfen nicht homöopathisch behandelt, es sei denn, es handelt sich um einen chronischen Infekt. Dann suchen Sie am besten Ihre Homöopathin auf.

Kiefer- oder Stirnhöhlenentzündungen kommen nur bei älteren Kindern vor, da sich die Gesichtshöhlen erst mit

**Naturheilkundlicher Tipp**

Bei verstopfter oder unaufhörlich laufender Nase lindern heiße ansteigende Fußbäder (siehe S. 445). Auch Duftlampen mit ätherischen Ölen oder Luftbefeuchtung mittels aufgehängter feuchter Tücher erleichtern dem Kind das Atmen, insbesondere nachts.

zunehmendem Alter ausbilden. Oft handelt es sich um ein immer wiederkehrendes, chronisches Leiden, das die Eltern nicht selbst behandeln können. Falls es sich um einen einmaligen, akuten Infekt handelt, können Sie bei deutlich erkennbarem Auslöser bei den Mitteln in diesem Kapitel nachsehen. Ansonsten bietet **Kalium bichromicum D12** meist schnelle Erleichterung im akuten Fall, wenn die entsprechenden Symptome zutreffen:

| ▸ Kalium bichromicum | |
|---|---|
| Charakteristika | Schmerzen in den Gesichtsknochen, v.a. beim Vornüberbeugen; Nase verstopft, Absonderungen zäh, lösen sich schwer, grünlich, wund machend |
| Verschlimmerung | Beim Vornüberbeugen, bei Kälte, morgens, im Freien |
| Besserung | Durch Wärme/warme Anwendungen |
| Potenz/Dosierung | Einige Globuli D6 zwei- bis dreimal täglich |

 

## 2 - Halsentzündung und Halsschmerzen

Bei Kindern gehen Halsentzündungen meist mit einer Vergrößerung der Mandeln einher. Die Mandeln (auch Tonsillen, als rundliche Gebilde beiderseits hinter dem Gaumenbogen sichtbar) stellen eine wichtige Barriere zur Identifizierung und Überwältigung von Erregern dar. Bei vermehrter Abwehrleistung vergrößern sie sich. In diesem Abwehrgeschehen gibt es je nach Schweregrad der Entzündung verschiedene Stadien:

- Die Mandeln schwellen an (sichtbar im Rachen).
- Sie röten sich stark.
- Es werden kleine weiße Eiterpünktchen sichtbar (Eiter besteht aus abgestorbenen Abwehrzellen).
- Sowohl in den tiefen Furchen der Mandeln als auch auf ihrer Oberfläche sind Eiterherde sichtbar.

Von schulmedizinischer Seite werden bei wiederkehrenden Infekten im Halsbereich oft Antibiotika verschrieben oder man empfiehlt sogar das Entfernen der Mandeln.

Aus homöopathischer Sicht liegt bei Kindern mit häufig auftretenden Mandelentzündungen eine konstitutionelle Schwäche vor, die durch die homöopathische Behandlung verbessert und behoben werden kann. Das Kind ist dann fähig, durch eine gestärkte körpereigene Abwehr die Erreger selbst zu beseitigen.

Homöopathen raten dazu, die Mandeln - wenn irgend möglich - als wichtiges Abwehrorgan zu erhalten. Wenn die Abwehrschwäche nicht behoben ist, kann die Entzündung möglicherweise in tiefere Bereiche abwandern (beispielsweise in die Bronchien).

> ! Bei **vereiterten oder stark geschwollenen Mandeln** sollten Sie immer einen erfahrenen Homöopathen aufsuchen.

## Homöopathische Mittel bei Halsschmerzen und Halsentzündung

### ▸ Aconitum napellus

| | |
|---|---|
| Auslöser | Kalter Wind |
| Charakteristika | Plötzliche Schmerzen und beginnende Entzündung des Rachens; Mund und Rachen rot, trocken und heiß; starke Schmerzen beim Schlucken; großer Durst |
| Gemütslage | Ängstlich, ruhelos |
| Verschlimmerung | Kaltes Wetter, kalter Wind, nachts im Bett, bei Licht, durch laute Geräusche |
| Besserung | Ruhe |
| Potenz/Dosierung | Einmalige Gabe C30 |

Bemerkung: Angezeigt bei plötzlichen, heftigen Erkrankungen, Beginn meistens nachts.

| ▸ Apis | |
|---|---|
| Auslöser | -- |
| Charakteristika | Hitze, Schwellung und Rötung des Rachens; Zäpfchen stark geschwollen, Erstickungsgefühl, stechende oder brennende Schmerzen, besonders beim Schlucken; Verlangen nach Kaltem |
| Gemütslage | Reizbar, aufgeregt |
| Verschlimmerung | Schlucken, besonders von fester Nahrung und Heißem; Hitze und heiße Räume, Druck, Berührung |
| Besserung | Kalte Getränke und kühle Luft |
| Potenz/Dosierung | Einmalige Gabe C30 |
| Bemerkung: Die stark ödematöse (wässrige) Schwellung steht bei Apis im Vordergrund. | |

| ▸ Belladonna | |
|---|---|
| Auslöser | Kälte oder Überhitzung |

| | |
|---|---|
| Charakteristika | Heftige, schnelle Entzündung; Rachen stark gerötet, trocken; Mandeln geschwollen, bes. rechts; starke Schmerzen beim Schlucken, Engegefühl; Gesicht oft gerötet |
| Gemütslage | Unruhig |
| Verschlimmerung | Schlucken, Druck oder Enge; nachmittags |
| Besserung | Ruhe |
| Potenz/Dosierung | Einmalige Gabe C30 |

Bemerkung: Häufig angezeigtes Mittel bei Mandelentzündung, besonders auch bei Verdacht auf Scharlach (siehe Seite 398).

## ▸ Hepar sulfuris

| | |
|---|---|
| Auslöser | Kalter Wind, Winter |
| Charakteristika | Extreme Schmerzempfindlichkeit, stechende Schmerzen, erstrecken sich beim Schlucken bis zum Ohr, starke Entzündung, Vereiterung, kälte- und zugempfindlich; Verlangen, sich warm einzuhüllen |

| | |
|---|---|
| Gemütslage | Reizbar und unzufrieden, empfindlich, "schwierige" Kranke |
| Verschlimmerung | Kälte, kalte Luft oder Zugluft; im Winter; Herausstrecken eines Körperteils unter der Decke, Berührung, Geräusche; nachts |
| Besserung | Wärme, warme Anwendungen, Einhüllen |
| Potenz/Dosierung | Einige Globuli D6 oder D12 zwei- bis dreimal täglich |

Bemerkung: Häufiger in der kalten Jahreszeit angezeigt.

## ▸ Lac caninum

| | |
|---|---|
| Auslöser | -- |
| Charakteristika | Entzündung oder Vereiterung; Symptome ähneln denen von Lachesis, wechseln aber immer wieder die Seite |
| Gemütslage | Nervös, reizbar |
| Verschlimmerung | Berührung, Schlucken fester Nahrung, Leerschlucken, nach Schlaf |

| | |
|---|---|
| Besserung | Kalte oder warme Getränke, frische Luft |
| Potenz/Dosierung | Einige Globuli D6 oder D12 zwei- bis dreimal täglich |

## ▸ Lachesis

| | |
|---|---|
| Auslöser | -- |
| Charakteristika | Entzündung der linken Mandel oder erst der linken, dann der rechten Mandel; stechende, zusammenschnürende Schmerzen; Fremdkörpergefühl im Hals; große Empfindlichkeit des Halses, Druck oder Halswickel unerträglich; Schmerzen beim Leerschlucken oder Schlucken von Flüssigem, aber kaum beim Schlucken von Festem |
| Gemütslage | Morgens schlechte Laune |
| Verschlimmerung | Nach dem Schlaf; Berührung, Druck oder Enge am Hals; Leerschlucken und Schlucken von Flüssigem; Hitze und heiße Getränke |

| | |
|---|---|
| Besserung | Frische Luft, fester Druck, kalte Getränke |
| Potenz/Dosierung | Einmalige Gabe C30 |

| ▸ Lycopodium | |
|---|---|
| Auslöser | Kränkung, Ärger |
| Charakteristika | Rechte Mandel entzündet oder vereitert oder erst rechts, dann links; muss ständig schlucken; Verlangen nach warmen Getränken |
| Gemütslage | Abneigung gegen Gesellschaft, kann aber nicht allein sein |
| Verschlimmerung | Kalte Getränke, Essen; zwischen 16h und 20h |
| Besserung | Warme oder heiße Getränke |
| Potenz/Dosierung | Einige Globuli D6 oder D12 zwei- bis dreimal täglich |

| ▸ Mercurius | |
|---|---|
| Auslöser | -- |
| Charakteristika | Entzündung oder Vereiterung im fortgeschrittenen Stadium, blutig-eitrige Absonderung, Schmerzen nachts am stärksten, übler Mundgeruch, metallischer oder süßlicher Geschmack; verstärkter Speichelfluss, dabei durstig; Zahneindrücke auf der Zunge sichtbar; friert und schwitzt schnell, Schwäche |
| Gemütslage | Ruhelos, besonders nachts |
| Verschlimmerung | Nachts, sowohl durch Wärme als auch Kälte; durch Schwitzen |
| Besserung | Ruhe |
| Potenz/Dosierung | Einmalige Gabe C30 |
| Bemerkung: Ernster Zustand, nicht allein behandeln! | |

| ▸ Silicea | |
|---|---|
| Auslöser | Kälte, Feuchtigkeit |
| Charakteristika | Mandeln geschwollen und vereitert, Schmerz stechend, das Schlucken schmerzt, starkes Frieren am ganzen Körper und großes Bedürfnis nach Wärme und Einhüllen |
| Gemütslage | Empfindlich |
| Verschlimmerung | Kälte in jeder Form, Zug, Wetterwechsel, Mondwechsel, Druck |
| Besserung | Wärme, Einhüllen, im Sommer |
| Potenz/Dosierung | Einige Globuli D6 oder D12 zwei- bis dreimal täglich |
| Bemerkung: Angezeigt, wenn sich die Symptome langsam, aber stetig entwickeln. | |

## 3 – Heiserkeit

Heiserkeit wird meist durch eine Überreizung oder Entzündung des Kehlkopfes beziehungsweise der Stimmbänder ausgelöst. Für die Kinder selbst ist die Heiserkeit nicht störend, es sei denn sie wird von Halsschmerzen oder Husten begleitet (siehe im entsprechenden Kapitel ab Seite 276). Fühlt sich der Rachen unangenehm trocken an für das Kind, empfehlen wir warmen Tee mit Honig. Süßes wirkt im Allgemeinen Schleim bildend, die störende Trockenheit wird dadurch gelindert.

Homöopathische Medikamente sind bei schmerzloser Heiserkeit meist nicht nötig; verschwindet die Heiserkeit nicht von alleine oder kehrt sie häufig wieder, suchen Sie bitte homöopathische Hilfe auf.

## 4 - Husten/Beschwerden der tieferen Atemwege

Ernstere Erkrankungen können von Eltern leicht übersehen werden. Wir möchten noch einmal unterstreichen, dass kein Buch einen erfahrenen Homöopathen bzw. die körperliche Untersuchung ersetzen kann. Aus diesem Grunde sind die hier aufgelisteten Arzneimittel verhältnismäßig knapp gehalten (im homöopathischen Repertorium sind über 250 Arzneimittel zu finden, die trockenen Husten heilen können). Es ist für Eltern oft schwierig einzuschätzen, welcher Teil der Luftwege gereizt oder entzündet ist (siehe nächste Seite):

- die Luftröhre (Tracheitis = Entzündung der Luftröhre)
- die Bronchien, der Teil der Lungen, in dem sich die Luftröhre in einzelne Äste aufgliedert (Bronchitis = Entzündung der Bronchien)
- die Lungen (Pneumonie = die Entzündung des Lungengewebes selbst).

Je weiter eine Erkrankung nach innen fortschreitet, desto gefährlicher kann sie werden. Besonders gefürchtet ist die **Lungenentzündung**. Sie ist manchmal schwer zu erkennen

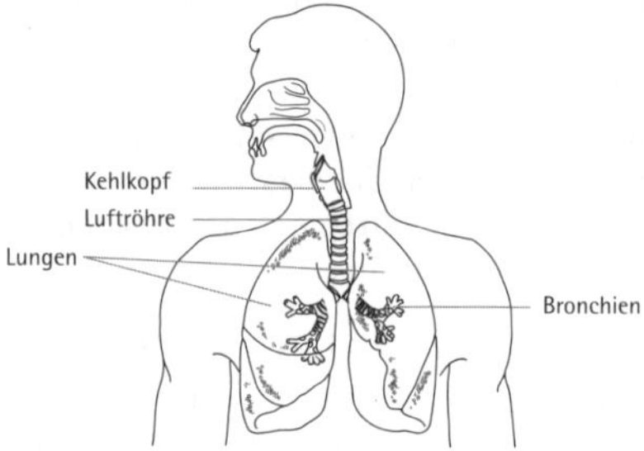


**Schema der Atemwege**

und sollte nur von erfahrenen Homöopathen in Verbindung mit ärztlicher Begleitung behandelt werden.

> ! Husten verbunden mit Fieber, großer Schwäche und Erschöpfung kann auf eine **Lungenentzündung** hinweisen. Sie sollten in einem solchen Fall sofort ärztliche Hilfe suchen. Husten mit starken Schmerzen kann auf eine **Rippenfellentzündung** deuten. Bei schmerzendem Husten sollten Sie das Kind nicht selbst behandeln.

Starke Atembeschwerden mit pfeifenden Geräuschen und ziehender Atmung können auf **Bronchialasthma** oder **spastische Bronchitis** hinweisen, eine schwerwiegende, chronische Erkrankung, die Sie keinesfalls selbst behandeln dürfen. Nehmen Sie bitte ärztliche und homöopathische Hilfe in Anspruch.

Ähnlich gefürchtet wie Asthma ist der so genannte **Pseudokrupp**, ein anfallsartig auftretender, bellender Husten mit großer Atemnot, bedingt durch Anschwellen des Kehlkopfes. Er tritt vor allem bei Kindern im Alter von drei Monaten bis vier Jahren auf, nicht selten nach vorausgegangenem Schnupfen oder Halsweh. Da die Anfälle meist nachts beginnen, sollten Sie Erste-Hilfe-Maßnahmen ergreifen, nachdem Sie den Notarzt gerufen haben: Gehen Sie mit ihm an die frische Luft oder lassen Sie es über der dampfenden Dusche feuchte Luft einatmen (siehe auch Keuchhusten, Seite 373).

Die wichtigsten Erste-Hilfe-Mittel bei Pseudokrupp sind **Aconitum**, **Hepar sulfuris** und **Spongia**.

i **Unterstützende Maßnahmen bei leichterem Husten** (zusätzlich zur homöopathischen Behandlung)**:**

- Auflagen mit Retterspitz oder Quark oder Heublumensäckchen
- Zwiebelsirup
- Mit Honig gesüßter Tee zur Schleimbildung
- bei trockenem Husten: Brustwickel mit warmen Kartoffeln oder Rizinusöl (siehe Seite 441)

Wenn diese Maßnahmen nach drei Tagen nicht zu einer deutlichen Besserung führen, sollten Sie mit Ihrem Kind zum Homöopathen oder Kinderarzt gehen.

## Homöopathische Mittel bei Husten und Beschwerden der tieferen Atemwege

### ▸ Aconitum napellus

| | |
|---|---|
| Auslöser | Schreck; kalter Wind |
| Charakteristika | Plötzlichkeit und Heftigkeit; Husten trocken, heiser, bellend und schmerzhaft; Husten nach Kälte oder kaltem Wind; greift sich beim Husten an den Hals; Kurzatmigkeit, das Kind muss sich beim Husten aufsetzen; Husten mit plötzlichem, hohem Fieber; Krupphusten |
| Gemütslage | Ängstlich und unruhig |
| Verschlimmerung | Einatmen verursacht Hustenanfall; Kälte und Folgen von Kälte oder kaltem Wind; nachts |
| Besserung | Ruhe, Liegen auf dem Rücken |
| Potenz/Dosierung | Einmalige Gabe C30 |

Bemerkung: Bei plötzlicher heftiger Erkrankung sonst robuster Kinder, wichtiges Erste-Hilfe-Mittel bei Pseudokrupp.

## ▸ Bryonia

| | |
|---|---|
| Auslöser | Ärger, Kränkung |
| Charakteristika | Das Kind hält sich beim Husten die Brust; Husten schmerzhaft, brennend oder stechend, trocken, hart; Hustenanfall ausgelöst durch tiefes Einatmen, Husten beim Betreten warmer Räume; großer Durst |
| Gemütslage | Reizbar, abweisend |
| Verschlimmerung | Durch die geringste Bewegung, tiefes Einatmen |
| Besserung | Druck, Liegen auf der schmerzhaften Seite, kühle Luft, Ruhe |
| Potenz/Dosierung | Einige Globuli D6 oder D12 zwei- bis dreimal täglich |

Bemerkung: Bei Husten mit starken Rippenschmerzen; immer ärztlich abklären, da Verdacht auf Rippenfellentzündung.

## ▸ Causticum

| | |
|---|---|
| Auslöser | Kummer |

| | |
|---|---|
| Charakteristika | Husten trocken mit Heiserkeit und wundem Gefühl; Schleim kann nicht heraufgebracht werden, Schmerzen in der Brust leichter durch Druck |
| Gemütslage | Weinerlich, empfindlich, Verlangen nach Gesellschaft |
| Verschlimmerung | Trockenes, kaltes Wetter oder Wind |
| Besserung | Kalte Getränke, besonders kleine Schlucke Wasser; feuchtes, warmes Wetter |
| Potenz/Dosierung | Einige Globuli D6 oder D12 zwei- bis dreimal täglich |

### ▸ Drosera

| | |
|---|---|
| Auslöser | -- |
| Charakteristika | Tiefer, bellender, schmerzhafter Husten, der nicht enden will, Erbrechen nach Husten, das Kind hält sich die Brust beim Husten, Hustenanfall beim Hinlegen, beim Singen oder Reden |
| Gemütslage | Unzufrieden, leicht wütend |

| | |
|---|---|
| Verschlimmerung | Nachts, nach Mitternacht, beim Niederlegen, Reden, Singen, Lachen |
| Besserung | Frische Luft |
| Potenz/Dosierung | Einige Globuli D6 oder D12 zwei- bis dreimal täglich |

## ▸ Hepar sulfuris

| | |
|---|---|
| Auslöser | Kälte, kalter Wind |
| Charakteristika | Würgender Husten, oft infolge extremer Mandelentzündung; große Enge im Hals, Gefühl von Einschnürung beim Einatmen |
| Gemütslage | Empfindlich |
| Verschlimmerung | Liegen, kalte, trockene Luft, Zugluft, nachts |
| Besserung | Feuchte Wärme, Dampf |
| Potenz/Dosierung | Einige Globuli D6 oder D12 zwei- bis dreimal täglich |

| ▸ Lachesis | |
|---|---|
| Auslöser | -- |
| Charakteristika | Husten beim Erwachen oder beim Einschlafen, fährt plötzlich hoch, meint zu ersticken; viel Schleim, Husten mit großem Engegefühl im Hals, will das Fenster weit offen haben; Erleichterung durch Abhusten schon geringer Mengen Schleims; Abneigung gegen Berührung am Hals |
| Gemütslage | Ängstlich und unruhig |
| Verschlimmerung | Nach Schlaf, beim Einschlafen, morgens, Hitze, beim Leerschlucken, bei Enge oder Druck am Hals |
| Besserung | Frische Luft, alle Arten von Absonderungen (Schweiß, Erbrechen, Durchfall, Tränen etc.), kalte Getränke |
| Potenz/Dosierung | Einmalige Gabe C30 |

## ▸ Phosphor

| | |
|---|---|
| Auslöser | Husten nach kalten Getränken |
| Charakteristika | Harter, trockener, heftiger, schmerzhafter Husten, brennendes Gefühl in den Atemwegen, Erschöpfung, heisere Stimme, großer Durst |
| Gemütslage | Ängstlich, Furcht vor dem Alleinsein |
| Verschlimmerung | Kalte Getränke, Wechsel von warmen Räumen in kalte Luft und umgekehrt; Bewegung |
| Besserung | Gesellschaft |
| Potenz/Dosierung | Einige Globuli D6 oder D12 zwei- bis dreimal täglich |

Bemerkung: Bei Husten häufig angezeigt.

## ▸ Pulsatilla

| | |
|---|---|
| Auslöser | Husten nach Masern oder anderen Infekten |

| | |
|---|---|
| Charakteristika | Husten trocken, nur morgens locker; das Kind muss sich beim Husten aufsetzen, sogar nachts im Schlaf; Husten beginnt beim Warmwerden; wenig Durst |
| Gemütslage | Wechselhaft, weinerlich, wünscht Gesellschaft und Trost |
| Verschlimmerung | Wärme, beim Warmwerden, abends |
| Besserung | Frische Luft |
| Potenz/Dosierung | Einige Globuli D6 oder D12 zwei- bis dreimal täglich |

| ▸ Spongia | |
|---|---|
| Auslöser | -- |
| Charakteristika | Hohler, bellender Husten; Husten mit Heiserkeit und Halsschmerzen; Enge, Brennen und Trockenheit im Hals mit Atembeschwerden; keuchende Atmung; das Gefühl, wie durch einen Schwamm zu atmen; Erstickungsgefühl; Krupphusten |
| Gemütslage | Ängstlich |

| | |
|---|---|
| Verschlimmerung | Kalte Getränke, Aufregung |
| Besserung | Warme Getränke, feuchte Luft |
| Potenz/Dosierung | Einige Globuli D6 oder D12 zwei- bis dreimal täglich |

## ▸ Sulfur

| | |
|---|---|
| Auslöser | Husten nach Masern oder anderen Infekten |
| Charakteristika | Husten trocken in der Nacht, locker am Tag; vermehrt im Liegen, will alle Fenster offen haben, Husten heftig, stoßweise, mit Schleimrasseln und Brennen; Anfälle besonders gegen 11 Uhr morgens |
| Gemütslage | -- |
| Verschlimmerung | Hitze, im Bett, Liegen auf dem Rücken |
| Besserung | Frische Luft |
| Potenz/Dosierung | Einige Globuli D6 oder D12 zwei- bis dreimal täglich |

Bemerkung: Oft angezeigt, wenn sich stark riechender Schweiß bildet.

## Fieber

Bei einer Erhöhung der Körpertemperatur auf über 37,5 Grad Celsius sprechen wir von erhöhter Temperatur, ab 38 Grad von Fieber, bei Werten um und über 40 Grad Celsius handelt es sich um hohes Fieber.

**Welchen Sinn hat eine Temperaturerhöhung?**

Eine Erhöhung der Körpertemperatur wirkt bei Infektionen in zweifacher Hinsicht heilsam. Zum einen werden die Erreger in ihrer Bewegungs- und Vermehrungsfähigkeit gehemmt.

Zum anderen laufen die körpereigenen Immunabwehrvorgänge wesentlich schneller ab. Eingedrungene Erreger können so schneller ausfindig und unschädlich gemacht werden als bei normaler Körpertemperatur. Fieber ist also eine sinnvolle und wichtige Reaktion des Körpers auf einen krankheitsauslösenden Reiz.

Natürlich ist Fieber auch kräftezehrend und kann, wenn es zu lange andauert, ein krankes Kind übermäßig schwächen. Deshalb ist es wichtig, ein fieberndes Kind zu schonen und die nachfolgenden Maßnahmen zu beachten. Sie sollten den Bedürfnissen des Kindes so weit wie möglich nachgeben. So will das eine vielleicht in Ruhe gelassen werden, das andere aber verlangt nach Gesellschaft, nach warmen oder kalten Getränken, nach einer warmen Decke oder einem kühlen Laken. Diese Symptome sollten zudem für die homöopathische Behandlung sorgfältig registriert werden, denn sie können für die Arzneimittelfindung hilfreich, wenn nicht sogar ausschlaggebend sein.

**So versorgen Sie ein fieberndes Kind:**

- Das Kind sollte - soweit möglich - **Bettruhe** einhalten oder ruhig zu Hause spielen, wenn das Allgemeinbefinden nur leicht beeinträchtigt ist.
- Es sollte an einem **ruhigen** Platz liegen, der regelmäßig gelüftet wird und nicht überheizt ist.
- Es soll **nicht feucht** liegen: Wäsche wechseln!
- Wenn das Kind friert (das ist oft zu Beginn der Erkrankung der Fall, solange das Fieber noch im Steigen begriffen ist), decken Sie es warm zu (**Schurwolldecken** über die Bettdecke), an die Füße eine **Wärmflasche**.
- Wenn ihm heiß ist und es schwitzt (meist bei sinkendem Fieber), wirft es ohnehin alle Decken von sich. Dann nur noch leicht zudecken, im Sommer eventuell gar nicht oder nur mit einem **Leintuch**, um einen Hitzestau zu vermeiden. Darauf ist besonders bei Säuglingen zu achten, die sich noch nicht selbst abdecken können.
- Geben Sie Ihrem Kind viel zu **trinken**, um einer evtl. Austrocknung durch starke Schweiße vorzubeugen (Wasser, Tee, gesalzene Gemüsebrühe; verdünnten Fruchtsäften kann eine nicht schmeckbare Prise Salz zugesetzt werden).
- Das Kind sollte **wenig essen** und auf keinen Fall zum Essen gezwungen werden. Eine entsprechende Diät (siehe unten) ist meist sinnvoll.
- Es sollte **nicht fernsehen**, da die vielen wechselnden Bilder Augen und Gehirn überbeanspruchen.

Das **Essverhalten** kann bei Kindern auch im Krankheitsfall recht unterschiedlich sein. Grundsätzlich brauchen fiebernde Kinder nichts zu essen. Die meisten haben von sich aus auch keinen Appetit. Es kommt aber auch vor, dass ein fieberndes Kind in seinem Allgemeinzustand erstaunlich wenig eingeschränkt ist und nach einer deftigen Mahlzeit verlangt. Obwohl wir im Allgemeinen eher davon abraten, überlassen wir es im Einzelfall doch den Eltern, ob sie Wünschen dieser Art nachgeben oder nicht. Wir raten nur, mit einer kleinen Anfangsportion zu testen, ob das Essen auch vertragen wird.

i **Ernährungstipps für fiebernde Kinder:**

- Milch(produkte) sowie fette, schwere Speisen meiden, d.h. kein Fleisch, keine Wurst, keine Nudeln, keine Süßigkeiten, nichts Gebratenes, keine Eier.
- Viel trinken: Wasser, Kräutertees (außer Kamille), salzige Gemüsebrühe, um den Salzverlust beim Schwitzen auszugleichen.
- Empfehlenswert: Zwieback, Knäckebrot, Vollreiswaffeln, geriebener Apfel, Haferbrei und ähnliches.
- Bei Halsschmerzen kann leichtes Speiseeis die Schmerzen und die Schwellung lindern.

Um das passende Arzneimittel zu finden, sind folgende Beobachtungen von Bedeutung:

- Um Höhe und "Art" des Fiebers einschätzen zu können, ist es wichtig, das Fieber mehrmals täglich zu messen und sich Uhrzeit und Temperatur zu notieren.

- Fassen Sie das Kind an: Hat es kalte Hände und Füße? Ist die Haut feucht, trocken, heiß? Wie ist die Gesichtsfarbe?
- Sind die Ausscheidungen (Schweiß, Urin, Stuhl) verändert?

**Naturheilkundlicher Tipp**

Ein **Einlauf** mit körperwarmem Wasser bringt dem fiebernden Kind große Erleichterung, da belastende Stoffwechselprodukte schnell aus dem Darm ausgeleitet werden.

**Wadenwickel** sollten nur angewendet werden, wenn das Kind über mehrere Tage hoch fiebert und die Extremitäten wirklich heiß sind. Wickel auf kalte Haut bewirken eine Temperaturerhöhung im Körperkern und haben so den gegenteiligen Effekt.

**Essigwasserwaschungen** (1 Esslöffel Essig auf 1 Liter Wasser) nach dem Schweißausbruch erfrischen das Kind und stärken Kreislauf und Immunsystem (siehe auch Anhang Seite 444)

- Wie ist die Stimmung, der Appetit und der Durst? Verhält sich das Kind seiner Umwelt gegenüber anders als sonst?

In seltenen Fällen kann es bei Fieber zu **Komplikationen** kommen. Zu beachten sind dabei Folgen von erhöhtem **Flüssigkeitsverlust** (durch Schwitzen, Erbrechen oder Durchfälle), die bei Säuglingen oder Kleinkindern gefährlich werden können und im Krankenhaus behandelt werden müssen.

Sie erkennen diesen Zustand an folgenden Symptomen:

- Die Urinproduktion ist stark verringert
- Mund und Zunge sind trocken
- Die Haut wirkt spannungslos, eine aufgestellte Hautfalte bleibt stehen
- In extremen Fällen wirken das Gesicht, besonders die Region um die Augen eingefallen
- Das Kind ist schläfrig bis apathisch

Eine weitere seltene, aber gefürchtete Komplikation stellt der so genannte **Fieberkrampf** dar. Durch eine Überhitzung des Gehirns kann es bei dazu veranlagten Kindern zu einem Anfall von Bewusstlosigkeit mit verdrehten Augen und krampfartigen Zuckungen der Gliedmaßen kommen. Die dadurch bedingte Atemstörung führt zur bläulichen Verfärbung der Haut. Der Anfall kann wenige Sekunden bis zu einer halben Stunde dauern. Bleibende Schäden sind nicht zu erwarten. Dennoch sollte nach einem solchen Ereignis eine Diagnostik zum Ausschluss ernsthafter Grunderkrankungen erfolgen. Schulmedizinische erste Hilfe ist ein Diazepam-Zäpfchen (Valium). Zum Thema homöopathische erste Hilfe befragen Sie bitte Ihre Homöopathin.

! Bei **Fieberkrampf**, Bewusstseinsstörungen oder Zeichen der **Austrocknung** muss sofort ärztliche Hilfe gerufen werden.

## Homöopathische Mittel bei Fieber und fiebrigen Erkrankungen

### Welches Mittel bei Fieber – eine Übersicht

- **Fieber infolge von Nässe:**
  Dulcamara (S. 150), Colocynthis (S. 143), Pulsatilla (S. 196), Silicea (S. 206)
- **Fieber infolge von Kälte:**
  Aconitum (S. 98), Belladonna (S. 112), Colocynthis (S. 143), Dulcamara (S. 150), Calcium carbonicum (S. 118), Eupatorium (S. 153), Pulsatilla (S. 196), Silicea (S. 206)
- **Fieber infolge von Kälte nach Überhitzung:**
  Belladonna (S. 112)
- **Fieber infolge von übermäßiger Hitze:**
  Belladonna (S. 112), Gelsemium (S. 158), Natrium muriaticum (S. 184), Pulsatilla (S. 196)
- **Fieber infolge von kaltem Wind:**
  Aconitum (S. 98), Hepar sulfuris (S. 162)
- **Fieber infolge von Zugluft:**
  Rhus toxicodendron (S. 200), Silicea (S. 206), Hepar sulfuris (S. 162)

**Potenz/Dosierung:** Bei sehr plötzlichem hohem Fieber empfehlen wir, für die folgenden Mittel, die C30-Potenz in Wasser "verkleppert" alle 10 Minuten einen Schluck bis zur Besserung zu geben (Wasserglasmethode). Sonst reicht im Allgemeinen, einige Globuli D6 oder C12 ein- bis fünfmal täglich zu geben; sobald Besserung eintritt, sollten Sie das Arzneimittel absetzen.

| ▸ Aconitum napellus | |
|---|---|
| Auslöser | Schreck, kalter Wind, Kälte |
| Charakteristika | Zu Beginn einer Krankheit; heftig und plötzlich; hohes Fieber, große Hitze ohne Schweiß, starker Durst auf kaltes Wasser |
| Gemütslage | Unruhig, ängstlich, besonders nachts |
| Verschlimmerung | Nachts im Bett; Folgen von Kälte oder kaltem Wind |
| Besserung | Frische Luft, Ruhe |
| Potenz/Dosierung | Einmalige Gabe C30 oder Wasserglasmethode |
| Bemerkung: Wirkung oft nur von kurzer Dauer, öfter wiederholen; nach Schweißausbruch ist Aconit nicht mehr angezeigt, Sulfur folgt oft mit gutem Erfolg. | |

## ▸ Apis

| | |
|---|---|
| Auslöser | Eifersucht, Insektenstich |
| Charakteristika | Fieber mit wässriger (ödematöser) Schwellung im Haut- und Schleimhautbereich, Fieber mit starken Kopfschmerzen, rollt den Kopf hin und her, bohrt den Kopf ins Kissen (Zeichen für Gehirnhautreizung! Sofort ins Krankenhaus!); die Haut ist rot und heiß, brennende Hitze, durstlos während des Fiebers, Durst im Froststadium |
| Gemütslage | Nervös oder gleichgültig |
| Verschlimmerung | Hitze, heiße Getränke, Berührung |
| Besserung | Kälte, Abdecken |
| Potenz/Dosierung | Einige Globuli C30 verkleppert (Wasserglasmethode) oder D6/D12 mehrmals täglich |

Bemerkung: Erste-Hilfe-Mittel bei Gehirnhautreizung (sofort ins Krankenhaus!).

| ▸ Belladonna | |
|---|---|
| Auslöser | Übermäßige Hitze, Sonnenstich, Kälte nach Hitze, Zugluft oder Haarwäsche/Haareschneiden |
| Charakteristika | Heftiges, plötzliches Fieber; Kopf knallrot (selten blass), der ganze Körper spürbar heiß, kalte Extremitäten, pulsierende Kopfschmerzen, trockene Schleimhäute, glänzende Augen, Temperatur am höchsten zwischen 15 und 3 Uhr, nach übergroßer Hitze, Sonnenstich |
| Gemütslage | Fieberfantasien |
| Verschlimmerung | Hitze, Licht, Berührung, Geräusche, Zugluft, besonders am Kopf |
| Besserung | Ruhe |
| Potenz/Dosierung | Einige Globuli C30 verkleppert (Wasserglasmethode) oder D6/D12 mehrmals täglich |
| Bemerkung: Häufiges Mittel bei Fieber; Erste Hilfe bei "Fieberkrämpfen" (Krankenhaus aufsuchen!). | |

| ▸ Bryonia | |
|---|---|
| Auslöser | Ärger, Kränkung |
| Charakteristika | Anhaltend hohes Fieber, starke trockene Hitze, kaum Schweiß, will nur ruhig daliegen, großer Durst auf kaltes Wasser |
| Gemütslage | Verschlossen, abweisend |
| Verschlimmerung | Geringste Bewegung oder Erschütterung, will nicht angesprochen werden |
| Besserung | Ruhe, starker Druck lindert die Schmerzen |
| Potenz/Dosierung | Einige Globuli D6 oder D12 zwei- bis dreimal täglich |
| Bemerkung: Typisch für Bryonia ist die Verschlechterung bei der geringsten Bewegung. | |

| ▸ Chamomilla | |
|---|---|
| Auslöser | Zahnung, Ärger |
| Charakteristika | Fieber verläuft in Wellen, abwechselnd zu heiß und zu kalt, eine Wange rot, eine blass, äußerst schmerzempfindlich |
| Gemütslage | Mit allem unzufrieden, reizbar |
| Verschlimmerung | Nachts, Liegen im Bett, Wärme, Berührung, angesehen werden |
| Besserung | Umhergetragen werden |
| Potenz/Dosierung | Einige Globuli D6 oder D12 zwei- bis dreimal täglich |
| Bemerkung: Hilfreich bei fiebrigen Infekten durch Zahnungsbeschwerden. | |

| ▸ Eupatorium perfoliatum | |
|---|---|
| Auslöser | Kälte |
| Charakteristika | Erkältung und Fieber mit starkem Frösteln, extremen Kopf-, Muskel- und Gliederschmerzen, fühlt sich wie zerschlagen; Durst auf Kaltes |

| | |
|---|---|
| Gemütslage | Unruhig |
| Verschlimmerung | Kalte Luft |
| Besserung | Erleichterung durch Schwitzen; nach Gliederschmerzen |
| Potenz/Dosierung | Einige Globuli D6 oder D12 zwei- bis dreimal täglich |

Bemerkung: Mittel bei fiebrigen Infekten mit starken Gliederschmerzen.

## ▸ Ferrum phosphoricum

| | |
|---|---|
| Auslöser | -- |
| Charakteristika | Zu Beginn einer Entzündung oder Erkrankung; Fieber ohne andere massive körperliche Beschwerden; Gesicht blass mit roten Flecken oder Erröten; Erschöpfung oder trotz hohen Fiebers wenig beeinträchtigt; Nasenbluten |
| Verschlimmerung | Nachts, laute Geräusche |
| Besserung | Kalte Anwendungen |
| Potenz/Dosierung | Einige Globuli D6 oder D12 zwei- bis dreimal täglich |

| ▸ Gelsemium | |
|---|---|
| Auslöser | Schreck, Aufregung, übermäßige Hitze, Folge von Furcht, Schock, Erregung, Lampenfieber |
| Charakteristika | Symptome entwickeln sich langsam; Hitze- und Kältegefühl mit Schauern, Schwäche und Zittern; Sommergrippe, oft mit Durchfall und Kopfschmerzen; rotes Gesicht, kalter Schweiß, Durstlosigkeit; das Kind will zugedeckt und gehalten werden; Fieber bei Masern |
| Gemütslage | Ängstlich, verzagt, erschöpft |
| Verschlimmerung | Warmes, feuchtes Wetter, Sonnenhitze |
| Besserung | Fühlt sich erleichtert nach dem Urinieren; möchte gehalten werden |
| Potenz/Dosierung | Einige Globuli D6 oder D12 zwei- bis dreimal täglich |
| Bemerkung: Wichtiges Mittel bei Sommergrippe und unerwartet mildem Wetter. | |

| ▸ Pulsatilla | |
|---|---|
| Auslöser | Kälte, Nässe, Eiscreme, kalte Füße, übermäßige Hitze |
| Charakteristika | Frösteln im Fieber, trotz Widerwillen gegen Wärme; Körper heiß bei niedrigem Fieber oder umgekehrt, Fieber mal hoch, mal niedrig; Fieber bei Masern; Fieber mit Durchfall nach Überessen an Fettem und Süßem; geschwollene Lymphdrüsen, Durstlosigkeit |
| Gemütslage | Wechselhaft, weinerlich, empfindsam |
| Verschlimmerung | Abends; durch Wärme, stickige, geschlossene Räume |
| Besserung | Frische Luft, Gesellschaft, Trost |
| Potenz/Dosierung | Einige Globuli D6 oder D12 drei- bis fünfmal täglich |
| Bemerkung: Ob Pulsatilla angezeigt ist, lässt sich am Gemütszustand oft deutlich erkennen. | |

## Gelenk-, Glieder- und Rückenschmerzen

*Bei Gliederschmerzen im Rahmen eines fieberhaften Infektes siehe unter Fieber, Seite 296, bei Verstauchungen und Verrenkungen siehe unter Unfällen, Seite 228.*

> ! Treten Gelenkschmerzen eine oder mehrere Wochen nach einer Halsentzündung mit eitrigen Mandeln auf, sollten Sie Ihr Kind ärztlich untersuchen lassen.

### 1 - Muskelkater

Wenn nach einer Überanstrengung die Glieder weh tun, das Kind sich wie zerschlagen fühlt und jede Berührung vermeidet, ist **Arnica (C30 oder D12)** angezeigt. Ein heißes Bad am Abend kann unterstützend wirken.

### 2 - Wachstumsschmerzen

In Zeiten starken Längenwachstums klagen Kinder manchmal über Knochenschmerzen, besonders in den Beinen. Häufig kommen die Schmerzen anfallsweise in der Nacht: Die Kinder erwachen weinend und fassen sich an die betroffenen Gliedmaßen. In diesen Fällen kann **Calcium phosphoricum (D6 oder D12)** erstaunlich schnelle und lang anhaltende Linderung bringen.

# Harn-/Geschlechtsorganbeschwerden

## 1 - Blasenentzündung

Blasenentzündungen kommen bei Mädchen wesentlich häufiger vor als bei Jungen. Das liegt daran, dass die Harnröhre bei Mädchen kürzer ist und beim Waschen und Reinigen leichter Keime in die Harnröhre gelangen. Achten Sie darauf, den Po von vorne nach hinten abzuputzen, damit keine Darmkeime in die Harnröhre gelangen. Wichtig zur Vorbeugung ist auch, dass Kinder nach dem Baden den nassen Badeanzug ausziehen. Im ausgekühlten Körper können sich Keime schneller einnisten.

**Tipps für unterstützende Anwendungen bei Blasenentzündung:**

- Wichtig ist in erster Linie reichliches Trinken. Die Flüssigkeit zum Spülen der Blase ist dabei vorrangig gegenüber der Wirkung der Kräuter im Tee.

Bei starken Schmerzen hilft eine Wärmflasche im Kreuz zusammen mit einem Eisbeutel auf der Blase ("vorne Eis, hinten heiß"). Ansteigende Fußbäder (siehe S. 445) stärken die Abwehrkräfte.

Bei einer Blasenentzündung klagt das Kind über häufigen Harndrang, Brennen beim Wasserlassen und manchmal über krampfartige Schmerzen im Unterleib. Kinder, die schon trocken waren, können wieder einnässen. Manchmal ist das Einnässen der einzige Hinweis auf eine Blasenentzündung.

Wenn es sich um ein einmaliges Ereignis handelt, können Sie den Versuch machen, selbst homöopathisch zu behandeln. Hinterher muss auf jeden Fall der Urin kontrolliert werden, um eine chronische Entzündung im Nierenbereich auszuschließen. In wiederholten oder chronischen Fällen steht an erster Stelle die schulmedizinische Abklärung, ob eine Missbildung operiert werden muss. Wenn diesbezüglich alles in Ordnung ist, kann eine konstitutionelle homöopathische Behandlung erfolgen.

> ! Wenn bei einem Harnwegsinfekt Fieber auftritt, deutet das auf eine Beteiligung der Nieren hin. Sie sollten ärztlichen Rat einholen und mit Ihrem Homöopathen die Behandlung abstimmen.

## Homöopathische Mittel bei Blasenentzündung

### ▸ Cantharis

| | |
|---|---|
| Auslöser | Kälte |
| Charakteristika | Heftiger brennender oder schneidender Schmerz mit dauerndem unerträglichen Harndrang, nur wenige Tropfen Urinausscheidung, Schmerzen vor und während dem Wasserlassen |

| | |
|---|---|
| Gemütslage | Große Unruhe und Aufregung |
| Verschlimmerung | Vor und beim Wasserlassen, kalte Getränke, Rauschen von Wasser |
| Besserung | Wärme |
| Potenz/Dosierung | Einige Globuli D6 oder D12 zwei- bis dreimal täglich |

## ▸ Dulcamara

| | |
|---|---|
| Auslöser | Zu langes Baden im Sommer, feuchte Badehose angelassen, Durchkühlen nach dem Schwitzen u.a. |
| Charakteristika | Harnwegsinfekt infolge von Durchnässung und Kälte |
| Verschlimmerung | Kälte, Feuchtigkeit, kalte Füße, plötzliche Temperaturveränderungen, Ruhe |
| Besserung | Wärme, trockenes Wetter, Bewegung |
| Potenz/Dosierung | Einige Globuli D6 oder D12 zwei- bis dreimal täglich |

 

| ▸ Lycopodium | |
|---|---|
| Auslöser | Kränkung; nasses, stürmisches Wetter |
| Charakteristika | Häufiger Harndrang, nachts unwillkürlich reichlicher Urinabgang, blutiger Urin, der Urin fühlt sich brennend heiß an, Schreien vor dem Wasserlassen |
| Gemütslage | Ausgesprochen missmutig und schmerzempfindlich, Beschwerden durch Kränkung oder Beleidigung |
| Verschlimmerung | Enge Kleidung ist unerträglich, Wärme |
| Besserung | Nach dem Wasserlassen, warme Getränke |
| Potenz/Dosierung | Einige Globuli D6 oder D12 zwei- bis dreimal täglich |

| ▸ Nux vomica | |
|---|---|
| Auslöser | Überreizung der Nerven oder des Magens, zu wenig Schlaf |
| Charakteristika | Heftigste krampfartige Schmerzen |

| | |
|---|---|
| Gemütslage | Reizbar, zornig, ungeduldig, äußerst schmerz- und lärmempfindlich |
| Verschlimmerung | Alle äußeren Reize, Kälte, der leiseste Luftzug beim Anheben der Decke ist unerträglich |
| Besserung | Ruhe, kurzer Schlaf, Wärme |
| Potenz/Dosierung | Einige Globuli D6 oder D12 zwei- bis dreimal täglich |

## ▸ Pulsatilla

| | |
|---|---|
| Auslöser | Nasse kalte Füße, Sonne, zu viel Eis |
| Charakteristika | Wechselnde Symptomatik, kann den Urin nicht halten, Harndrang in Rückenlage, mag nicht trinken |
| Gemütslage | Weinerlich, lieb, braucht Gesellschaft und Zuspruch |
| Verschlimmerung | Wärme, abends, in Ruhe, im Liegen, in ungelüfteten Räumen |
| Besserung | Frische Luft, sanfte Bewegung, Weinen, Gesellschaft und Trost |
| Potenz/Dosierung | Einige Globuli D6 oder D12 zwei- bis dreimal täglich |

| ▸ Sarsaparilla | |
|---|---|
| Auslöser | Frühling, Nässe und Kälte |
| Charakteristika | Schmerzen am Ende des Wasserlassens, blutiger Urin, sandiger Urin in der Windel |
| Gemütslage | Ängstlich vor Schmerzen, eher schweigsam |
| Verschlimmerung | Beim Treppen gehen, Kälte |
| Besserung | Wasserlassen im Stehen |
| Potenz/Dosierung | Einige Globuli D6 oder D12 zwei- bis dreimal täglich |

| ▸ Sepia | |
|---|---|
| Auslöser | Kälte, manchmal sexuelle Betätigung |
| Charakteristika | Unwillkürliches Einnässen im ersten Schlaf, unwillkürlicher Harnabgang beim Lachen, Niesen etc.; Kind drückt mit der Hand von unten gegen die Blase oder überkreuzt die Beine, äußerst verfroren, selbst in warmen Räumen |

| | |
|---|---|
| Gemütslage | Reizbar, möchte Gesellschaft, dann wieder allein gelassen werden |
| Verschlimmerung | Kälte |
| Besserung | Wärme, Druck auf die Blase |
| Potenz/Dosierung | Einige Globuli D6 oder D12 zwei- bis dreimal täglich |

## 2 - Einnässen

Einnässen bei Kindern, die schon trocken waren, kann organisch oder seelisch bedingt sein. Um einen Harnwegsinfekt auszuschließen, sollte zunächst der Urin untersucht werden.

Seelische Konflikte drücken sich bei Kindern oft durch nächtliches Einnässen aus ("nicht geweinte Tränen"). Ursache können z.B. ein neues Geschwisterchen oder Spannungen zwischen den Eltern sein. Sie sollten das Einnässen selbst nicht so wichtig nehmen, um den Druck auf das Kind nicht noch zu verstärken. Manchmal ist das Kind schon erleichtert, wenn das dahinter liegende Problem angesprochen ist. Sonst sollten Sie sich therapeutische Hilfe in Abstimmung mit Ihrer Homöopathin suchen.

Wenn keinerlei Hinweise auf eine Störung vorliegen und das nächtliche Einnässen nur eine Angewohnheit ist, kann ein Versuch mit **Equisetum D12** (abends vor dem Schlafen gehen 1 Kügelchen) gemacht werden.

## 3 – Labienverklebung

Bei neugeborenen Mädchen sind manchmal die Schamlippen so stark verklebt, dass der Urin nicht frei fließen kann. Oft reicht ein Bad, um sie zu lösen. Sonst kann man die Verklebung innerhalb einiger Tage durch vorsichtige Massage mit einer milden Creme lösen: Einige Tropfen **Calendula**-Öl verhindern neues Verkleben. Hormonpräparate sind nicht erforderlich.

## 4 – Scheidenentzündung/Ausfluss

Ausfluss ist aus homöopathischer Sicht eine Ausscheidung, die auf eine tiefer liegende Störung hindeutet. Sie sollte deshalb nicht durch äußere Maßnahmen unterdrückt werden. Wenn das Mädchen sonst gesund ist, können Sie unter konstitutionellen Gesichtspunkten einen Behandlungsversuch mit einem der folgenden Mittel machen (konstitutionelle Merkmale in der Arzneimittellehre ab Seite 79).

**Homöopathische Mittel bei Scheidenentzündung/ Ausfluss**

| ▸ Calcium carbonicum | |
|---|---|
| Charakteristika | Reichlicher milchiger Ausfluss |
| Gemütslage | Eher ängstlicher Natur, insgesamt langsam in der Entwicklung, Neigung zum Schwitzen |

| | |
|---|---|
| Verschlimmerung | Ausfluss nimmt bei Kälte noch zu |
| Besserung | -- |
| Potenz/Dosierung | Einmalige Gabe C30 |

## ▸ Pulsatilla

| | |
|---|---|
| Charakteristika | Der Ausfluss ist mild, dickflüssig, weiß oder gelblich; wenig Durst |
| Gemütslage | lieb, anhänglich, weint leicht |
| Verschlimmerung | Hitze |
| Besserung | -- |
| Potenz/Dosierung | Einmalige Gabe C30 |

## ▸ Sepia

| | |
|---|---|
| Charakteristika | Wundsein an der Scheide, der Ausfluss ist gelb und brennend |
| Verschlimmerung | Kälte |
| Besserung | Druck auf die Scheide, Kreuzen der Beine |
| Potenz/Dosierung | Einmalige Gabe C30 |

## 5 - Entzündung der Eichel
### (Balanitis)

Meistens handelt es sich um eine Pilzinfektion. Fragen Sie Ihren Kinderarzt, ob die Vorhaut altersbedingt beweglich ist. Bei einmaliger Entzündung können Sie einen äußerlichen Behandlungsversuch mit verdünntem **Teebaumöl** machen (10 Tropfen auf ein halbes Glas Wasser, mit einem getränkten Wattebausch mehrmals täglich abtupfen). Immer wiederkehrende Entzündungen sollten - wie alle Hautausschläge - konstitutionell behandelt werden, um eine Unterdrückung zu vermeiden.

## 6 - Vorhautverengung
### (Phimose)

In den ersten Lebensjahren ist bei den meisten Jungen die Vorhaut noch mit der Eichel verklebt. Es darf nicht gewaltsam versucht werden, sie zurückzustreifen, weil das zu kleinen Verletzungen und durch Narbenbildung zu späterer Vorhautverengung führen kann. Eine Vorhautverengung liegt bei kleinen Kindern nur dann vor, wenn der Urin nicht frei fließen kann und der Strahl sehr fein ist oder sich die Vorhaut aufbläht. Auch immer wiederkehrende Entzündungen der Eichel können zu einer narbigen Verengung führen. Die Operation ist harmlos und wird meist ambulant durchgeführt. Vorher kann eine homöopathische Behandlung in geringer ausgeprägten Fällen versucht werden. Bei Vorschulkindern kann sich dann die Verengung durch Regulierung des Wachstums auflösen.

## 7 - Hodenhochstand

Die Hoden müssen während der vorgeburtlichen Entwicklung von der Nierengegend über den Leistenkanal in den Hodensack wandern. Manchmal kommt es zu Störungen dieser Entwicklung, so dass ein oder beide Hoden im Bauch oder im Leistenkanal verbleiben. Dieser Hodenhochstand oder Leistenhoden sollte nicht über das 2. Lebensjahr hinaus bestehen, da der Junge sonst unfruchtbar werden kann (selbst wenn nur ein Hoden betroffen ist). Zunächst sollte eine konstitutionelle homöopathische Behandlung erfolgen. Wenn diese nicht innerhalb einiger Monate Erfolg bringt, muss operiert werden. Von einer Hormonbehandlung raten wir ab, da sie einen zu großen Eingriff in die körperliche und seelische Entwicklung des Kindes bedeutet.

Bei einem so genannten Pendelhoden verschwindet der Hoden nur bei Kälte wieder im Leistenkanal. Dieser Zustand ist nicht behandlungsbedürftig.

## 8 - Masturbation

Onanieren ist für Kinder eine natürliche Form, die eigene Geschlechtlichkeit kennen zu lernen. Meist beginnen sie im Alter von 3 bis 4 Jahren und verlieren dann bis zur Pubertät wieder das Interesse daran. Auch in der Pubertät ist die Selbstbefriedigung eine ganz normale Form, mit der erwachenden Sexualität umzugehen. Ein unbefangener Umgang mit diesem Thema ist nicht immer leicht, aber sehr wünschenswert. Ein Kind, das ständig masturbiert und insgesamt unausgeglichen wirkt, sollte konstitutionell von einem erfahrenen Homöopathen behandelt werden.

## Kopfschmerzen

Kopfschmerzen können bei Kindern allein oder im Rahmen von fieberhaften Erkrankungen auftreten. Sie überlegen am besten zuerst, wodurch die Beschwerden ausgelöst wurden und notieren sich dann die Begleitsymptome. Wenn keine Ursache ersichtlich ist - wie z.B. Kopfschmerzen im Rahmen eines fieberhaften Infektes - ist es wichtig, das Kind genau zu beobachten. Die Bedingungen, unter denen es sich besser oder schlechter fühlt, sind für die Wahl des richtigen Arzneimittels entscheidend.

> ! Wenn ein Kind hohes Fieber mit starken Kopfschmerzen hat und dabei schläfrig, extrem berührungsempfindlich oder nackensteif ist, muss zum Ausschluss einer Gehirnhautentzündung ärztliche Hilfe gerufen werden. Nackensteifigkeit liegt nicht vor, wenn das Kind bei gestreckten Beinen den Kopf so weit beugen kann, dass das Kinn die Brust berührt oder wenn es seine Knie küssen kann.

Wenn Kopfschmerzen bei Ihrem Kind ein häufiges oder immer wiederkehrendes Problem sind, muss zunächst eine schulmedizinische Abklärung erfolgen. Wenn keine organische Krankheit vorliegt, empfiehlt sich eine homöopathische Konstitutionsbehandlung.

## Homöopathische Mittel bei Kopfschmerzen

### Aconitum napellus

| | |
|---|---|
| Auslöser | Kalter Wind, Schreck |
| Charakteristika | Große Hitze im Kopf, berstender Kopfschmerz, Kind schlägt gegen den Kopf |
| Gemütslage | Ängstlich, unruhig |
| Verschlimmerung | Nachts, Lärm, Licht |
| Besserung | Ruhe, frische Luft, Schwitzen |
| Potenz/Dosierung | Einmalige Gabe C30 |

### Apis

| | |
|---|---|
| Auslöser | Hohes Fieber, Durchnässung |
| Charakteristika | Gesicht gedunsen mit Schwellung der Augenlider, Tränenfluss, berührungsempfindliches Haar, manchmal schrilles Schreien, Hirnhautreizung<br>**Wichtig:** Ernsthafter Zustand! Suchen Sie ein Krankenhaus auf! |

| | |
|---|---|
| Gemütslage | Große Unruhe, kann nicht still liegen, kann nicht alleine sein |
| Verschlimmerung | Hitze, heiße Getränke, flaches Liegen |
| Besserung | Kalte Anwendungen, Bewegung, aufrecht sitzen |
| Potenz/Dosierung | Einmalige Gabe C30 |

### ▸ Arnica

| | |
|---|---|
| Auslöser | Überanstrengung, Sturz oder Schlag auf den Kopf |
| Charakteristika | Kopfschmerzen sind oft verbunden mit Übelkeit, Erbrechen und Durchfall; Kopf heiß und Körper kalt |
| Gemütslage | Das Kind fühlt sich matt und erschlagen, ist jedoch ruhelos |
| Verschlimmerung | Berührung, schon Annäherung wird vermieden, Erschütterung, Schlafen |
| Besserung | Ruhiges Liegen mit tiefem Kopf |
| Potenz/Dosierung | Einmalige Gabe C30 |

Bemerkung: Wichtiges Mittel auch bei Spätfolgen nach einer Gehirnerschütterung.

## ▸ Belladonna

| | |
|---|---|
| Auslöser | Starke Sonneneinwirkung, Überhitzung, Haare schneiden, nasse Haare |
| Charakteristika | Pochende, hämmernde Kopfschmerzen, oft verbunden mit hohem Fieber; Kopf knallrot glühend bei kalten Füßen, weite Pupillen |
| Gemütslage | Unruhig, ängstlich, Fieberfantasien |
| Verschlimmerung | Nachmittags, Berührung, Erschütterung, Lärm, Licht |
| Besserung | Beugen des Kopfes nach hinten, halb aufrechtes Sitzen |
| Potenz/Dosierung | Einmalige Gabe C30 |

## ▸ Calcium carbonicum

| | |
|---|---|
| Auslöser | Geistige oder körperliche Überanstrengung |
| Charakteristika | Schulkopfschmerz bei phlegmatischen Kindern mit Kopfschweißneigung |

| | |
|---|---|
| Gemütslage | Ängstliches, eher stilles Kind, langsam im Lernen |
| Verschlimmerung | Angst, Anstrengung, feuchtes kaltes Wetter, Vollmond |
| Besserung | Liegen, Ausruhen |
| Potenz/Dosierung | Einmalige Gabe C30 |

| ▸ China | |
|---|---|
| Auslöser | Flüssigkeits- oder Blutverlust, übermäßiges Schwitzen |
| Charakteristika | Pulsierender Schmerz, empfindliche Haare und Kopfhaut |
| Gemütslage | Übersensibel |
| Verschlimmerung | Regelmäßig jeden Tag um die gleiche Zeit oder jeden zweiten Tag, Kälte, Zugluft |
| Besserung | Kräftiger Druck, Wärme |
| Potenz/Dosierung | Einmalige Gabe C30 |

| ▸ Eupatorium perfoliatum | |
|---|---|
| Auslöser | Meist im Rahmen eines fieberhaften Infektes |
| Charakteristika | Kopfschmerz wie durch einen Helm; das Kind hebt den Kopf mit beiden Händen an; Übelkeit beim Anblick von Essen, Verlangen nach Eis und kalten Getränken, die nicht vertragen werden; nach dem Trinken Schüttelfrost, Würgen und Galleerbrechen |
| Gemütslage | Stöhnt vor Schmerzen |
| Verschlimmerung | Morgens, Bewegung, Geruch oder Ansehen von Essen |
| Besserung | Liegen auf dem Gesicht, Galleerbrechen, Ablenkung |
| Potenz/Dosierung | Einmalige Gabe C30 oder D12 anfangs stündlich, später zweimal täglich |

| ▸ Gelsemium | |
|---|---|
| Auslöser | Erwartungsspannung, freudige Ereignisse oder schlechte Nachrichten, Prüfungen |
| Charakteristika | Kopfschmerz mit Schwindel und großer Schwäche, vom Nacken bis über die Augen, heißer Kopf |
| Gemütslage | Müde, apathisch oder verwirrt |
| Verschlimmerung | Feuchtes heißes Wetter, Gewitter |
| Besserung | Halb aufrechtes Sitzen, reichliches Wasserlassen, Schwitzen, nachmittags |
| Potenz/Dosierung | Einige Globuli D12 zwei- bis dreimal täglich |

| ▸ Glonoinum | |
|---|---|
| Auslöser | Sonne, Hitze, Haare schneiden |
| Charakteristika | Starke pulsierende oder berstende Kopfschmerzen, kann nicht auf dem Kissen liegen |

| | |
|---|---|
| Gemütslage | Weint, wenn der Schmerz nachlässt, verwirrt |
| Verschlimmerung | Hitze, Erschütterung |
| Besserung | Frische Luft, erhöhte Kopflage, kalte Anwendungen |
| Potenz/Dosierung | Einmalige Gabe C30 |

## ▸ Nux vomica

| | |
|---|---|
| Auslöser | Überreizung, Schlafmangel, zu viel anregende Getränke |
| Charakteristika | Will den Kopf warm einhüllen, extrem kälte- und zugempfindlich |
| Gemütslage | Sehr reizbar, ungeduldig |
| Verschlimmerung | Kälte, der leiseste Luftzug ist unangenehm, jede Form von Sinnesreizen |
| Besserung | Erbrechen, Ruhe |
| Potenz/Dosierung | Einige Globuli D12 zwei- bis dreimal täglich |

| ▸ Pulsatilla | |
|---|---|
| Auslöser | Flüssigkeitsverlust, zu wenig Trinken, zu viel Speiseeis, Haare waschen, Überanstrengung |
| Charakteristika | Schwerer Kopf, Schulkopfschmerz in der Pubertät, Verlangen nach frischer Luft |
| Gemütslage | weinerlich, möchte Gesellschaft, wechselhaft |
| Verschlimmerung | Wärme, Tee, Liegen, abends |
| Besserung | frische Luft, Massieren, Bewegung, Weinen |
| Potenz/Dosierung | Einige Globuli D12 zwei- bis dreimal täglich |

## Mund- und Zahnerkrankungen

### 1 – Aphten und Mundfäule

**Aphten** sind bläschenförmige, schmerzhafte Entzündungen an der Mundschleimhaut. Die Bläschen platzen schnell auf und hinterlassen ein rundliches, gelbgrau gefärbtes Geschwür (Schleimhautdefekt). Sie heilen innerhalb von wenigen Tagen wieder ab. Zur Linderung der Beschwerden kann man sie mit verdünnter Myrrhe-Tinktur betupfen.

Homöopathisch lindern einige Globuli **Borax D6** zwei- bis dreimal täglich. Bei häufig auftretenden Aphten hilft nur eine homöopathische Konstitutionsbehandlung.

Bei manchen Kindern, meist im Kleinkindalter, verläuft die Primärinfektion mit dem Herpesvirus recht dramatisch. **Mundfäule** heißt diese gelegentlich hoch fieberhafte Erkrankung mit starken Schmerzen durch flächig belegte Wunden im gesamten Mundbereich. Oft sind die Lymphknoten am Hals und im Nacken geschwollen und die Kinder haben einen faulig-eitrigen Mundgeruch. Mit Eiswürfeln oder eiskalten Getränken kann man die Schmerzen ein wenig lindern und den Durst löschen. Homöopathisch kommt als erstes Mittel **Mercurius C30** infrage: Am besten einige Globuli in Wasser verkleppern und etwa stündlich ein Plastiklöffelchen voll geben. Ansonsten lassen Sie das Kind konstitutionell behandeln.

## 2 - Zahnschmerzen

Zahnschmerzen sind meistens durch Karies oder eine Entzündung im Zahn oder Zahnfleisch bedingt.

In jedem Fall muss zuerst ein Zahnarzt aufgesucht werden.

Nach einer **Zahnoperation** gibt man zur Verhinderung von Nachblutungen und starken Schwellungen **Arnica C30**, sobald die Betäubung nachlässt. Bei starken Schmerzen nach einer **Zahnbehandlung** hilft **Hypericum C30**.

Einige Kinder haben konstitutionell eine so schlechte Zahnsubstanz, dass schon die Milchzähne faulen, kurz nachdem sie herausgewachsen sind. Diese Kinder sollten von einem erfahrenen Homöopathen konstitutionell behandelt werden. Aber ein gut gewähltes Konstitutionsmittel kann natürlich das Zähne putzen und eine ausgewogene Ernährung nicht ersetzen!

**Zahnfleischentzündung** und **Zahnfleischschwund** sind in der Regel chronische Krankheiten und müssen konstitutionell behandelt werden. Kleinere Entzündungen am Zahnfleisch können mit verdünnter Calendula-Tinktur oder Myrrhe-Tinktur betupft werden.

*Zur Fluor-Prophylaxe siehe das Kapitel "Neugeborene und Säuglinge" ab Seite 413.*

## Ohrenschmerzen

Ohrenschmerzen sind bei Kindern meist durch eine **Mittelohrentzündung** bedingt. Das Mittelohr ist durch die Ohrtrompete (Eustachi'sche Röhre) mit dem Nasenrachenraum verbunden und zum äußeren Gehörgang hin durch das Trommelfell verschlossen. Bei Schnupfen oder eitrigen Infekten des oberen Rachenraumes schwillt die Ohrtrompete leicht zu. Dann ist das Mittelohr nicht mehr belüftet und es kann zu Flüssigkeitsansammlung, Vereiterung und Überdruck kommen. Das ältere Kind klagt über Ohrenschmerzen, kleinere Kinder fassen sich ans Ohr oder schreien bei Berührung des Ohres oder Warzenfortsatzes (hinter dem Ohr). Bei der Untersuchung mit dem Ohrenspiegel ist eine Rötung und eventuell eine Vorwölbung des Trommelfells zu erkennen. Wenn der Druck zu hoch wird, kann das Trommelfell platzen, so dass das Sekret (manchmal auch etwas Blut) nach außen abfließt. Die Beschwerden lassen dann schlagartig nach, das Trommelfell heilt später von allein wieder zu.

> **!** Ein geplatzes Trommelfell ist kein Grund zur Panik und sollte nicht automatisch eine Antibiotika-Behandlung nach sich ziehen.

Leider behandeln noch viele allopathisch orientierte Kinder- und Hals-Nasen-Ohren-Ärzte jede Mittelohrentzündung mit Antibiotika, obwohl die allermeisten Mittelohrentzündungen nicht durch Bakterien ausgelöst sind. Dadurch werden die Abwehrkräfte des Kindes zusätzlich geschwächt und die Infekte häufen sich mehr und mehr. Bei ständig wiederkehrenden Entzündungen oder wenn die Flüssigkeit im Trommelfell das Hörvermögen verschlechtert, werden vom Ohrenarzt so genannte Paukenröhrchen eingesetzt. Sie sollen das Trommelfell offen halten, damit Sekret und Eiter nach außen abfließen können.

Aus homöopathischer Sicht ist eine Konstitutionsbehandlung wesentlich effektiver für die gesamte Abwehrlage. Ob Sie im akuten Fall selbst behandeln können, besprechen Sie am besten mit Ihrer Homöopathin. Bei **akuter Mittelohrentzündung**, die häufig in der Nacht auftritt, sollten Sie selbst mit der homöopathischen Behandlung beginnen. In chronischen Fällen übernimmt die Homöopathin die konstitutionelle Behandlung, also

- bei Häufung der Infekte
- bei Schwerhörigkeit des Kindes
- bei chronischem Ausfluss aus dem Ohr.

> **!** **Wegen drohender Komplikationen suchen Sie unbedingt einen Arzt auf, wenn:**
> - die Beschwerden sehr heftig sind
> - eine Schwellung hinter dem Ohr auftritt (als Zeichen einer Warzenfortsatz-Entzündung)
> - ein Fremdkörper im Ohr stecken könnte
> - Sie unsicher sind in der Beurteilung der Beschwerden
> - Ihre Behandlung nicht innerhalb von 24 Stunden zum Erfolg führt

Als besonders hilfreich hat sich in diesen hoch akuten Krankheitsfällen die "Wasserglasmethode" (siehe S. 228) erwiesen. Bevorzugte Potenz ist die C30, falls Sie nur eine niedrigere Potenz zur Hand haben, beginnen Sie mit dieser.

## Homöopathische Mittel bei akuter Mittelohrentzündung

### ▸ Aconitum napellus

| | |
|---|---|
| Auslöser | Nach kaltem Wind oder seelischem Schock |
| Charakteristika | Ohrenschmerzen plötzlich beginnend, sehr heftige Schmerzen; Beginn meist nachts mit hohem Fieber |
| Gemütslage | Große Unruhe und Angst |

| | |
|---|---|
| Verschlimmerung | Nachts, durch Druck oder Berührung, Lärm und Musik ist unerträglich |
| Besserung | Frische Luft, Schwitzen |
| Potenz/Dosierung | Einmalige Dosis C30 oder Wasserglasmethode |

## ▸ Belladonna

| | |
|---|---|
| Auslöser | Häufig durch Verkühlen oder Haare waschen ausgelöst |
| Charakteristika | Plötzlicher Beginn mit hohem Fieber (39-40 Grad), meist nachmittags; Gesicht und Ohr kräftig gerötet, kalte Füße; Schubweise pulsierende Schmerzen |
| Gemütslage | Ängstliche Fieberfantasien, das Kind möchte in Ruhe gelassen werden |
| Verschlimmerung | Flaches Liegen, Berührung, Erschütterung, Licht, Lärm |
| Besserung | Ruhe, Liegen mit erhöhtem Kopf |
| Potenz/Dosierung | Einmalige Dosis C30 oder Wasserglasmethode |

### ▸ Chamomilla

| | |
|---|---|
| Auslöser | Ärger, Zahnung, kalter Wind |
| Charakteristika | Die Schmerzen sind für das Kind und für die Umgebung unerträglich, manchmal ist eine Wange rot und die andere blass |
| Gemütslage | Sehr gereizt, unzufrieden, muss ständig umhergetragen werden |
| Verschlimmerung | Nachts, durch kalte Luft |
| Besserung | Wärme, durch Umhertragen oder Fahren im Auto |
| Potenz/Dosierung | Einmalige Dosis C30 oder Wasserglasmethode |

### ▸ Ferrum phosphoricum

| | |
|---|---|
| Auslöser | Im Rahmen eines Erkältungsinfektes |
| Charakteristika | Zu Beginn einer akuten Ohrentzündung, wenn die Symptome nicht so heftig sind und das Fieber nur mäßig hoch (etwa 38,5 Grad). Schmerzen treten anfallsweise auf |

| | |
|---|---|
| Gemütslage | Geschwächt, verhält sich ruhig, auch durch Schmerzen kaum beeinträchtigt |
| Verschlimmerung | Nachts, kalte Luft |
| Besserung | Liegen, Kühlung |
| Potenz/Dosierung | Einmalige Dosis C30 oder Wasserglasmethode |

## ▸ Hepar sulfuris

| | |
|---|---|
| Auslöser | Verkühlung |
| Charakteristika | Angezeigt, wenn schon Eiterbildung eingesetzt hat. Stechende Schmerzen wie durch Splitter. Eitrig stinkendes Sekret aus Nase und Ohren (bei Paukenröhrchen oder wenn das Trommelfell geplatzt ist) |
| Gemütslage | Reizbar und extrem kälteempfindlich beim leisesten Luftzug |
| Verschlimmerung | Durch jeden Luftzug, Berührung, Liegen auf der kranken Seite |
| Besserung | Feuchte Wärme, Kopf einwickeln |
| Potenz/Dosierung | Einmalige Dosis C30 oder Was.gl.m. |

| ▸ Pulsatilla | |
|---|---|
| Auslöser | Nasse Füße, Angst, Eifersucht |
| Charakteristika | Eitriges, nicht wund machendes Sekret aus der Nase. Durstlosigkeit oder Abneigung gegen Getränke trotz hohem Fieber. Verlangen nach frischer Luft trotz Frösteln |
| Gemütslage | Weinerlich und anhänglich, braucht viel Zuwendung |
| Verschlimmerung | Im warmen stickigen Raum, durch Sonne |
| Besserung | Frische Luft, Aufrichten, Weinen, Trost |
| Potenz/Dosierung | Einmalige Dosis C30 oder Wasserglasmethode |

i **Unterstützende Maßnahmen bei Mittelohrentzündung:**

Sie können die Schmerzen lindern und die Entzündung beruhigen mit einem Zwiebelsäckchen (gehackte Zwiebel in ein Taschentuch einwickeln) oder einem Heublumensäckchen, das Sie mit einem Schal um den Kopf am Ohr festbinden. Bei kleineren Kindern, die unruhig sind, hilft etwas Zwiebelsaft ins Ohr getropft.

## Verstopfung

Unter Verstopfung kann man sowohl schwer gehenden, harten als auch seltenen Stuhlgang verstehen. Von großer Bedeutung ist bei allen Verdauungsproblemen die Ernährung. Wir empfehlen, Zucker grundsätzlich drastisch zu reduzieren und allmählich auf Vollkornprodukte, möglichst aus biologischem Anbau, umzustellen. Das Kind sollte viel trinken, am besten Wasser oder Kräutertee (keine Kamille).

Wenn Verstopfung einmalig oder als einziges krankhaftes Symptom auftritt, d.h. ohne Übelkeit, Bauchschmerzen oder andere Beschwerden, empfehlen wir als bestes und wirksamstes Mittel einen Einlauf mit lauwarmem Wasser (siehe S. 446).

Die homöopathische Behandlung von Kindern mit chronischer Verstopfung oder Darmträgheit sollten Sie Ihrer Homöopathin überlassen, da sie eine konstitutionelle Anamnese erfordert.

## Wurmbefall

Wenn Sie Würmer im Stuhl Ihres Kindes entdecken, sollten Sie von ärztlicher Seite abklären lassen, um welche Art von Würmern es sich handelt.

Am häufigsten kommen bei Kindern die kleinen, weißen Madenwürmer vor, die vollkommen ungefährlich sind. Sie sind mit bloßem Auge im Stuhl zu erkennen und äußern sich durch gelegentliche Juckanfälle in der Nase und am After. Da die Würmer ihre Eier dort ablegen, kann es über Finger und Mund zu einer wiederholten Infektion kommen. Es ist ratsam, die Fingernägel kurz zu halten und den After mit Vaseline einzuschmieren. Zu Beginn der Behandlung soll die Leibwäsche täglich gewchselt werden, bei hartnäckigen Infektionen auch die Bettwäsche.

Zur Behandlung sollten ältere Kinder eine mehrtägige Diät halten, am besten gemeinsam mit den Eltern, denn häufig sind mehrere Familienmitglieder betroffen. Nehmen Sie einige Tage lang nur Karotten, rote Beete (als Suppe oder Salat) und, wenn er vertragen wird, auch Sauerkrautsaft und Knoblauch zu sich. Zusätzlich können Sie dreimal täglich 1 Löffel Heilerde (zum Beispiel Luvos Heilerde) in Wasser aufgelöst trinken. Nehmen Sie reichlich Flüssigkeit in Form von gemischten Kräutertees und Gemüsesäften zu sich. Durch diese Diät wird die Darmtätigkeit angeregt und das Milieu im Darm geändert, so dass die Würmer besser ausgeschieden werden. Es ist ratsam, die Diät noch einmal zu wiederholen, auch wenn keine Würmer mehr im Stuhl zu erkennen sind.

Bei folgenden Symptomen können Sie einen Behandlungsversuch mit **Cina** machen:

| ▸ Cina | |
|---|---|
| Charakteristika | Kind sieht blass aus, hat Augenringe und ausgeprägtes Nasenjucken, großer Appetit schon bald nach dem Essen, Verlangen nach Süßem |

| | |
|---|---|
| Gemütslage | Üble Laune, verlangt nach Aufmerksamkeit, erträgt aber keine Berührung |
| Potenz/Dosierung | Einige Globuli D12 dreimal täglich eine Woche lang |

Sollte Ihr Kind wiederholt an Wurmbefall leiden oder infolge der Würmer an Gewicht verlieren, sollten Sie homöopathische Hilfe suchen.

## 3.3. Seelische Ausnahmesituationen und Bewusstseinsstörungen

Verhaltensauffälligkeiten oder chronische Schlafstörungen beim Kind sollten grundsätzlich nicht von den Eltern behandelt werden, da sie fast immer mit einer komplexen Familiendynamik verbunden sind. Eine Selbstbehandlung kommt nur in solchen Fällen infrage, die eindeutig durch ein äußeres Ereignis ausgelöst wurden.

### Eifersucht

Eifersucht unter Geschwistern kann zu einem großen Problem innerhalb der Familie werden. Da es für die Eltern oft schwer ist, gerecht (unter Berücksichtigung der unterschiedlichen Bedürfnisse) ihre Zuwendung zu verteilen, sollte die Beratung und homöopathische Behandlung lieber von einer außen stehenden Person vorgenommen werden.

### Heimweh

Ein Behandlungsversuch mit einer Dosis **Ignatia C30** ist möglich, oft hilft aber bei schwer betroffenen Kindern nur eine konstitutionelle Behandlung.

### Hyperaktivität und Wahrnehmungsstörung, ADS (Aufmerksamkeitsdefizit-Syndrom)

Diese Störung ist meist erst in der Schule von Bedeutung. Bei sehr starker motorischer Unruhe und Aggressivität kann es aber bereits im Kindergartenalter Probleme im sozialen Umfeld geben. In der Schule beklagen sich Lehrer und Eltern, dass die Kinder nicht still sitzen und sich nicht konzentriert einer Tätigkeit widmen können. Sie sind für jede Ablenkung empfänglich und nehmen mehr Reize auf, als sie verarbeiten können. Manchmal sind sie aggressiv oder ziehen Verletzungen und Unfälle auf sich. Für diese - immer häufiger diagnostizierte - Störung bei Kindern gibt es vermutlich eine Vielzahl von Ursachen, beispielsweise Störungen im familiären Gefüge oder minimale Hirnschäden (durch Geburt oder Impfungen). Auf den Eltern lastet ein großer Druck. Eine zunehmende Anzahl von Kindern wird medikamentös (z.B. mit Ritalin) behandelt. Über Spätfolgen nach dieser Behandlung liegen bisher noch keine ausreichenden Erkenntnisse vor (ein Blick ins Internet mit diesem Stichwort kann sich jedoch lohnen).

Bei möglichst frühzeitiger konstitutioneller homöopathischer Behandlung hat das Kind gute Chancen zur Besserung oder Heilung. Unterstützen Sie die Behandlung, indem Sie für genügend Bewegung an der frischen Luft sorgen und zu viele Reize, besonders Fernsehen und Computerspiele, vermeiden.

## Krampfanfälle

Kinder mit chronischem Krampfleiden sollten nur von sehr erfahrenen Homöopathen behandelt werden. Das Reduzieren oder Absetzen der allopathischen Medikamente ist nicht ungefährlich.

Als Notfallmaßnahme während eines Krampfanfalles können Sie 1 Kügelchen **Camphora C30** in den Mundwinkel schieben, nachdem Sie das Kind in die Stabile Seitenlage gebracht (s. Glossar) und den Notarzt gerufen haben.

*Fieberkrämpfe siehe Seite 296.*

## Kummer

Sensible Kinder können den Tod eines Haustieres oder eines vertrauten Menschen nicht ohne weiteres überwinden. Es ist wichtig, dass Sie als Eltern immer wieder bereit sind, über das Thema und die Gedanken und Ängste, die es beim Kind auslöst, zu sprechen. Eine Verarbeitung in dieser Form wird für die meisten Kinder angemessen und ausreichend sein. Wenn ein Kind sich still zurückzieht und gar nicht über seine Gefühle oder Gedanken sprechen mag, kaum weint und Trost von sich weist, kann eine Dosis **Ignatia C30** sehr hilfreich sein. Wenn auch das nicht hilft, sollten Sie professionelle Hilfe von Ihrer Homöopathin in Anspruch nehmen.

Nach einer Kränkung, Demütigung oder Unterdrückung, z.B. durch Freunde, Schulkameraden oder Lehrer, kann eine Gabe **Staphisagria C30** helfen, mit Kummer, Schamgefühl und Zorn besser fertig zu werden.

## Ohnmacht

Ohnmachtsanfälle (= Kreislaufkollaps) treten meist in der Pubertätsphase bei schnell wachsenden schlanken Kindern auf. In bestimmten Situationen wie beim Blut abnehmen oder beim Anblick von Blut können auch kräftige Kinder "umfallen". Dabei versagt die vegetative Regulation und das Blut sackt kurzfristig in die Beine, so dass der Kopf blutleer wird. Sollte die ohnmächtige Person noch nicht liegen, muss sie so schnell wie möglich hingelegt und die Beine hoch gehalten werden. Das Bewusstsein kehrt dann schnell zurück. Die Gabe eines Mittels erübrigt sich meistens.

Sonst kommt als erstes Mittel **Camphora C30**, bei kaltem Schweißausbruch und Einnässen **Veratrum album C30** (jeweils eine Gabe) in Frage.

Bei häufig wiederkehrender Ohnmacht sollte das Kind konstitutionell behandelt werden.

## Prüfungsangst

Es ist wichtig, erst einmal mit dem Kind über die Ängste zu sprechen, da unter Umständen etwas Konkretes geändert werden kann (zum Beispiel durch ein Gespräch mit der allzu strengen Lehrerin oder sinnvolles Üben). Die wichtigsten Mittel sind **Argentum nitricum C30** (wenn große Unruhe und Getriebenheit vorherrschen) und **Gelsemium C30** (wenn die Angst sich durch Zittern und große Schwäche äußert), jeweils eine Gabe am Abend vor der Prüfung, eventuell morgens noch einmal wiederholen (siehe auch die Literaturauswahl im Anhang).

## Schlaflosigkeit

Wenn ein Kind nach einem aufregenden Tag mit zu vielen Eindrücken und zu viel Freude nicht einschlafen kann, wird meist eine Gabe **Coffea D6** für innere Ruhe sorgen. Bei Schlaflosigkeit durch Kummer hilft oft **Ignatia C30**.

## Schock, Traumatisches Erlebnis

*Siehe auch Verletzungen, Seite 228, und Geburtsschock, Seite 413.*

Es gibt Erlebnisse, die einen Menschen so plötzlich, unvorbereitet und tief treffen, dass er danach vollkommen verändert erscheint. Aus homöopathischer Sicht kommen hier in erster Linie **Aconitum** (wenn große Angst - besonders nachts - zurückbleibt) oder **Opium** (bei Schreckhaftigkeit und/oder Schläfrigkeit) in Frage. Unter Umständen sollten Sie die Hilfe eines erfahrenen Psychotherapeuten in Anspruch nehmen.

### Homöopathische Mittel bei seelischen Ausnahmesituationen

| ▸ Aconitum napellus | |
|---|---|
| Auslöser | Schreck, Schock |
| Charakteristika | -- |
| Gemütslage | Große Ängstlichkeit mit Unruhe, schreckhaft, Angst vor dem Tod, meint, sterben zu müssen |
| Verschlimmerung | Nachts, Lärm, Musik, Schreck |
| Besserung | Frische Luft, Ruhe |
| Potenz/Dosierung | Einmalige Gabe C30 |

## ▸ Argentum nitricum

| | |
|---|---|
| Auslöser | Prüfungsangst |
| Charakteristika | Häufig mit Durchfall verbunden |
| Gemütslage | Hektisch, immer in Eile, kann nichts in Ruhe machen |
| Verschlimmerung | In geschlossenen Räumen, Süßigkeiten (trotz Verlangen danach) |
| Besserung | Frische Luft, Bewegung |
| Potenz/Dosierung | Einmalige Gabe C30 |

## ▸ Camphora

| | |
|---|---|
| Auslöser | Überwältigende Sinneseindrücke |
| Charakteristika | Plötzlicher Kollaps, Kind ist eiskalt, mag aber nicht zugedeckt werden, Krampfanfall mit blauen Lippen und Schaum vor dem Mund |
| Gemütslage | Bewusstlosigkeit oder Erregungszustand mit Schreien, Beißen, Kratzen |
| Verschlimmerung | -- |

| | |
|---|---|
| Besserung | Kaltes Wasser |
| Potenz/Dosierung | Einmalige Gabe C30 |

## ▸ Gelsemium

| | |
|---|---|
| Auslöser | Erwartungsangst, schlechte Nachrichten |
| Charakteristika | Oft Durchfall, große Schwäche, manchmal Zittern am ganzen Leib |
| Gemütslage | Langsam, verwirrt, kann sich nicht konzentrieren |
| Verschlimmerung | Hitze |
| Besserung | Schwitzen oder reichliches Wasserlassen |
| Potenz/Dosierung | Einmalige Gabe C30 |

## ▸ Ignatia

| | |
|---|---|
| Auslöser | Kummer, Heimweh, Liebeskummer |
| Charakteristika | -- |

| | |
|---|---|
| Gemütslage | Nervös und überdreht oder ganz still und verschlossen; widersprüchliches Verhalten, sagt das Gegenteil von dem, was es will; übersensibel, ein falsches Wort kann völlige Verschlossenheit bewirken; weist Trost von sich |
| Verschlimmerung | Gerüche, besonders von Tabak und Kaffee, frische Luft |
| Besserung | Alleinsein, Seufzen |
| Potenz/Dosierung | Einmalige Gabe C30 |
| Bemerkung: Wichtigstes akutes Kummermittel. | |

## ▸ Opium

| | |
|---|---|
| Auslöser | Schreck, Schock |
| Charakteristika | Gefühl, knapp dem Tod entronnen zu sein |
| Gemütslage | Große Schläfrigkeit, wie abgestumpft, trotzdem sehr schreckhaft |
| Verschlimmerung | Schlaf |

| | |
|---|---|
| Besserung | Umherlaufen |
| Potenz/Dosierung | Einmalige Gabe C30 |

### ▸ Staphisagria

| | |
|---|---|
| Auslöser | Kränkung, Verletzung der Ehre, Entrüstung |
| Charakteristika | -- |
| Gemütslage | Empfindsam, zieht sich zurück, unterdrückt die Wut |
| Verschlimmerung | Streit, Ärger, Berührung |
| Besserung | Ruhe |
| Potenz/Dosierung | Einmalige Gabe C30 |

### ▸ Veratrum album

| | |
|---|---|
| Auslöser | -- |
| Charakteristika | Kollaps mit großer Schwäche, kaltem Schweiß, Einnässen, Durchfall, Erbrechen, Verlangen nach eiskalten Getränken |
| Gemütslage | Schwindel, Schwäche, Ohnmacht |

| | |
|---|---|
| Verschlimmerung | Anstrengung, kalte Getränke, nasses kaltes Wetter, vor und während der Menstruation |
| Besserung | Warme Decken, heiße Getränke |
| Potenz/Dosierung | Einmalige Gabe C30 |

## 3.4. Hautkrankheiten

Hautausschläge haben in der Homöopathie eine besondere Bedeutung. Akute Ausschläge sind wie andere akute Krankheiten (z.B. Fieber, Durchfall, Erbrechen) im Allgemeinen eine recht harmlose Möglichkeit für den Organismus, "Unstimmigkeiten" auszudrücken und Krankheitserreger oder Gifte auszuscheiden.

Hahnemann hat zu seiner Zeit herausgefunden, dass vor Beginn vieler chronischer Krankheiten ein Hautausschlag bestand, der mit Medikamenten unterdrückt worden war. In der Folge bildete sich eine tiefer liegende Krankheit, etwa Asthma oder ein Krampfleiden. Diesen Zusammenhang hat er mit vielen Beispielen belegt und dabei festgestellt, dass der jeweilige Hautausschlag in der Heilungsphase von chronischen Krankheiten häufig noch einmal auftrat, bevor die Patienten ganz gesund wurden.

> **!** Bei Hautausschlägen ist es besonders wichtig, konstitutionell zu behandeln. Der Hautausschlag soll nach Möglichkeit erst dann verschwinden, wenn alle anderen Probleme behoben sind und das Kind von innen heraus ganz gesund ist.

Durch die Spezialisierung im modernen medizinischen Betrieb sieht ein Hautarzt natürlich nur selten, was mit den Kindern geschieht, nachdem der Ausschlag mithilfe von Zinklotion, Cortison oder einem Pilzmittel verschwunden ist. Denn beim Auftreten einer anderen Krankheit wie Asthma würden die Eltern ja einen Lungenarzt aufsuchen, bei übermäßiger Nervosität und Unruhe einen Psychologen. So werden die fachübergreifenden Zusammenhänge heute häufig nicht wahrgenommen.

## Bläschenausschlag

**(Herpes)**

Lippenherpes tritt häufig im Zusammenhang mit fieberhaften Infekten auf. Wenn er sehr schmerzhaft ist, kann man mit einer **Natrium muriaticum (D4)-Creme** äußerlich behandeln. Bei immer wiederkehrendem Lippenherpes oder Herpes an anderen Körperstellen sollte konstitutionell behandelt werden.

! Der Bläschenausschlag von Windpocken oder Gürtelrose (bei Kindern sehr selten) sollte möglichst nicht äußerlich behandelt werden, damit die Krankheit von innen heraus gut ausheilt. Keine zinkhaltigen Salben oder Zink-Schüttelmixtur!

Unterstützend und pflegend wirken **pflanzliche Salben** wie Echinacin®- oder Lomaherpan-Creme®.

## Blutschwämmchen

**(Hämangiome)**

Diese roten oder rot-violetten, leicht erhabenen Flecken oder Flächen sind häufig angeboren. Meist bilden sie sich in den ersten Lebensmonaten und -jahren von selbst zurück.

 

## Eiterflechte

**(Impetigo contagiosa)**

Es handelt sich um eine oberflächliche Infektion mit Bakterien (Staphylokokken), die sehr ansteckend ist. Die Eiterflechte ist meist im Gesicht um Mund und Nase herum lokalisiert. Zu Beginn entwickeln sich Blasen mit heller Flüssigkeit, die alsbald platzen. Dann entstehen Geschwüre (Hautdefekte) mit honiggelbem, schmierig-klebrigem oder krustigem Belag, die schmerzen oder jucken können. Wir empfehlen eine Behandlung bei Ihrer Homöopathin. Wenn Sie selbst eine Behandlung vornehmen wollen, muss das Kind abgeschirmt werden, damit es niemanden ansteckt.

| ▸ Mezereum | |
|---|---|
| Charakteristika | Dicke honig-gelbe schmierige Beläge mit starkem Juckreiz |
| Gemütslage | -- |
| Potenz/Dosierung | Einige Globuli D6 oder D12 zweimal täglich |

Bei **flächig-eitrigen Hauterkrankungen** wirkt **Stiefmütterchen (Viola tricolor)** in niedriger Potenz (z.B. einige Globuli **D4** dreimal täglich) oder als Tee unterstützend - äußerlich und als Getränk.

## Furunkel und Karbunkel

Furunkel sind eitrige Entzündungen von Haarbälgen - ähnlich wie Akne-Pickel, jedoch wesentlich größer. Wenn sie sehr groß sind oder ineinander übergehen, spricht man von Karbunkeln. Diese Entzündungen können durchaus gefährlich werden (z.B. an bestimmten Stellen im Gesicht) oder zu einer so genannten Blutvergiftung (eine Entzündung der Lymphgefäße mit hohem Fieber) führen. Deshalb sollten Sie unbedingt Ihren Homöopathen zu Rate ziehen. Die homöopathische Behandlung gelingt oft gut, aber nicht immer ist der Chirurg überflüssig. Bei kleineren Furunkeln können Sie zur Reifung in akuten Fällen **Hepar sulfuris D6** zweimal täglich, wenn sich der Prozess länger hin zieht, **Silicea D12** einmal täglich jeweils einige Globuli geben, aber nur, wenn Ihr Kind nicht in konstitutioneller Behandlung ist. Unterstützend wirken Heilerde-Auflagen.

## Haarausfall

Der kreisrunde Haarausfall (Alopezia areata) kann zu vorübergehend kahlen Stellen am behaarten Kopf oder in schweren Fällen zum vollständigen Verlust aller Haare führen. Die schulmedizinische Diagnostik und Behandlung hat kaum Erfolge aufzuweisen. Eine frühzeitig begonnene homöopathische Konstitutionsbehandlung verspricht dagegen gute Heilungschancen.

Diffuser Haarausfall ist bei Kindern selten. Wenn schulmedizinisch keine Ursache gefunden wird und sich der

Haarausfall nicht von selbst wieder gibt, sollte ein Homöopath aufgesucht werden.

Unterstützend wirken bei Haarausfall **Vitamine** und **Spurenelemente** wie Selen und Zink.

## Kopfläuse

**(Pediculose)**

Diese unliebsamen Parasiten sind leider trotz aller Hygiene in Kindergärten und Schulen wieder weit verbreitet und manchmal ein hartnäckiges Übel, das den betroffenen Eltern viel Arbeit macht. Da die Konstitution für den Befall keine große Rolle spielt und die körpereigene Abwehr nichts bewirken kann, müssen die Läuse von außen vernichtet werden. Bevor Sie zur Chemie greifen, sollten Sie andere Methoden probieren: **Niem-Shampoo** (Extrakt aus einem indischen Baum) z.B. hat gute Erfolgsraten aufzuweisen und ist für Menschen absolut unschädlich.

Wenn diese Behandlung keinen Erfolg hat, muss ein chemisches Mittel eingesetzt werden. Vermeiden Sie hochgiftige Substanzen wie Lindan. Besonders Spray-Zubereitungen sind äußerst gefährlich, da sie in die Augen oder Atemwege geraten können. "Goldgeist forte®" und "Infectopedicul®" hingegen sind relativ unbedenklich. Nach der Anwendung müssen die Haare mit Essigwasser gewaschen und gründlich ausgekämmt werden. Außerdem ist die gesamte Leib- und Bettwäsche sowie Kamm und Bürste zu wechseln und so heiß wie möglich (nicht unter 60

Grad) zu waschen. Kuscheltiere müssen für einige Wochen in einer luftdicht abgeschlossenen Tüte in "Quarantäne".

## Krätze

**(Scabies)**

Krätze wird durch Krätzmilben übertragen, meist im direkten Hautkontakt, unter Umständen auch durch Wäsche. Die Milben bilden kleine sichtbare Gänge unter der Haut, die sehr stark jucken. Bevorzugte Stellen sind Fingerzwischenräume, Gelenkbeugen, Gürtellinie, Genitalbereich und Oberschenkel. Durch das unvermeidliche Kratzen entzündet sich die Haut und kann sogar vereitern.

Die Krätzmilben müssen meist mit chemischen Mitteln vernichtet werden. Vermeiden Sie das hoch giftige Lindan (z.B. Jacutin®), es gibt auch etwas harmlosere Mittel (z.B. Crotamiton). Auch ein Versuch mit **Niem-Extrakt** ist lohnend. Familienangehörige sollten mitbehandelt werden.

Der Juckreiz bleibt oft noch lange bestehen, auch wenn die Erreger schon abgetötet sind. Dann empfiehlt sich ein Behandlungsversuch mit **Sulfur C30** (wöchentlich eine Gabe). Bei wiederkehrendem Befall kommt eine Konstitutionsbehandlung in Frage.

## Leberflecken und Muttermale

**(Leberflecken und Naevi)**

Leberflecken und Muttermale sind fast immer harmlos und bedürfen keiner Behandlung. Weil in letzter Zeit so viel vor Hautkrebs durch zu intensive Sonnenbestrahlung gewarnt wird, haben viele Eltern und sogar manche Kinder Sorge, dass sich hinter einem dunklen Pigmentfleck schon ein bösartiges Melanom (= dunkler Hautkrebs) verbirgt. So werden von einigen Hautärzten bei jedem Besuch ein bis zwei dunkle Hautflecken entfernt und feingeweblich untersucht. Angst und Unsicherheit bezüglich Hautkrebs werden dadurch leider nicht geringer, denn Pigmentflecken bilden sich bei vielen Menschen in großer Zahl.

Auch bei konstitutioneller homöopathischer Behandlung verschwinden Muttermale nicht.

> ! Am wirksamsten beugt man Hautkrebs vor, indem man starke Sonneneinwirkung mittels Kleidung und Sonnenschutzmittel vermeidet.

## Nesselsucht

Nesselsucht ist ein plötzlich auftretender Ausschlag, der sich manchmal mit großflächig angeschwollener Haut, manchmal mit nur einzelnen weißen oder roten Knötchen zeigt. Er kann jucken, brennen oder gar keine Beschwerden verursachen. In den meisten Fällen verschwindet der Ausschlag innerhalb von 1-2 Stunden von selbst wieder. Nesselsucht kann Ausdruck einer allergischen Reaktion auf Meerestiere, andere Nahrungsmittel oder allopathische Medikamente sein. Häufig wird selbst bei intensiver Suche keine Ursache gefunden. In chronischen Fällen ist eine konstitutionelle Behandlung angesagt.

! Wenn die Nesselsucht mit Atemnot oder keuchender Atmung einhergeht, muss so schnell wie möglich ärztliche Hilfe gesucht werden!

## Homöopathische Mittel bei Nesselsucht

### ▸ Apis mellifica

| | |
|---|---|
| Auslöser | Z.B. Insektenstich |
| Charakteristika | Starke Schwellung mit brennenden stechenden Schmerzen, die nach Kühlung verlangen, Engegefühl im Hals, Verlangen nach Kühlung |
| Potenz/Dosierung | Einmalige Gabe C30 |

### ▸ Urtica urens

| | |
|---|---|
| Auslöser | Z.B. Genuss von Schalentieren |
| Charakteristika | Erhabene rote Flecken, starkes Brennen und Jucken; jedes Jahr um die gleiche Zeit |
| Potenz/Dosierung | Einmalige Gabe C30 |

**Naturheilkundlicher Tipp**
Quarkwickel oder Combudoron®-Gel lindern Brennen und Juckreiz.

## ▪ Neurodermitis

**(chronisches Ekzem, atopische Dermatitis)**

Diese immer häufiger vorkommende Krankheit gehört zum so genannten "allergischen Formenkreis" wie Heuschnupfen und Asthma. Sie kann in jedem Lebensalter auftreten, manchmal sogar schon bei Neugeborenen. Die Diagnose sagt nichts über die Schwere der Krankheit aus. Sie kann von einer kleinen trockenen Stelle bis zu großflächigen, nässenden Entzündungen reichen, kann vorübergehend in der Säuglingszeit auftreten oder durch das ganze Leben begleiten. Grundsätzlich sollte die Behandlung nur von erfahrenen Homöopathen übernommen werden. Selbst dann ist eine Verschlimmerung, die für alle Beteiligten sehr belastend sein kann, nicht immer zu vermeiden. An dieser Stelle sollen nur einige lindernde Begleitmaßnahmen aufgeführt werden.

Die Suche nach auslösenden Allergenen in der Nahrung ist oft mühsam und nur selten erfolgreich. Versuchen Sie für eine Weile auf Kuhmilch und Milchprodukte zu verzichten, um die relativ häufig vorkommende Kuhmilchallergie auszuschließen. Eine Übersäuerung können Sie vermeiden, indem Sie dem Kind möglichst wenig Zucker- und Weißmehlprodukte und keine starken Säuren geben. Dazu

**Tipps für den Umgang mit Neurodermitis:**

- Verbieten Sie Ihrem Kind nicht jegliches Kratzen. Die Spannung, die durch das Jucken entsteht, ist manchmal unerträglich und lässt sich anders nicht abbauen. Bei zu heftigem Kratzen mit den Fingernägeln besteht die Gefahr von Vereiterung. Oft ist der Juckreiz schon durch leichtes Reiben oder Streicheln zu lindern. Größere Kinder lernen sich so zu kratzen, dass es nicht blutet. Selbst wenn die erkrankte Haut durch Kratzen nässt oder blutig ist, heilt sie fast immer narbenlos ab.

- Vorsicht mit Schlafsäcken oder speziellen **Antikratz-Anzügen** (ohne Hand- und Fußlöcher): Es entsteht leicht ein Hitzestau, der das Jucken noch unerträglicher macht.

- Bei starkem Juckreiz und nässendem Ekzem hilft Abtupfen mit **Stiefmütterchentee** oder kaltem schwarzen Tee (nicht zu stark, sonst wird Ihr Kind nachts munter!).

- Wenn das Kind vor Juckreiz nicht schlafen kann, hilft oft eine **Kneipp`sche Waschung** (siehe S. 444).

- Die Anwendung von **Salben** und **Cremes** muss auf jeden Fall mit der behandelnden Homöopathin abgesprochen werden. Fast alle wirksamen Präparate enthalten Cortison oder Zink in irgendeiner Form und bewirken so im homöopathischen Sinne eine Unterdrückung.

- Auch mit **Eigenurin** (am besten Morgenurin), pur oder verdünnt, kann man das Ekzem oder den Juckreiz lindern. Fragen Sie den behandelnden Homöopathen, ob es in Ihrem Fall Einwände dagegen gibt.

**Allergien**

Über den Ursprung dieses Fehlverhaltens des Immunsystems ist wenig bekannt. In Ländern der so genannten "Dritten Welt" kommen Allergien weitaus seltener vor, als in den reichen Industrienationen. Verschiedene Faktoren, die aus homöopathischer Sicht eine auslösende bzw. fördernde Wirkung haben, werden diskutiert: **Umweltverschmutzung**, Fehlernährung durch zuviel **Zucker** und **Weißmehl**, **Stress**, **Unterdrückungen** (siehe S. 42), **Impfungen** und genetische **Veranlagung**.

Allergien können sich auf der Haut oder verschiedenen Schleimhäuten (Augen, Nasen-/Rachen-Raum, Lungen) bemerkbar machen, als allergisches Ekzem, Heuschnupfen oder Asthma. Die Homöopathie bietet gute Chancen auf Besserung oder Heilung, was aber konsequente homöopathische Behandlung über Monate oder Jahre voraussetzt. Je länger der Immundefekt besteht und je stärker die familiäre Belastung, desto mehr Geduld brauchen die Kinder und Eltern. In jedem Fall sollten Sie einen Homöopathen mit langer Berufserfahrung aufsuchen.

zählen z.B. Fruchtsaft, Ananas, Kiwis, Zitrone, Essig und Früchtetee. Die Entzündung und der Juckreiz werden dadurch deutlich geringer. Manchmal ist es nicht einfach zu entscheiden, worunter das Kind mehr leidet: unter dem Verzicht auf bestimmte Nahrungsmittel oder unter dem Juckreiz, der durch "Genuss-Sünden" entsteht. Leider gibt es keine idealen Lösungen und es ist wichtig, die entstehenden Probleme mit dem behandelnden Homöopathen zu besprechen, damit so bald wie möglich ein Heilmittel für Ihr Kind gefunden wird. Eltern von Kindern, die an Neurodermitis erkrankt sind, wissen, dass der Juckreiz auch durch seelische Spannungen verstärkt wird. Aus diesem Grund ist es wichtig, durch klare Ansagen und konsequentes Verhalten unnötige (Erwartungs-)Spannungen zu vermeiden. Hierzu ein Beispiel: Die Eltern möchten nicht mehr, dass das Kind nachts zu ihnen ins Bett kommt und kündigen an, dass damit nun Schluss sei. In der Nacht kann das Kind wegen Juckreiz nicht schlafen und kommt wieder ins Elternschlafzimmer. Weil die Eltern dem leidenden Kind nicht zumuten mögen, auch noch weggeschickt zu werden, bleibt es im Elternbett und wartet nun voller Spannung darauf, dass es bald zurückgeschickt wird. Dadurch wird der Juckreiz noch schlimmer.

Durch dieses Beispiel wird deutlich, wie schwer es fällt, einem kranken, sensiblen Kind etwas zuzumuten. Die Krankheit kann man ihm leider nicht ersparen. Es braucht aber starke Eltern, die ihm außer Liebe und Zuwendung auch Sicherheit und Klarheit vermitteln.

## Pilzerkrankungen

Wiederholt auftretende Hautpilzerkrankungen sind Ausdruck einer örtlichen oder allgemeinen Abwehrschwäche. Pilze entwickeln sich im feuchten und warmen Milieu. Diese Bedingungen finden sie z.B. in Windeln oder in Turnschuhen vor. Durch Antipilzmittel werden die Erreger vorübergehend vernichtet, siedeln sich aber oft später wieder an. Auch hier sollte eine konstitutionelle Behandlung erfolgen.

Kinder mit **Windelsoor** (Erreger ist der Hefepilz Candida albicans) sollten so lange wie möglich mit nacktem Po liegen. Fettcremes sind ungünstig, weil sich darunter die Feuchtigkeit hält.

Kinder mit **Fußpilz** sollten möglichst viel barfuß laufen und sich nach dem Baden und Duschen gut die Füße abtrocknen oder sogar trocken föhnen.

In weniger ausgeprägten Fällen von Pilz können Sie einen Behandlungsversuch mit Teebaumöl machen (unverdünnt ein bis zwei Mal täglich auf die gut abgetrocknete Haut auftragen).

> ! **Pilzerkrankungen** sind kaum ansteckend. Die Erreger sind fast überall vorhanden, siedeln sich aber nur an, wenn sie einen geeigneten Nährboden finden.

## Schuppenflechte

**(Psoriasis)**

Schuppenflechte sollte nur konstitutionell von erfahrenen Homöopathen behandelt werden. Die Behandlung ist wegen meist erblicher Belastung oft langwierig und mühsam.

## Warzen

Warzen werden durch Viren hervorgerufen, sind aber nur bedingt ansteckend, da auch sie einen geeigneten Nährboden brauchen. Meist liegt eine konstitutionelle Schwäche vor, die erklärt, warum einige Kinder immer wieder von Warzen geplagt sind und andere niemals.

**Dellwarzen** (oft auch Schwimmwarzen oder Wasserwarzen, lat. Molluscum contagiosum, genannt) sind weißliche Warzen mit einer kleinen Eindellung in der Mitte. Sie können sich recht schnell an Körper, Armen, Beinen oder auch im Gesicht ausbreiten. Manchmal entzünden sie sich und haben dann einen roten Hof. Danach verschwinden sie häufig. Von einigen Hautärzten werden sie geritzt und ausgedrückt, was für das Kind schmerzhaft ist und nicht selten für eine noch schnellere Ausbreitung sorgt. Wir empfehlen daher, direkt den Homöopathen aufzusuchen oder selbst einen Behandlungsversuch zu machen.

**Dornwarzen** (auch Stechwarzen genannt) befinden sich vorwiegend an Händen und Füßen. Sie sind stark verhornt und enthalten ab einer gewissen Größe kleine schwarze Pünktchen. An den Füßen sind sie oft schmerzhaft und sollten dann entsprechend abgepolstert werden, an den Händen sind sie eher ein kosmetisches Problem. Wenn Warzen nicht innerhalb einiger Wochen verschwinden oder deutlich besser werden, kommt nur eine konstitutionelle Behandlung in Frage. Zur äußerlichen Unterstützung können Sie **Thuja-Urtinktur** oder **Chelidonium-Urtinktur** mit einem Watteträger auf die Warzen auftragen.

| Homöopathische Mittel bei Warzen | |
|---|---|
| **▸ Acidum nitricum** | |
| Charakteristika | Die Warzen bluten beim Waschen oder bei Berührung leicht |
| Potenz/Dosierung | Einige Globuli D 12 einmal täglich über 3-4 Wochen |
| **▸ Causticum** | |
| Charakteristika | Warzen an den Fingerspitzen oder nahe bei den Nägeln, gestielte Warzen |
| Potenz/Dosierung | Einige Globuli D12 einmal täglich über 3-4 Wochen |
| **▸ Thuja** | |
| Charakteristika | Wichtigstes Mittel bei allen Warzen (Dell- und Dornwarzen), manchmal durch kaltes Baden ausgelöst |
| Potenz/Dosierung | Einige Globuli D 12 einmal täglich über 3-4 Wochen |

# 3.5. Kinderkrankheiten

## Allgemeines

> **!** Alle Kinderkrankheiten - bis auf Windpocken (siehe S. 406) - sind nur durch **direkten Kontakt** mit einer infizierten Person übertragbar, nicht aber durch Gesunde, die sich z.B. im selben Zimmer aufgehalten haben.

Bei Kinderkrankheiten sollten Sie Ihr Kind grundsätzlich nicht allein behandeln, sondern eine Homöopathin zu Rate ziehen. Bei guter Abwehrlage können Kinderkrankheiten zwar heftig verlaufen, stellen aber im Allgemeinen keine Gefährdung dar, sondern eine wichtige Übung für die Reifung des Immunsystems.

Woran können Sie ein geschwächtes Immunsystem erkennen? Wir raten Ihnen aufzuschreiben, wann, wie lange und woran ihr Kind erkrankt war, welche Symptome auftraten, ob und wie die Erkrankung behandelt wurde. So bekommen sie eine Übersicht, die es ermöglicht, die Abwehrlage des Kindes als eher labil, durchschnittlich oder stark zu erkennen. Die Kernfrage dabei ist nicht nur, wie häufig ein Kind erkrankt, sondern auch, auf welche Art und Weise es auf Krankheitsreize reagiert. So kann ein Kind in einem Lebensabschnitt zwar häufiger krank sein, die Krankheiten aber jeweils durch gute Abwehrleistung rasch überwinden.

**Ein Beispiel**: Das Kind bekommt Fieber, das in kurzer Zeit auf 40 Grad Celsius ansteigt, zeigt aber sonst keine

Befindensänderungen. Das Fieber dauert etwa drei Tage, fällt gegen Morgen und steigt am Abend wieder an. Schließlich treten starke Schweiße auf und das Fieber fällt. Das Kind erholt sich noch einen Tag im Bett und ist dann wieder fit.

Das Kind in unserem Beispiel reagiert angemessen, hat ein starkes Immunsystem und braucht keine spezielle Behandlung, abgesehen von Bettruhe, viel Flüssigkeit und einer passenden Diät. Selbst ein homöopathisches Mittel ist in diesem Fall überflüssig, da es sich nicht um eine krankhafte, sondern um eine gesunde, das heißt angemessene Reaktion des Organismus handelt. Viele Kinder reagieren so, wenn sie in einer kindgemäßen Umgebung aufwachsen können, das heißt Platz zum Spielen und zum Toben haben, täglich mehrere Stunden im Freien sind, ihrem Sinn für Entdeckungen nachgehen und ihre eigenen Erfahrungen machen können.

Kinder, die diese Möglichkeiten nicht haben oder, was ihre Gesundheit betrifft, erblich belastet sind, neigen eher zu Erkrankungen, die sich über Wochen oder Monate hinschleppen. Dazwischen werden sie nicht richtig gesund oder sind, kaum genesen, schon wieder krank. Diese Kinder reagieren auf Krankheitsreize nicht angemessen. Sie können einen aggressiven Erreger nicht durch hohes Fieber und starke Gegenwehr überwinden. Bei einem derartig geschwächten oder labilen Immunsystem raten wir, auch bei "harmlos" erscheinenden Krankheiten einen Homöopathen aufzusuchen, da eine konstitutionelle Behandlung erforderlich ist.

> **!** Hinweise auf eine **Schwächung des Immunsystems** sind Allergien, chronische Krankheiten und akute Erkrankungen, die nicht vollständig ausheilen. Antibiotika, Cortison und andere allopathische (schulmedizinische) Medikamente sowie Impfungen können zu einer Schwächung des Immunsystems führen oder beitragen.

Die Frage, ob ein Kind so krank ist, dass es Antibiotika braucht, oder ob es vielleicht deshalb so häufig erkrankt, weil es häufig Antibiotika verordnet bekommt, lässt sich oft kaum beantworten. Fest steht, dass durch die allopathische Behandlung ein Teufelskreis entstehen kann, aus dem das Kind nur schwer herauskommt. An diesem Punkt kommen viele Eltern mit ihren Kindern in die homöopathische Praxis und klagen: "Jedes Mal, wenn unser Kind einem stärkeren Reiz wie Kälte, Hitze, Zugluft oder der geringsten Ansteckungsmöglichkeit ausgesetzt ist, wird es krank."

Die Behandlung von abwehrgeschwächten Kindern ist auch in der Homöopathie nicht immer einfach und erfordert von Kind und Eltern Geduld und Vertrauen.

Der Vollständigkeit halber und für Notfälle auf Reisen oder bei ähnlichen Gelegenheiten sind Kinderkrankheiten und ihre Behandlung in diesem Buch trotzdem enthalten.

! Auch wenn Kinderkrankheiten "normal" beginnen, können sich bei abwehrgeschwächten Kindern Komplikationen einstellen, die im schlimmsten Fall lebensbedrohlich sind. Diese **Komplikationen** sind äußerst selten und müssen **möglichst frühzeitig erkannt** werden. Aus diesem Grund sollten Sie bei Kinderkrankheiten immer therapeutischen Rat einholen.

### Welchen Sinn haben Kinderkrankheiten?

Wie jede andere Krankheit auch, stellt die Auseinandersetzung mit einer Kinderkrankheit eine wichtige Übung für die Abwehr des Kindes dar. Genau so wie ein trainierter Muskel besser arbeitet als ein untrainierter, hat die erfolgreiche Überwindung einer Krankheit eine Stärkung des kindlichen Immunsystems zur Folge. Bestimmte Kinderkrankheiten sollen sogar einen positiven Einfluss auf Erbschwächen haben, die von den Eltern an die Kinder weitergegeben wurden. Wenn beispielsweise in einer Familie eine Häufung von Asthma oder Tuberkulose bei den Vorfahren zu verzeichnen ist, neigen auch die Kinder zu Erkrankungen der Lunge. Diese Neigung muss nicht zwangsläufig in Erscheinung treten, wie wir bei Geschwistern häufig beobachten können: Das eine ist eher robust, das andere anfälliger. Hat nun das schwächere Kind die Möglich-keit, eine Kinderkrankheit durchzumachen, in unserem Fall Keuchhusten, kann es durch diese akute Erkrankung die ererbte Lungenschwäche aufarbeiten und wird nach der Genesung nicht mehr so anfällig sein wie früher.

> ! Aus homöopathischer Sicht spricht jede Kinderkrankheit schwerpunktmäßig eine andere, meist **erblich bedingte Erkrankung oder Schwäche** an, die durch die überstandene Erkrankung gebessert oder zum Verschwinden gebracht werden kann.

Eine antibiotische Behandlung ist bei Kinderkrankheiten im Allgemeinen nicht notwendig (von wenigen Ausnahmen abgesehen). Antibiotika haben auf (Kinder-)Krankheiten, die durch Viren hervorgerufen werden, keinerlei Einfluss.

### Die Bedeutung des Hautausschlags

Bei Masern, Röteln, Windpocken, Scharlach, Diphtherie und Dreitagefieber entwickelt sich ein Hautausschlag, dem aus homöopathischer Sicht eine besondere Bedeutung zukommt. Durch den Ausschlag kann das Kind die Erkrankung nach außen bringen. Damit werden innere Organe entlastet, die nicht so regenerationsfähig sind. Die innere Haut (Schleimhäute des Atmungs- und Verdauungstraktes) und die äußere Haut stellen einen Bereich hoher Regenerationsfähigkeit dar; sie verkraften viel und erholen sich schnell und erstaunlich gut. Die gefürchteten Komplikationen aber betreffen immer innere Bereiche wie beispielsweise Lunge, Nieren, Bauchspeicheldrüse, Herz, Knochen, Nervensystem und Fortpflanzungsorgane. Deswegen ist es uns in der homöopathischen Behandlung so wichtig, dass sich Hautausschläge deutlich entwickeln. Je **ausgeprägter** der Hautausschlag, desto **geringer** die Gefahr von eventuellen Komplikationen.

## Dreitagefieber

**(Exanthema subitum)**

Es handelt sich dabei um eine harmlose Virusinfektion, die im Allgemeinen nicht behandelt werden muss. Falls das Fieber sehr hoch und das Kind sehr unruhig ist, können Sie im Kapitel Fieber (Seite 296) ein passendes Arzneimittel finden.

### Erreger

Eine Art Herpes-Virus.

### Inkubationszeit

5-15 Tage.

### Krankheitsdauer

Etwa 4 Tage bis 1 Woche.

### Altersgipfel

Am häufigsten erkranken Kinder im zweiten Lebensjahr.

### Ansteckungsgefahr

Übertragung durch direkten Kontakt, es besteht aber geringe Infektiosität.

### Krankheitsverlauf

Plötzlich auftretendes, hohes Fieber von 3-4 Tagen Dauer, wird von einem fleckförmigen, hellroten Ausschlag (ähnlich dem Masernausschlag) abgelöst. Der Ausschlag erscheint erst am Rumpf, dann auf Hals, Gesicht und Extremitäten und verschwindet nach 1-2 Tagen wieder.

### Komplikationen

Äußerst selten kann es bei hohem Fieber zu Fieberkrämpfen kommen; in diesem Fall den Notarzt rufen!

## Keuchhusten

**(Pertussis)**

Keuchhusten kann zwar heftig verlaufen und den Eltern wegen der Hustenanfälle des Kindes nachts den Schlaf rauben, ist aber im Allgemeinen nicht als gefährlich zu bezeichnen. Nur für Säuglinge kann Gefahr bestehen, weil ihr Nervensystem und damit auch das Atem- und Hustenzentrum in diesem Alter noch nicht genügend ausgereift sind. Eine Ansteckung in diesem Alter ist jedoch eher selten.

> ! Sollte bei einem Säugling Verdacht auf Keuchhusten bestehen, suchen Sie bitte **sofort ärztliche Hilfe** auf!

Von schulmedizinischer Seite werden bei Keuchhusten oft Antibiotika verschrieben. Auch gegen Keuchhusten geimpfte Kinder können an Keuchhusten erkranken.

### Erreger

Bordetella pertussis, eine Bakterienart.

### Inkubationszeit

1-2 Wochen.

**Krankheitsdauer**

6 Wochen bis 3 Monate.

**Altersgipfel**

Am häufigsten in den ersten 6 Lebensjahren, aber auch bei Erwachsenen möglich.

**Ansteckungsgefahr**

Am stärksten im Vorstadium, wenn noch kein Husten besteht. In den ersten 14 Tagen des Hustenstadiums noch stark, danach nur noch schwach ansteckend.

**Krankheitsverlauf**

Das grippale Vorstadium dauert 1-2 Wochen: Das Kind hat Schnupfen, trockenen Husten, der Hals ist rau, die Augen sind entzündet. Jetzt ist die Ansteckungsgefahr am größten. Danach bricht der eigentliche Keuchhusten aus: Der Husten ist trocken oder rasselnd, krampfhaft, keuchend oder bellend mit vielen kurzen, ununterbrochenen Hustenstößen mit Atemnot. Es folgt ein ziehendes, tiefes und deutlich hörbares Einatmen (dem der Keuchhusten seinen Namen verdankt). Während des Anfalls schwillt das Gesicht rot an, die Augen tränen, bei heftigem Husten kann es zum Erbrechen kommen, was die Atemnot noch verstärkt. In weniger heftigen Fällen würgt das Kind am Ende des Hustenanfalls glasigen Schleim hoch ohne sich zu erbrechen.

Je nach Intensität des Keuchhustens folgen die Hustenanfälle in kürzeren (zehn und mehr Anfälle) oder längeren Abständen (drei bis vier pro Tag). In den nächsten zwei bis sechs Wochen lassen die Anfälle langsam nach, um schließlich ganz abzuklingen.

### Komplikationen

Bei Säuglingen ist immer Vorsicht geboten - nehmen Sie unbedingt ärztliche Hilfe in Anspruch! Bei kleineren Kindern besteht die Gefahr einer Lungenentzündung. Durch den starken Druck beim Husten kann es zu Lungenschädigungen, durch Sauerstoffmangel ganz selten zu einer Hirnschädigung oder Krampfanfällen kommen.

> **!** Wenn ein Kind wegen Keuchhusten bereits Antibiotika bekommen hat oder aber gegen Keuchhusten geimpft wurde und nun daran erkrankt, sollten Sie die Behandlung einem erfahrenen Homöopathen überlassen!

Für die Eltern ist diese Erkrankung meist belastender als für das Kind selbst. Hier einige Tipps:

- Versuchen Sie während des Hustenanfalls so ruhig wie möglich zu bleiben. Helfen Sie dem Kind, wenn es nach Hilfe verlangt: Vielleicht streckt es die Arme hoch und will auf Ihren Arm oder es möchte sich lieber nach vorne beugen um den Schleim besser loswerden zu können. Beobachten Sie Ihr Kind und richten Sie sich nach seinen Bedürfnissen.

Streichen Sie Ihrem Kind während des Hustenanfalls ruhig und langsam über den Rücken.

- Legen Sie sich und dem Kind alles zurecht, was wichtig sein könnte, besonders nachts (frisches Bettzeug und Eimer, falls es erbricht; etwas zu trinken usw.).
- Sollten mehrere Kinder gleichzeitig erkrankt sein, lassen Sie sie in getrennten Zimmern schlafen, damit sie sich nachts nicht durch die Hustenanfälle gegenseitig aufwecken.
- Wechseln Sie sich (wenn möglich) nachts mit der Betreuung des kranken Kindes ab.

Ein richtig gewähltes homöopathisches Mittel wird den Keuchhusten nicht völlig zum Verschwinden bringen, aber die Hustenanfälle und ihre Häufigkeit mildern.

Wenn Ihr Kind nach Abklingen des Keuchhustens weiterhin an heftigen Hustenattacken leidet, liegt eine konstitutionelle Schwäche vor, die von einem erfahrenen Homöopathen behandelt werden sollte.

Zusätzlich kann eine Luftveränderung, z.B. ein Urlaub in den Bergen, eine deutliche Verringerung der Hustenanfälle bewirken.

Auch der Aufenthalt in einem Kuh- oder Ziegenstall (täglich etwa 10-20 Minuten) hat durch die "Luftveränderung" schon Linderung bewirkt.

## Homöopathische Mittel bei Keuchhusten

### ▸ Belladonna

| | |
|---|---|
| Charakteristika | Trockener, krampfhafter, heftiger, schmerzhafter Husten; roter Kopf, Husten mit Heiserkeit; bellender Husten |
| Gemütslage | Ruhelos |
| Verschlimmerung | Licht, Geräusche, Erschütterung, nachts, beim Hinlegen |
| Besserung | Aufsetzen, Ruhe |
| Potenz/Dosierung | Einmalige Gabe C30 |

Bemerkung: Angezeigt, wenn Anfälle sehr heftig und plötzlich sind.

### ▸ Bryonia

| | |
|---|---|
| Charakteristika | Extrem schmerzhafter, trockener Husten; Kind hält sich die Brust, muss sich aufsetzen; stechende Schmerzen, großer Durst auf kalte Getränke |
| Gemütslage | Reizbar, abweisend |

| | |
|---|---|
| Verschlimmerung | Durch die geringste Erschütterung, beim Betreten eines warmen Zimmers |
| Besserung | Druck, Halten der Brust, Ruhe |
| Potenz/Dosierung | D6 oder D12 zweimal täglich einige Globuli |

Bemerkung: Angezeigt bei Verschlechterung durch die geringste Bewegung oder Erschütterung.

## Coccus cacti

| | |
|---|---|
| Charakteristika | Keuchhustenanfälle mit weißem, dickem, zähem Schleim, Schleimerbrechen am Ende des Anfalls unter Anstrengung, erstickender Husten, rotes Gesicht |
| Gemütslage | Niedergeschlagen |
| Verschlimmerung | Nach dem Schlafen, im Liegen, bei Anstrengung, durch Essen |
| Besserung | Kalte Luft oder kalte Getränke |

| | |
|---|---|
| Potenz/Dosierung | D6 oder D12 zweimal täglich einige Globuli |

Bemerkung: Angezeigt, wenn der Schleim schwer abzuhusten ist.

## ▸ Cuprum

| | |
|---|---|
| Charakteristika | Extrem krampfhafter Husten, Gefühl der Einschnürung, das Gesicht läuft bläulich an, krampfhaftes Erbrechen, Erstickungsanfälle beim Husten |
| Gemütslage | Große Ängstlichkeit |
| Verschlimmerung | Bei Berührung |
| Besserung | Durch Trinken von kaltem Wasser |
| Potenz/Dosierung | D6 oder D12 zweimal täglich einige Globuli |

Bemerkung: Angezeigt, wenn der Hustenanfall leichter wird, sobald das Kind einen Schluck Wasser trinkt.

## ▸ Drosera

| | |
|---|---|
| Charakteristika | Heftige Hustenanfälle, die schnell aufeinander folgen; trockener, kurzer, hackender, würgender und nachts besonders schlimmer Husten; Erbrechen durch Husten; Husten beim Hinlegen, beim Lachen und Reden |
| Gemütslage | Ruhelos, will nicht alleine sein |
| Verschlimmerung | Nach Mitternacht; im Liegen |
| Besserung | Frische Luft |
| Potenz/Dosierung | D6 oder D12 2x tägl. einige Globuli |

Bemerkung: Eines der wichtigsten Mittel bei Keuchhusten.

## ▸ Sticta pulmonaria

| | |
|---|---|
| Charakteristika | Trockener Husten nachts, Schmerzen und raues Gefühl in der Brust beim Husten |
| Gemütslage | Erschöpft |
| Verschlimmerung | Abends; beim Einatmen |
| Besserung | -- |

| Potenz/Dosierung | D6 oder D12 2x tägl. einige Globuli |
|---|---|
| Bemerkung: Angezeigt bei großer Trockenheit des Hustens und wenig Absonderungen. | |

## Masern

**(Morbilli)**

Masern sind, ähnlich wie Windpocken, eine Kinderkrankheit, die sehr leicht übertragen wird.

### Erreger

Masernvirus.

### Inkubationszeit

9-12 Tage.

### Krankheitsdauer

Etwa 2 Wochen.

### Altersgipfel

Seit Einführung der Impfung meist erst ab dem 10. Lebensjahr, sonst früher.

### Ansteckungsgefahr

Am stärksten vor dem Ausbruch der Krankheit, wenn noch keinerlei Symptome vorhanden; Masern bleiben bis etwa 6 Tage nach Ausbruch des Hautausschlags ansteckend; Übertragung durch Tröpfcheninfektion oder direkten Kontakt.

## Krankheitsverlauf

Der Beginn von Masern ähnelt meist einem grippalen Infekt mit Fieber von 38-40 Grad Celsius, Schnupfen, Husten, Halsschmerzen und Bindehautentzündung mit Lichtscheu. Die Kinder machen oft einen jämmerlichen Eindruck, "verheult, verrotzt, verquollen". Nach 2-3 Tagen entwickelt sich in der Wangenschleimhaut in Höhe der Backenzähne ein Ausschlag (die so genannten Koplikflecken, kleine weiße Stippchen mit rötlichem Hof), der etwa 3 Tage anhält.

Am 4. Tag steigt das Fieber an bis auf 40 Grad Celsius und der Hautausschlag entwickelt sich, hinter den Ohren beginnend, und breitet sich über den ganzen Körper aus. Es zeigen sich linsengroße, leicht erhabene, rote Flecken, die ineinander übergehen können. Allerdings kann das Aussehen des Hautausschlages auch variieren. Nach weiteren 3-4 Tagen beginnt der Hautausschlag abzublassen, das Fieber fällt und die Haut schuppt sich leicht ab. Nach überstandener Krankheit sollte das Kind noch einige Tage zu Hause bleiben.

## Komplikationen

Seltene Komplikationen sind Mittelohrentzündung, Lungenentzündung, Masernkrupp, Blinddarm-entzündung, Gehirnentzündung.

■ Bemerkung

Säuglinge erkranken in der Regel nicht, da sie noch mütterliche Antikörper besitzen (vorausgesetzt, die Mutter hat die Kinderkrankheit selbst gehabt oder besitzt noch schützende Antikörper von einer Impfung). Bei geimpften Kindern können die Symptome trotz Impfung in abgeschwächter Form auftreten. Die Inkubationszeit ist dann verlängert.

## Homöopathische Mittel bei Masern

### ▸ Aconitum napellus

| | |
|---|---|
| Charakteristika | Große Plötzlichkeit und Heftigkeit der Erkrankung; hohes Fieber ohne Schweiß; Husten trocken, schmerzhaft, kurz, bellend; Haut u. Schleimhaut heiß, trocken und gerötet |
| Gemütslage | Unruhig, ängstlich |
| Verschlimmerung | Kälte, auch Folgen von kaltem, trockenem Wetter oder kaltem Wind |
| Besserung | Frische Luft, Ruhe |

| | |
|---|---|
| Potenz/Dosierung | Einmalige Gabe C30, evtl. Wasserglasmethode (siehe S. 228) |
| Bemerkung: Wichtiges Mittel zu Beginn der Masern; wenn nach Mittelgabe Schweiße einsetzen, folgt Sulfur gut (siehe S. 213). | |

## ▸ Bryonia

| | |
|---|---|
| Charakteristika | Fieber anhaltend hoch, Gesicht aufgedunsen, heiß und gerötet, Lippen trocken; großer Durst nach kalten Getränken, aber Trinken sehr schmerzhaft; alles verschlimmert sich bei der geringsten Bewegung, Schmerzen beim Husten, Kind hält sich die Brust; stechende oder brennende Schmerzen |
| Gemütslage | Abweisend oder gereizt, Kind will Ruhe haben und liegt ganz still |
| Verschlimmerung | Geringste Bewegung, Hitze, Trockenheit |
| Besserung | Druck, Liegen auf der schmerzhaften Seite, kühle, frische Luft, Ruhe |
| Potenz/Dosierung | Einmalige Gabe C30 oder D6/D12 zwei- bis dreimal täglich |

Bemerkung: Verschlimmerung durch Bewegung ist sehr ausgeprägt, bei Besserung durch Bewegung ist Bryonia nicht angezeigt.

## ▸ Euphrasia

| | |
|---|---|
| Charakteristika | Starker und scharfer Tränenfluss, gelbgrüne Absonderungen aus den Augen; Bindehaut und Lider entzündet; lichtscheu |
| Gemütslage | -- |
| Verschlimmerung | Sonne, Wind, in geschlossenen Räumen |
| Besserung | Frische Luft |
| Potenz/Dosierung | Einige Globuli D6 oder D12 zwei- bis dreimal täglich |

Bemerkung: Hilfreich, wenn der Hautausschlag noch nicht erschienen ist, aber die Augen stark entzündet sind.

| ▸ Pulsatilla | |
|---|---|
| Charakteristika | Gesicht stark verquollen, Augen entzündet und tränend; Absonderungen mild und gelbgrün (aus Ohren, Nase, Augen, Hals); Symptome wandern und ändern sich häufig; Durstlosigkeit; Kind fröstelt leicht im Fieber, Temperatur schwer einzuschätzen, widerspricht scheinbar dem Thermometer; Husten meist trocken oder abends und nachts trocken, morgens locker, Kind muss sich beim Husten aufsetzen |
| Gemütslage | Sensibel, weinerlich, wechselhaft; großes Verlangen nach Zuwendung, Gesellschaft und Trost |
| Verschlimmerung | Wärme aller Art, auch warmes Zimmer oder Bettwärme; am Abend |
| Besserung | Frische Luft, Kälte |
| Potenz/Dosierung | Einige Globuli D6 oder D12 zwei- bis dreimal täglich |

Bemerkung: Wichtiges Mittel, wenn nach den Masern Husten zurückbleibt.

| ▸ Sulfur | |
|---|---|
| Charakteristika | Große Hitze und Röte am ganzen Körper (v.a. Kopf, Ohren, Körperöffnungen); übel riechende, scharfe Ausscheidungen (Tränen, Nasenschleim, Schweiß, Stuhl, Urin); Hautausschlag rot, juckend, heiß und brennend; Fieber hoch, fällt, um bald wieder zu steigen; starke Schweiße, senken das Fieber nur kurz; heftiger Husten |
| Gemütslage | Unruhig |
| Verschlimmerung | Hitze, im Bett; 11 Uhr Vormittag; im Stehen |
| Besserung | Frische Luft, Bewegung |
| Potenz/Dosierung | Einige Globuli D6 oder D12 zwei- bis dreimal täglich |

Bemerkung: Fördert den Hautausschlag und ist deshalb bei schleppendem Verlauf angezeigt.

## Mumps ("Ziegenpeter")

**(Parotitis epidemica)**

Bei Mumps handelt es sich um eine Kinderkrankheit, die mit einer Entzündung der Ohrspeicheldrüse einhergeht und den Kindern durch die starke Schwellung um Ohr und Kiefergelenk herum das typische "Mumpsgesicht" verleiht. Die Entzündung kann ein- oder beidseitig auftreten, die Haut ist durch die Schwellung gespannt, es können Schmerzen im Hals-, Kiefer- und Ohrbereich entstehen.

### Erreger

Mumpsvirus.

### Inkubationszeit

2-3 Wochen.

### Krankheitsdauer

Etwa 2 Wochen.

### Altersgipfel

In jedem Alter möglich, am häufigsten zwischen 5. und 15. Lebensjahr.

### Ansteckungsgefahr

6 Tage vor dem Ausbruch der Krankheit bis zum Abklingen der Krankheitssymptome. Die Übertragung kann durch Speichel und Urin erfolgen.

## Krankheitsverlauf

Das Kind klagt anfangs über Schmerzen beim Öffnen und Schließen des Mundes, da durch die Ohrspeicheldrüsenschwellung die Beweglichkeit des Kiefergelenks eingeschränkt ist. Aus diesem Grund will das Kind auch nicht gerne essen. Meist kommt es zu Fieber. Bei manchen Kindern verläuft Mumps so leicht und harmlos, dass sie kaum Schwellungen und Fieber entwickeln. Andere reagieren heftig und mit hohem Fieber. Bei Mumps können verschiedene drüsige Organe mitreagieren und anschwellen, etwa die Halslymphknoten, die Bauchspeicheldrüse (die dann Bauchschmerzen verursacht), die Brustdrüsen, die Eierstöcke oder die Hoden.

## Komplikationen

Im schlimmsten Fall (sehr selten!) kann es zu einer Entzündung von Brustdrüsen, Eierstöcken, Bauchspeicheldrüse, Hoden oder zu einer Gehirnhautentzündung kommen. Das Komplikationsrisiko steigt mit zunehmendem Alter. Nach der Pubertät kann die Krankheit zu Unfruchtbarkeit führen (siehe S. 52).

## Homöopathische Mittel bei Mumps

| ▸ Belladonna | |
|---|---|
| Charakteristika | Plötzliche, heftige Beschwerden, Rötung, Schwellung, Hitze, Trockenheit von Haut und Schleimhäuten, trockener Mund mit oder ohne Durst; extreme, hämmernde, reißende oder brennende Schmerzen, heißer Kopf, kalte Extremitäten; die Unterkieferdrüsen können durch die starke Entzündung mitbetroffen sein |
| Gemütslage | Ruhelosigkeit, Angst, Fieberfantasien |
| Verschlimmerung | Licht, Bewegung, laute Geräusche, Berührung, Erschütterung, Hitze; das Kind fiebert höher ab etwa 15 Uhr bis 3 Uhr nachts |
| Besserung | Ruhe, fester Gegendruck bei Kopfschmerzen |
| Potenz/Dosierung | C30 einmalig oder Wasserglasmethode |
| Bemerkung: Wichtiges Arzneimittel bei heftig verlaufenden Entzündungen oder zu Beginn der Erkrankung. | |

| ▸ Lachesis | |
|---|---|
| Charakteristika | Linksseitigkeit der Beschwerden oder Entzündung wandert von links nach rechts, starkes Engegefühl im Hals, Erstickungsgefühl, stechende Schmerzen oder auch wie wund, deutliche Schmerzen beim leer Schlucken und Trinken, Abneigung gegen Berührung am Hals und gegen Wickel |
| Gemütslage | -- |
| Verschlimmerung | Deutliche Verschlimmerung nach Schlaf; Druck oder Enge, leichte Berührung |
| Besserung | Sobald Ausscheidungen in Gang gesetzt werden (Schweiß, Stuhl, Urin) |
| Potenz/Dosierung | Einmalige Gabe C30 einmalig (evtl. wiederholen) |

Bemerkung: Wichtiges Mittel bei Enge im Hals und wenn das Kind glaubt zu ersticken.

| ▸ Lycopodium | |
|---|---|
| Charakteristika | Ausgesprochen rechtsseitiges Mittel, Entzündung wandert von rechts nach links; Nase trocken oder verstopft, besonders beim Liegen im Bett; Verlangen nach warmen Getränken, häufig Verdauungsbeschwerden (Völlegefühl, Blähungen, Bauchschmerzen) |
| Gemütslage | Schwierige Kranke, eigenwillig |
| Verschlimmerung | 16-20 Uhr, warmes Zimmer, Bettruhe |
| Besserung | Warme Getränke, Aufdecken |
| Potenz/Dosierung | Einige Globuli D6 oder D12 zwei- bis dreimal täglich |

## ▸ Mercurius

| | |
|---|---|
| Charakteristika | Ausgesprochen starke Verschlimmerung nachts mit Ruhelosigkeit, großer Schwäche und Müdigkeit; starke Schweiße, die nicht erleichtern, sondern schwächen; immer feuchte Haut, Neigung zu Eiterungen; übler Mundgeruch, übel riechende Ausscheidungen (Schweiß, Stuhl, Urin); vermehrter Speichelfluss, metallischer Geschmack im Mund; starker Durst bei feuchtem Mund; starke Schwellung der Ohrspeicheldrüse mit tief gehenden Schmerzen |
| Gemütslage | Empfindlich, ruhelos, geschwächt |
| Verschlimmerung | Nachts, durch Bettwärme, beim Schwitzen, feuchtkaltes Wetter; durch Hitze wie durch Kälte |
| Besserung | -- |
| Potenz/Dosierung | Einmalige Gabe C30; bei niedrig potenzierter häufiger Verabreichung Gefahr der Symptomunterdrückung! |

| ▸ Pulsatilla | |
|---|---|
| Charakteristika | Allmähliche Entwicklung der Krankheit; wandernde und wechselnde Beschwerden; meist ausgeprägte Durstlosigkeit; Haut- und Schleimhautabsonderungen gelbgrün und mild, reizen die Haut nicht; starkes Verlangen nach frischer Luft; äußeres Ohr rot und geschwollen, besonders auch das Ohrläppchen |
| Gemütslage | Weinerlich, sensibel, großes Verlangen nach Beistand und Trost, oft wechselhafte Laune |
| Verschlimmerung | Wärme, auch warme Luft, geschlossene Räume, abends |
| Besserung | Kälte, frische Luft, hoch gelagerter Kopf |
| Potenz/Dosierung | D6 oder D12 zweimal täglich einige Globuli |
| Bemerkung: Das wichtigste Mittel, wenn sich bei Mumps innere Organe mitentzünden (Brustdrüsen, Bauchspeicheldrüse, Eierstöcke, Hoden). | |

# Ringelröteln

**(Erythema infectiosum)**

Ringelröteln ist eine harmlose Infektionskrankheit mit schmetterlingsförmiger Gesichtsrötung und ohne stärkere Allgemeinerscheinungen. Meist tritt kein oder nur leichtes Fieber auf.

## Erreger

Parvovirus.

## Inkubationszeit

6–14 Tage.

## Krankheitsdauer

Bis zu 2 Wochen, selten mehrere Wochen.

## Altersgipfel

4. bis 10. Lebensjahr.

## Ansteckungsgefahr

Vor Erscheinen des Hautausschlages am größten; Übertragung durch Tröpfcheninfektion.

## Krankheitsverlauf

Es bildet sich ein girlandenförmiger Hautausschlag, der im Gesicht schmetterlingsförmig beginnt (Mundregion bleibt ausgespart) und sich nach etwa 1 Woche über den restlichen Körper ausbreitet, um dort Tage bis Wochen bestehen zu bleiben. Erkrankung verläuft bei Kindern so harmlos, dass meist keine Behandlung nötig.

### ■ Komplikationen

Bei Übertragung von einer Schwangeren auf das ungeborene Kind sind Komplikationen möglich, jedoch nicht so schwerwiegende wie bei Röteln.

## ■ Röteln

**(Rubeola)**

Röteln verlaufen meist harmlos und müssen nur selten homöopathisch unterstützt werden.

### ■ Erreger

Rötelnvirus.

### ■ Inkubationszeit

2-3 Wochen.

### ■ Krankheitsdauer

Etwa 10 Tage.

### ■ Altersgipfel

Vorwiegend Schulkinder und junge Erwachsene.

### ■ Ansteckungsgefahr

1 Woche bevor der Ausschlag erscheint bis 1 Woche danach.

### ■ Krankheitsverlauf

Grippeanzeichen, ähnlich wie bei Masern, aber viel weniger heftig und nur mit leichtem oder ohne Fieber.

Die Lymphknoten im Nacken und hinter den Ohren sind geschwollen und schmerzen auf Druck. Innerhalb der nächsten 2 Tage tritt der Ausschlag auf: Kleine, hellrote Punkte mit blassem Hof, die ineinander übergehen können, anfangs im Gesicht, dann an Brust und Rücken, schließlich auch an Armen und Beinen. Die Krankheit verläuft bei einem Viertel der Kinder völlig unbemerkt, bei einem weiteren Viertel nur sehr schwach und ohne Hautausschlag.

### Komplikationen

Es kann zu Missbildungen eines Kindes im Mutterleib kommen, wenn die Mutter selbst die Röteln noch nicht durchgemacht hat und sich während der Schwangerschaft ansteckt.

## Mögliches homöopathisches Mittel bei Röteln

### ▸ Sulfur

| | |
|---|---|
| Charakteristika | Hautausschlag tritt nicht oder nur unvollständig hervor; dem Kind ist heiß, die Haut ist gerötet |
| Potenz/Dosierung | Einmalige Gabe C30 |

Bemerkung: Sollte das Fieber wider Erwarten höher sein, siehe unter Fieber, Seite 296.

## Scharlach

**(Scarlatina)**

Bei Scharlach handelt es sich um eine eitrige Halsentzündung (Angina), die mit starken Allgemeinbeschwerden und einem Hautausschlag einhergeht.

### Erreger

Streptokokken der Gruppe A

### Inkubationszeit

1-4 Tage

### Krankheitsdauer

Etwa 2-3 Wochen

### Altersgipfel

Am häufigsten zwischen 4. und 12. Lebensjahr, nie im 1. Lebensjahr

### Ansteckungsgefahr

Die Erkrankung kann von Scharlachkranken oder auch von gesunden Keimträgern übertragen werden. Es erkranken jeweils nur einige Kinder mit einer bestimmten (meist geschwächten) Abwehrlage. Ohne Antibiotikabehandlung verlangen Kindergarten, Schule etc. meist, dass die Kinder 4-6 Wochen zu Hause bleiben und bei 2 Rachenabstrichen der Erreger nicht mehr nachgewiesen werden kann.

Dieser Nachweis gestaltet sich oft problematisch, denn auch bei Kindern, die nicht erkranken, werden häufig Erreger gefunden. Manchmal verschwinden auch nach der Antibiotikabehandlung die Streptokokken (das Kind ist also schulmedizinisch gesehen scharlachfrei), um nach einigen Tagen oder Wochen wieder aufzutauchen; das Kind ist dann wieder ansteckend, was erneut Anlass zur Antibiotikagabe geben kann. Auf diese Weise können Kinder viele Male Scharlach bekommen, weil sie keine Immunität erlangen; ein Immunitätsschutz entsteht erst dann, wenn der komplette Scharlach (mit Hautausschlag) durchgemacht wurde.

## Krankheitsverlauf

Scharlach beginnt immer plötzlich und heftig. Das Fieber ist hoch, die Halslymphknoten sind verdickt, der Hals ist feuerrot ("scharlachrot") entzündet: Die Mandeln sind dick und eventuell eitrig; das Kind hat Schluckbeschwerden.

In den ersten Tagen ist die Zunge dick belegt, der Belag schält sich nach einigen Tagen ab, die Zunge sieht leuchtend rot und glänzend aus mit deutlich hervortretenden Papillen (so genannte Himbeerzunge). Bereits ab dem 2. Krankheitstag kann sich der Hautausschlag entwickeln: Leicht erhabene, stecknadelkopfgroße, rote Punkte (wie Sandpapier), die sich vom Kopf über den Rumpf bis zu den Extremitäten ausbreiten. Besonders ausgeprägt ist der Ausschlag an den Schenkelinnenseiten. Den einzigen ausschlagsfreien Bereich stellt die Region um den Mund dar (so genanntes Munddreieck). Am 3.-8. Tag nimmt das Fieber wellenförmig ab, der Ausschlag geht zurück und die Haut schuppt sich stark. Besonders auffällig ist die Abschilferung an Handinnenflächen und Fußsohlen.

Wenn der Scharlach ohne hohes Fieber, Ausschlag und deutliche Krankheitssymptome verläuft, weist die Abschuppung der Hand- und Fußsohlen oft als einzig verlässliches Symptom darauf hin, dass es sich bei der Erkrankung um Scharlach gehandelt haben muss.

### Komplikationen

In seltenen Fällen kann es zu Mittelohrentzündung, Abszessen im Halsbereich, Nieren-, Herz- oder Gelenkentzündung kommen. Aus diesem Grund ist nach Scharlach eine gewisse "Schonzeit" des Kindes angeraten. In jedem Falle sollten Sie das Kind während und nach Ende der Krankheit ärztlich untersuchen lassen, um sicher zu stellen, dass Herz und Nieren gesund sind.

## Homöopathische Mittel bei Scharlach

### ▸ Apis

| | |
|---|---|
| Charakteristika | Hohes Fieber mit Unruhe; starke ödematöse (= wässrige) Schwellung der Schleimhaut; Zäpfchen und Mandeln deutlich vergrößert; große Hitze; starkes Verlangen nach Kaltem, aber durstlos; stechende oder brennende Schmerzen |
| Gemütslage | Unruhig; aufgedreht, kindisch, reizbar |
| Verschlimmerung | Berührung, Wärme aller Art (warme Räume, Getränke, Auflagen etc.) |
| Besserung | Kälte (kalte Auflagen, kalte Luft, kalte Getränke), Abdecken |
| Potenz/Dosierung | Einmalige Gabe C30 (bei Bedarf wiederholen) |

Bemerkung: Angezeigt bei starker Schwellung im Rachenbereich.

| ▸ Belladonna | |
|---|---|
| Charakteristika | Sehr plötzliche und heftige Symptome, Rachen und Kopf stark gerötet, spürbar große Hitze; Fieber erscheint schnell, kann sehr hoch sein; Trockenheit von Haut und Schleimhäuten, alle äußeren Reize (körperliche Untersuchung, helles Licht, laute Geräusche, Erschütterung etc.) sind unangenehm |
| Gemütslage | Bei hohem Fieber: Fieberfantasien, sieht Geister und Tiere; Unruhe |
| Verschlimmerung | Hitze, Licht, Erschütterung, Geräusche, Berührung, von 15 Uhr bis 3 Uhr morgens |
| Besserung | Ruhe |
| Potenz/Dosierung | Einmalige Dosis C30, evtl. Wasserglasmethode |

Bemerkung: Das wichtigste und am häufigsten angezeigte Mittel bei Scharlach. Bei Kontaktpersonen auch vorbeugend bei den ersten Krankheitsanzeichen angezeigt.

## ▸ Lachesis

| | |
|---|---|
| Charakteristika | Linke Halsseite überwiegend betroffen oder: Erst links, dann rechts, große Enge im Hals; das Kind meint keine Luft zu bekommen; stechende Schmerzen, erstrecken sich bis zum Ohr, Leerschlucken und Trinken schmerzt sehr |
| Gemütslage | Aufgeregt, morgens schlecht gelaunt |
| Verschlimmerung | Nach dem Schlaf; morgens; Berührung, Druck und Enge am Hals; Hitze |
| Besserung | Durch Ausscheidungen (Schweiß, Hautausschlag, Urin, Stuhl), kalte Getränke |
| Potenz/Dosierung | Einmalige Gabe C30 (bei Bedarf wiederholen) |
| Bemerkung: Lachesis ist ein deutlich linksseitiges Mittel. | |

| ▸ Lycopodium | |
|---|---|
| Charakteristika | Rechte Mandel stärker betroffen oder: Entzündung erst rechts, dann links; Zunge geschwollen und rissig, Gesicht gelblich blass; Verlangen nach warmen Getränken; häufig Verdauungsbeschwerden (Völlegefühl, Blähungen, Bauchschmerzen) |
| Gemütslage | Oft schwierige, eigenwillige Kranke; Abneigung gegen Gesellschaft, kann aber nicht alleine sein |
| Verschlimmerung | 16–20 Uhr, warmes Zimmer, Bettruhe, kalte Getränke |
| Besserung | Warme Getränke, Aufdecken |
| Potenz/Dosierung | Einmalige Gabe C30 (bei Bedarf wiederholen) |
| Bemerkung: Lycopodium ist ein deutlich rechtsseitiges Mittel. | |

## ▸ Mercurius

| | |
|---|---|
| Charakteristika | Eiterbildung auf den Mandeln, fauliger Mundgeruch, metallischer oder süßlicher Geschmack im Mund, verstärkter Speichelfluss, dabei durstig; Zahneindrücke auf der Zunge; Schweiße, Haut ist (fast) immer feucht, dem Kind ist schnell zu heiß oder zu kalt; Schwäche und Erschöpfung |
| Gemütslage | Ruhelos, erschöpft, klagt besonders nachts über Beschwerden |
| Verschlimmerung | Nachts, durch Schweiß, Hitze, Kälte |
| Besserung | Ruhe |
| Potenz/Dosierung | Einmalige Gabe C30 |

Bemerkung: Angezeigt, wenn sich die Beschwerden eher langsam, mit großer Schwäche entwickeln.

## Windpocken

**(Varizellen)**

Windpocken stellen, ähnlich wie Röteln, eine harmlose Kinderkrankheit dar, die meist keiner Behandlung bedarf.

### Erreger

Varizellen-Zoster-Virus. Es handelt sich um denselben Erreger, der auch die Gürtelrose (Herpes zoster) hervorruft. So kann sich ein Erwachsener bei einem Kind mit Windpocken anstecken und daraufhin an einer Gürtelrose erkranken und umgekehrt.

### Inkubationszeit

Etwa 2-3 Wochen.

### Krankheitsdauer

Etwa 2 Wochen.

### Altersgipfel

Häufig zwischen 5. und 9. Lebensjahr, selten bei Säuglingen und Erwachsenen; bei schwer immungeschwächten Menschen (zum Beispiel bei Leukämiekranken) ist eine Zweiterkrankung möglich.

### Ansteckungsgefahr

Die Windpocken verdanken ihren Namen der Tatsache, dass sie quasi mit dem Wind auch über größere Entfernungen anstecken können. Sie sind stark infektiös 1 Tag vor bis 1 Woche nach Ausbruch des Hautausschlages.

Alle anderen Kinderkrankheiten sind nur durch direkten Kontakt mit einer infizierten Person übertragbar, nicht aber durch Gesunde, die sich z.B. mit Entfernung zum Kranken im selben Zimmer aufgehalten haben. Mit Windpocken können sich Personen jedoch auch anstecken, wenn sie ein Zimmer betreten, in welchem sich ein erkranktes Kind unmittelbar zuvor aufgehalten hat. Um Ansteckung zu vermeiden, lüften Sie das Zimmer einige Minuten kräftig durch.

Vor Ausbruch des Hautausschlags können die Kinder leichte grippale Symptome entwickeln, oft sind aber bis zum Ausbruch des Hautausschlags keine deutlichen Befindensänderungen zu erkennen. Die Eltern bemerken bei ihrem Kind vielleicht eine gewisse Unausgeglichenheit und Empfindlichkeit. Der Ausschlag beginnt meist am Kopf oder Rumpf mit roten, linsengroßen Flecken, die sich zu Bläschen weiterentwickeln und eine anfangs wässrige, später gelblich trübe Flüssigkeit enthalten. Diese trocknet allmählich ein, wodurch dunkle Krusten entstehen, die oft stark jucken; wenn die Bläschen sehr groß sind oder die Krusten aufgekratzt werden, kann es zu Narbenbildung kommen. Da der Ausschlag einige Tage bis zu seinem Höhepunkt ständig zunimmt, finden sich am Körper gleichzeitig sowohl rote Flecken als auch Bläschen in verschiedenen Stadien.

 

Der Ausschlag erstreckt sich vom Kopf über den Rumpf bis zu den Extremitäten und kann auch die Schleimhäute an Mund, Augen und Genitalien befallen. Nur Hand- und Fußflächen bleiben frei.

- **Komplikationen**

Sehr selten treten Gehirnhautentzündung, Lungenentzündung oder Blutgerinnungsstörungen auf.

- **Bemerkung**

Wenn sich eine Schwangere die selbst noch keine Windpocken hatte, ansteckt, kann es in den ersten 3 Monaten zu einer Missbildung des Embryos kommen.

## Homöopathische Mittel bei Windpocken

### ▸ Pulsatilla

| | |
|---|---|
| Charakteristika | Hautausschlag sehr unangenehm, das Kind jammert darüber; Gesicht aufgedunsen, wässrig, Augen tränen |
| Gemütslage | Weinerlich, wechselhaft; großes Bedürfnis nach Gesellschaft, Zuwendung, Trost, Nähe |
| Verschlimmerung | Abends, Wärme, geschlossene Räume |

| | |
|---|---|
| Besserung | Trost und Gesellschaft, Kälte, frische Luft |
| Potenz/Dosierung | Einige Globuli D6 oder D12 zwei- bis dreimal täglich |

## ▸ Rhus toxicodendron

| | |
|---|---|
| Charakteristika | Juckender und brennender Bläschenausschlag; Ruhelosigkeit, das Kind findet keine angenehme Schlaflage, wälzt sich hin und her |
| Gemütslage | Deutliche Unruhe, besonders im Bett |
| Verschlimmerung | Kälte, Zugluft, Abdecken |
| Besserung | Wärme, Einhüllen |
| Potenz/Dosierung | Einige Globuli D6 oder D12 zwei- bis dreimal täglich |

Bemerkung: Lindert den Juckreiz des Ausschlags.

## ▸ Sulfur

| | |
|---|---|
| Charakteristika | Hitze, Brennen und Rötung von Haut und Schleimhaut, unerträglicher Juckreiz, besonders im Bett |
| Gemütslage | Ruhelos, will sich bewegen |

| | |
|---|---|
| Verschlimmerung | Wärme, Zudecken |
| Besserung | Bewegung, frische Luft |
| Potenz/Dosierung | Einige Globuli D6 oder D12 zwei- bis dreimal täglich |
| Bemerkung: Auch angezeigt, wenn der Ausschlag sich nur ungenügend entwickelt. | |

## 3.6. Chronische Krankheiten

Chronische Krankheiten sind langwierige, manchmal lebenslange Leiden, die zwar einen äußeren Auslöser haben können, aber meistens auf einer **konstitutionellen Schwäche** beruhen. Aus homöopathischer Sicht handelt es sich um eine tief greifende Störung der Lebenskraft, die entweder ererbt oder durch Unterdrückung einer akuten Krankheit (beispielsweise eines Hautausschlags) entstanden ist. Sie kann sich in verschiedenen Organsystemen manifestieren und dabei den Eindruck erwecken, es handele sich um verschiedene aufeinander folgende Krankheiten.

Hierzu **ein Beispiel**: Ein Kind leidet seit der Polio-Impfung unter monatelang anhaltenden Durchfällen. Ohne den Zusammenhang mit der Impfung zu berücksichtigen, wird die Diagnose einer chronischen Dickdarmentzündung gestellt und eine entsprechende Langzeittherapie eingeleitet. Irgendwann kommt die Darmkrankheit zur Ruhe und eine gewisse Zeit lang wirkt das Kind gesund. Nach einem verregneten Zelturlaub treten aber plötzlich Gelenkschmerzen auf, die Gelenke schwellen an und man diagnostiziert ein chronisches Gelenkrheuma.

Aus homöopathischer Sicht wurde möglicherweise durch die Impfung die konstitutionell schwache Lebenskraft derartig gestört, dass sich zuerst Durchfall und nach dessen Unterdrückung Rheuma entwickelte.

In der homöopathischen Behandlung soll durch Gabe eines Mittels die gestörte Lebenskraft wieder so reguliert werden, dass auf Dauer weder Rheuma noch Durchfall noch andere schwer wiegende Krankheiten auftreten. Von weiteren Impfungen wird man in so einem Fall natürlich abraten.

Beispiele für **chronische Krankheiten** bei Kindern sind Heuschnupfen, Neurodermitis, Asthma, rheumatische Erkrankungen, chronische Darmentzündungen, Epilepsie und eine Reihe von Verhaltens- und Wahrnehmungsstörungen.

> ! Die meisten chronischen Krankheiten haben bei konsequent durchgeführter homöopathischer Behandlung eine gute Chance auf Besserung oder gar Heilung.

Es gibt aber auch **schwere Erbkrankheiten**, bei denen ein so gravierender genetischer Defekt besteht, dass praktisch keine Heilungsaussichten bestehen. Zu diesen Krankheiten zählen die schweren Stoffwechselkrankheiten wie Diabetes, Zöliakie und Phenylketonurie, daneben auch Mucoviszidose, Hämophilie (Bluter-Krankheit), Muskeldystrophie und andere. Bei den **bösartigen Blut- und Tumorerkrankungen** im Kindesalter sind die schulmedizinischen Heilungserfolge seit einiger Zeit recht gut, auf homöopathischem Gebiet gibt es diesbezüglich nur wenig Erfahrung. Dennoch raten wir auch bei diesen Krankheiten zu einer ergänzenden homöopathischen Konstitutionsbehandlung. Oftmals ist es auch neben allopathischen Maßnahmen möglich, den Zustand zu verbessern oder über akut auftretende andere Krankheiten hinwegzuhelfen.

# 3.7. Erkrankungen von Neugeborenen und Säuglingen

## Atemstörungen

**(Asphyxie)**

Die Umstellung von der mütterlichen Sauerstoffversorgung auf die eigene Atmung ist nicht für alle Neugeborenen problemlos. Besonders Frühgeborene und so genannte "Mangelgeburten" leiden häufig unter Atemstörungen. Dabei spielt im Krankenhaus der Geburtsschock, bei dem sich das Kind plötzlicher Kälte, hellem Licht und einem Erstickungsgefühl ausgesetzt sieht, eine wichtige Rolle. Ein passendes homöopathisches Mittel leistet Hilfe zur Anpassung an die neuen Bedingungen und zur Überwindung dieses Schocks.

### Homöopathische Mittel bei Atemstörungen

Die angegebenen Mittel sind sowohl als Akutmittel in bedrohlicher Situation (**nach Ergreifen der Erste-Hilfe-Maßnahmen**) als auch für Folgen dieser Situationen geeignet.

| ▸ Aconitum napellus | |
|---|---|
| Auslöser | Schock, Schreck mit großer Angst, nicht selten bestand kurz nach der Geburt ein kurzer Atemstillstand |

| | |
|---|---|
| Charakteristika | Blass, unruhig, hektische Bewegungen |
| Gemütslage | Ängstlich, unruhig, sehr schreckhaft |
| Verschlimmerung | Nachts, trockene Kälte, Lärm, Licht |
| Besserung | Frische Luft |
| Potenz/Dosierung | Einmalige Gabe C30 |

### ▸ Antimonium tartaricum

| | |
|---|---|
| Charakteristika | So genannte blasse Asphyxie (Atem- und Kreislaufstillstand nach der Geburt), rasselnde Atmung mit Erstickungsgefühl |
| Gemütslage | Ängstlich, schreckhaft oder apathisch |
| Verschlimmerung | Wärme, Liegen |
| Besserung | Durch Aufsitzen, Abhusten, Erbrechen oder Aufstoßen |
| Potenz/Dosierung | Einmalige Gabe C30 |

### ▸ Camphora

| | |
|---|---|
| Auslöser | Schreck |

| | |
|---|---|
| Charakteristika | Asphyxie mit Krampfneigung (z.B. Zusammenbeißen des Kiefers), Schnappatmung, eiskalte bläuliche Haut |
| Gemütslage | -- |
| Verschlimmerung | Kälte, Zugluft |
| Besserung | Schwitzen oder andere Ausscheidungen |
| Potenz/Dosierung | Einmalige GabeC30 |

## ▸ Carbo vegetabilis

| | |
|---|---|
| Auslöser | Sauerstoffmangel durch Plazentainsuffizienz oder während der Geburt |
| Charakteristika | Allgemeine Reaktionsschwäche, graue Hautfarbe, Wachstumsstillstand vor der Geburt, Folge von Krankheiten der Mutter während der Schwangerschaft, Verdauungsschwäche mit gespanntem Leib |
| Gemütslage | Allgemein verlangsamt, gleichgültig, schreckhaft |

| | |
|---|---|
| Verschlimmerung | Wärme, Nahrungsaufnahme, schwächende Krankheiten |
| Besserung | Kühler Luftzug (trotz kalter Haut) |
| Potenz/Dosierung | Einmalige Gabe C30 |

| ▸ Opium | |
|---|---|
| Auslöser | Schreck |
| Charakteristika | Langsame, ungleichmäßige Atmung |
| Gemütslage | Sehr schläfrig, wacht nur kurz auf zur Nahrungsaufnahme auf, schreckhaft |
| Verschlimmerung | Wärme |
| Besserung | Kälte, Abdecken |
| Potenz/Dosierung | Einmalige Gabe C30 |

## ▪ Bindehautentzündung

Seit dem 19. Jahrhundert ist es üblich, allen Neugeborenen gleich nach der Geburt zur Vorbeugung gegen angeborene **Gonorrhoe** (Tripper) einen Tropfen Silbernitrat ins Auge zu träufeln (so genannte Credé-Prophylaxe). Da die Gonorrhoe seit Einführung der Antibiotika eher selten geworden ist, sollten sie die Notwendigkeit der Prophylaxe mit Ihrem Arzt besprechen. Sie ist für das Kind schmerzhaft und führt häufig nach einigen Tagen zu einer starken Bindehautreizung mit eitriger Absonderung. Wenn die Credé-Prophylaxe durchgeführt wurde, lassen sich die Symptome mit **Euphrasia**-Augentropfen lindern.

Bei Neugeborenen, deren Augen immer wieder tränen und bei denen sich immer wieder eitriges Sekret bildet, kann eine **Verengung des Tränenganges** vorliegen. Machen Sie einen Behandlungsversuch mit **Silicea D12** oder **Pulsatilla D12** (täglich 1 Gabe über 1 Woche) und befragen Sie Ihre Homöopathin, bevor Sie sich zu einer mechanischen Erweiterung entschließen.

Auch ohne ersichtlichen Grund neigen einige Neugeborene zu wiederkehrender eitriger Bindehautentzündung, vgl. hierzu die Tabelle der in Frage kommenden Mittel im Kapitel Augenerkrankungen (Seite 254). Ansonsten hilft eine konstitutionelle Behandlung.

## Ernährungsprobleme

### 1 – Spucken und Erbrechen

Das Spucken von kleineren Mengen Milch kommt bei vielen Kindern vor und ist in gewissem Rahmen unbedenklich. Das Erbrechen im Schwall oder Aufstoßen der gesamten Nahrungsmenge muss ärztlich abgeklärt werden. Sie können aber gleichzeitig einen Behandlungsversuch mit einer einmaligen Gabe **Silicea C30** machen.

## 2 – Blähungskoliken

Bis zum Alter von 3 bis 4 Monaten leiden viele Säuglinge an Verdauungsstörungen, die sich durch Schreien, vermehrte Unruhe und einen geblähten Bauch bemerkbar machen. Durch Aufstoßen oder Blähungsabgang tritt meist Erleichterung ein.

Bevor Sie zu einem homöopathischen Mittel greifen, beachten Sie bitte folgende Maßnahmen:

- Als stillende Mutter sollten Sie blähende Kost (Kohl, Hülsenfrüchte, Zwiebelgewächse), schwer verdauliche Nahrung (scharf Gebratenes, große Mengen Fleisch und Fett) und zuckerhaltige Nahrungsmittel meiden.
- Die stillende Mutter kann Kümmel- oder Fencheltee, der Säugling etwas Fencheltee aus der Flasche trinken.
- Lindernd wirken oft eine Bauchmassage im Uhrzeigersinn oder Einreibungen mit kümmelhaltiger Salbe.

Sollten diese Maßnahmen nicht ausreichen, können Sie selbst eine homöopathische Behandlung versuchen.

### Mittel bei Blähungskoliken

| ▸ Carbo vegetabilis | |
|---|---|
| Charakteristika | Langsame Verdauung, geblähter Bauch, stinkende Blähungen |
| Gemütslage | Eher ruhig und träge |

| | |
|---|---|
| Verschlimmerung | Nach jeder kleinsten Mahlzeit |
| Besserung | Frische, kühle Luft, Lockern der Kleidung |
| Potenz/Dosierung | 1 Kügelchen D6 oder D12 zwei- bis dreimal täglich |

## ▸ Chamomilla

| | |
|---|---|
| Charakteristika | Neigung zu Durchfall |
| Gemütslage | Unzufrieden, zornig, will ständig umhergetragen werden, will nicht gestreichelt werden |
| Verschlimmerung | Nachts, beim Zahnen |
| Besserung | Wärme, Schwitzen, Umhertragen |
| Potenz/Dosierung | 1 Kügelchen D6 oder D12 zwei- bis dreimal täglich |

## ▸ Colocynthis

| | |
|---|---|
| Charakteristika | Anfallsweise dramatische Schmerzen, das Kind zieht dabei die Beine an, besser in Bauchlage |
| Gemütslage | -- |

| | |
|---|---|
| Verschlimmerung | Nachts, in Rückenlage |
| Besserung | Fester Druck, Wärme, Bauchlage |
| Potenz/Dosierung | 1 Kügelchen D6 oder D12 zwei- bis dreimal täglich |

| ▸ Lycopodium | |
|---|---|
| Charakteristika | Am schlimmsten abends 16-20h, jeglicher Druck wird als unangenehm empfunden, empfindlich auf kleine Diätfehler der Mutter |
| Gemütslage | Unruhig |
| Verschlimmerung | Nachmittags und abends, nach dem Essen |
| Besserung | Wärme, Lockern der Kleidung |
| Potenz/Dosierung | 1 Kügelchen D6 oder D12 zwei- bis dreimal täglich |

## Fluor- und Vitamin-D-Prophylaxe

Die regelmäßige Einnahme von Fluor in Form von Tabletten soll dazu dienen, die Zahnsubstanz härter zu machen und damit Karies vorzubeugen. Nicht nur aus homöopathischer Sicht gibt es hierzu einige Einwände. **Fluor** gehört nicht zu den essentiellen Nahrungsbestandteilen und hat außer der erwünschten Härtung der Zahnsubstanz auch eine (unerwünschte) Veränderung der Knochensubstanz zur Folge. Bei der homöopathischen Arzneimittelprüfung zeigt das Mittel erhebliche aggressive Eigenschaften im psychischen und im körperlichen Bereich. Bei manchen Kindern härtet der Schmelz stark aus und wird porös, so dass der Zahnarzt beim Bohren in den Zahn einbricht. Auch fleckige Zahnverfärbungen wurden beobachtet.

Sobald die Zähne mit fluorhaltiger Zahncreme geputzt werden, sollte eine zusätzliche Fluorgabe auf jeden Fall unterbleiben.

! Die wirksamste **Vorbeugung von Karies** besteht in einer vollwertigen Ernährung mit weitgehendem Verzicht auf Zucker und Weißmehlprodukte in Verbindung mit gewissenhafter Zahnpflege und gegebenenfalls einer homöopathischen Konstitutionsbehandlung.

**Vitamin D** ist ein lebenswichtiges Vitamin im Calcium-Stoffwechsel. Es wird in geringen Mengen mit der Nahrung aufgenommen und unter Sonnenlichteinfluss in der Haut gebildet. In den ersten zwei Lebensjahren besteht wegen des schnellen Knochenwachstums ein hoher Bedarf, der allerdings individuell variiert. Die offizielle Dosierungsempfehlung von täglich 500 Einheiten Vitamin D bis zum vollendeten 2. Lebensjahr ist aus unserer Sicht zu hoch. Wichtig ist, dass das Kind ab der 3. Lebenswoche täglich für mindestens eine Stunde ins Freie ans Tageslicht kommt.

Vitamin D in Tablettenform sollte nur im Winterhalbjahr gegeben werden, die halbe Dosis (500 Einheiten alle 2 Tage) ist ausreichend.

Bei Kindern mit **Rachitisneigung** - erkennbar an weichen Schädelknochen, aufgetriebenen Rippenknorpeln, einem schlaffen Muskeltonus und Neigung zu Kopfschweiß - ist die homöopathische Konstitutionsbehandlung (in der Regel mit **Calcium carbonicum**) wesentlich effektiver.

Die von anthroposophischer Seite empfohlene "Prophylaxe" mit **Calcium carbonicum** (zum Beispiel in Form von Weleda-Aufbaukalk) ist dagegen abzulehnen, weil ja das homöopathische Mittel beim Gesunden die Symptome erzeugen kann, die es beim Kranken heilen soll.

## Geburtsverletzungen

Nach lang dauernden oder schwierigen Geburten kann sich ein starker Bluterguss am Kopf bilden. Meist handelt es sich um eine harmlose **Blutung** unter die Knochenhaut. Da die spontane Rückbildung sonst sehr lange dauert, empfehlen wir die einmalige Gabe **Arnica C30** (1 Kügelchen). Auch stärkere **Blutergüsse** an anderen Stellen, zum Beispiel am Halsmuskel, oder ein Bruch des Schlüsselbeines können mit **Arnica C30** behandelt werden.

Wenn es durch Einsatz der Geburtszange zu **Schädigungen am Nervengeflecht** des Armes (ein Arm oder eine Hand hängen schlaff herunter) oder der Gesichtsnerven (schiefes Gesicht) gekommen ist, können Sie einmalig 1 Kügelchen **Hypericum C30** geben. Ziehen Sie ärztliche Hilfe hinzu.

# Hautprobleme

## 1 - Neugeborenen-Akne und Milien

Einige Neugeborene entwickeln kurz nach der Geburt vorübergehend Akne-Pusteln im Gesicht. Sie sind durch die Umstellung der mütterlichen Hormonsituation bedingt und sollten nicht behandelt werden. Auch die bei vielen Säuglingen auftretenden Grießkörner oder Milien verschwinden von selbst wieder und bedürfen keiner Behandlung.

## 2 - Windeldermatitis

Hautreaktionen zeigen sich bei Säuglingen häufig im Windelbereich. Als homöopathische Grundsätze gelten auch hier:

- Nach Möglichkeit keine unterdrückenden Maßnahmen wie zinkhaltige Salben (erkennbar an der starken weißen Färbung, zum Beispiel Penaten-Creme, Desitin-Salbe), keine Anti-Pilz-Cremes.
- Möglichst den Po bei jedem Windelwechsel lange an der frischen Luft lassen, nur mit Wasser abwaschen, gut trocknen lassen, eventuell trocken föhnen.
- Bei schwerer Ausprägung Heilerde einen halben Zentimeter dick trocken in die Windel einstreuen, beim nächsten Windelwechsel unter fließendem Wasser abwaschen. Mehrmals wiederholen.
- Bis zur Abheilung vorübergehend mit Baumwollwindeln mit Bourette-Seideneinlage wickeln.

Die homöopathische Behandlung von langwierigen Hautproblemen sollten Sie erfahrenen Homöopathen überlassen.

## Nabelprobleme

Meist fällt der vertrocknete Nabelschnurrest nach etwa einer Woche ab. Die Wunde kann dann noch einige Tage nässen und sollte lediglich trocken (z.B. mit einem Bausch naturbelassener, ungesponnener Wolle) abgedeckt werden. Wenn der Nabel länger und stärker nässt, muss ein Arzt hinzugezogen werden.

Ein kleiner **Nabelbruch** bildet sich meist im 1. Lebensjahr von selbst oder unter konstitutioneller homöopathischer Behandlung zurück.

## Neugeborenen-Gelbsucht

Auch die Leber des Neugeborenen ist in den ersten Lebenstagen noch nicht in vollem Umfange funktionstüchtig. So kommt es in den ersten Tagen regelmäßig zu einer gewissen Erhöhung des gelben Blutfarbstoffes (Bilirubin). Wenn der Bilirubin-Wert jedoch über eine bestimmte Marke steigt, besteht Gefahr für das Gehirn des Kindes. In diesen Fällen erhalten im Krankenhaus geborene Kinder eine Phototherapie. Unter Einfluss dieses besonderen Lichtes kann das Bilirubin auch in der Haut abgebaut werden. Homöopathisch kann die Leber mit **Natrium sulfuricum D6** zweimal täglich 1 Kügelchen (nicht länger als 3 Tage) unterstützt werden.

Wichtig ist auch reichliche Flüssigkeitsaufnahme, um die Ausscheidung durch die Nieren zu verbessern. Falls noch nicht genug Muttermilch da ist, sollten Sie in diesem Fall etwas **Fenchel-Tee** aus der Flasche geben.

Die Lebergegend muss gut durchgewärmt werden, z.B. mit einer Schurwoll-Windelhose. Auch Kopf, Händchen und Füße sollten mit wollseidener Kleidung warm gehalten werden, damit die Haut gut durchblutet wird.

## Schluckauf

Beim Schluckauf zieht sich das Zwerchfell ruckartig zusammen, meist wenn es nach dem Essen oder durch Blähungen überdehnt ist. Eine Behandlung ist meist nicht erforderlich. Oft hilft es, das Kind mit einem Wattefädchen in der Nase zu kitzeln. In hartnäckigen Fällen geben Sie **Teucrium D4** dreimal täglich 1 Kügelchen oder fragen Ihren Homöopathen um Rat.

## Schnupfen und verstopfte Nase

Neugeborene haben Probleme, spontan von Nasen- auf Mundatmung umzuschalten. Deshalb ist eine verstopfte Nase für sie eine schwere Beeinträchtigung, v.a. beim Trinken. Meist hilft es, in jedes Nasenloch einen Tropfen Muttermilch zu geben oder einen Tropfen physiologische Kochsalzlösung (als Spray in der Apotheke erhältlich) und mit einem speziellen Sauger das Sekret zu entfernen. Sollten diese Maßnahmen nicht ausreichen, muss das Kind konstitutionell behandelt werden. Zur Überbrückung sind stark verdünnte Nasentropfen auf Salzbasis für Säuglinge geeignet.

## Verstopfung

Bei gestillten Kindern kommt Verstopfung äußerst selten vor. Auch wenn die Stuhlentleerung nur einmal wöchentlich stattfindet, ist das noch normal. Mit der Flasche ernährte Säuglinge sollten möglichst einmal am Tag Stuhl entleeren. Sie können die Verdauung durch Massieren des Bauches im Uhrzeigersinn fördern.

Bei zufriedenen, ruhigen Säuglingen, die zu Kopfschweiß neigen und durch die Verstopfung kaum beeinträchtigt wirken, können Sie einmalig 1 Kügelchen **Calcium carbonicum C30** geben. **Silicea D12** (täglich 1 Kügelchen) ist angezeigt, wenn das Kind sich beim Stuhlgang sehr anstrengen muss und der harte Stuhl wieder zurückgleitet. Bei hartnäckiger Verstopfung von Flaschenkindern kann **Alumina D12** täglich 1 Kügelchen helfen.

## Zahnungsprobleme

Der Durchbruch der ersten Zähne stellt für viele Kinder eine erhebliche Belastung dar und kann mit Schmerzen, Fieber, Durchfall und Wundsein verbunden sein. Das Zahnfleisch ist an der entsprechenden Stelle geschwollen, gerötet und druckempfindlich. Häufig besteht vermehrter Speichelfluss.

## Homöopathische Mittel bei Zahnungsproblemen

| ▸ Belladonna | |
|---|---|
| Charakteristika | Plötzliches hohes Fieber, heißer trockener Kopf |
| Gemütslage | -- |
| Verschlimmerung | Lärm, Licht, Berührung, Unruhe |
| Besserung | Ruhe |
| Potenz/Dosierung | 1 Kügelchen C30 (evtl. verkleppern, siehe Seite 228) |

| ▸ Chamomilla | |
|---|---|
| Charakteristika | Wichtigstes Mittel bei allen Arten von Zahnungsbeschwerden; eine Wange rot, die andere blass |
| Gemütslage | Quengelig, unleidlich, will umhergetragen werden |
| Verschlimmerung | Berührung, Hinlegen |
| Besserung | Umhertragen |
| Potenz/Dosierung | 1 Kügelchen D6 oder D12 zwei- bis dreimal täglich |

| ▸ Ferrum phosphoricum | |
|---|---|
| Charakteristika | Leichtes Fieber, Kind ist wenig eingeschränkt oder aber große Schwäche, manchmal auch Durchfall |
| Gemütslage | "Hinfällig" oder kaum beeinträchtigt |
| Verschlimmerung | Nachts |
| Besserung | Kalte Anwendungen, Liegen |
| Potenz/Dosierung | 1 Gabe D6 oder D12 zwei- bis dreimal täglich |

| ▸ Phytolacca | |
|---|---|
| Charakteristika | Verlangen, auf etwas Hartes zu beißen |
| Gemütslage | -- |
| Verschlimmerung | Beim Saugen |
| Besserung | Bauchlage |
| Potenz/Dosierung | 1 Kügelchen D6 oder D12 zwei- bis dreimal täglich |

| ▸ Rheum | |
|---|---|
| Charakteristika | Neigung zu Koliken, saurer Schweiß, heftige Durchfälle |
| Gemütslage | Schreit viel, ist mit allem unzufrieden |
| Verschlimmerung | Vor, während und nach dem Stuhlgang |
| Besserung | Wärme, Zusammenkrümmen |
| Potenz/Dosierung | 1 Kügelchen D6 oder D12 zwei- bis dreimal täglich |

| ▸ Silicea | |
|---|---|
| Charakteristika | Meist zarte, feingliedrige, wärmebedürftige Kinder, die nicht so gut gedeihen |
| Gemütslage | -- |
| Verschlimmerung | Kälte, Feuchtigkeit |
| Besserung | Wärme, Streicheln |
| Potenz/Dosierung | 1 Kügelchen D6 oder D12 zwei- bis dreimal täglich |

# Stillprobleme

## Wunde Brustwarzen

Um Wundwerden zu verhüten, empfiehlt es sich, nach dem Stillen die Brustwarze mit einigen Tropfen Muttermilch zu befeuchten und an der Luft trocknen zu lassen. Die Brust soll so häufig wie möglich Licht und Luft, aber nicht der prallen Sonne oder einem Still-BH aus Kunstfasern ausgesetzt sein.

Falls die Brustwarze dennoch wund wird, können folgende Maßnahmen helfen: Tupfen Sie die betroffene Stelle mit verdünnter **Calendula-Tinktur** ab, 5 Tropfen Tinktur auf ein halbes Glas Wasser. Danach tragen Sie **Calendulacreme** auf.

Homöopathisch können Sie **Castor equi D6**, eine Gabe täglich bis zur Besserung einnehmen, jedoch nicht länger als maximal 4 Tage. Sollte es bis dahin nicht besser geworden sein, suchen Sie bitte die Hilfe einer Homöopathin.

Auch wenn es unangenehm ist, sollten Sie Ihr Kind (eventuell mit Stillhütchen) an der betroffenen Brust anlegen, da es sonst zu einem Milchstau kommen kann.

## Milchstau

Wird die Milch zu stark nachproduziert oder trinkt das Kind längere Zeit nicht, können sich einzelne Stellen der Brust verhärten. Auch ein zu eng sitzender BH kann zu einem Milchstau führen. Die Brust fühlt sich dann nicht nur voll an, sondern auch schwer und hart, ist empfindlich bei Erschütterung oder Berührung. Die beste Hilfe besteht darin, den Milchüberschuss loszuwerden, sei es durch Stillen oder

Abpumpen. Beim Stillen gibt es einen Trick: Stillen Sie im Liegen und legen Sie das Kind so an, dass *das Kinn des Babys auf die gestaute Stelle zeigt.* Haben Sie den Stau z.B. in der rechten Brust oben außen, so liegt das Kind mit den Füßen in Richtung Ihrer rechter Achsel und Schulter, wenn es trinkt. Sollte Stillen oder Abpumpen nicht möglich sein, legen Sie ein feuchtes Tuch mit einer Wärmflasche auf und massieren Sie die Brust vorsichtig mit den Fingerspitzen. Dabei beginnen Sie nahe der Brustwarze mit streichenden und kreisenden Bewegungen und versuchen, die Milch zum Ablaufen zu bewegen.

Auch unter der heißen Dusche fließt die Milch gut ab.

Wenn alles nichts hilft, können Sie Folgendes versuchen: Schrubben Sie den Boden im Vierfüßlerstand in einem warmen Zimmer. Durch die Bewegungen des Brustmuskels wird die Brust von der Innenseite her massiert, die Wärme entspannt und die Milch fängt an zu laufen. Verzichten Sie außerdem eine Weile auf den BH, damit sich nicht wieder ein Stau bildet.

## Brustentzündung

**(Mastitis)**

Einer Brustentzündung geht meist ein Milchstau voraus, der nicht abfließen konnte oder unbemerkt blieb (z.B. nachts). Ist die Brust voll, behandeln Sie wie unter "Milchstau" (siehe S. 430) beschrieben. Ist sie nicht voll, aber trotzdem entzündet, legen Sie sofort einen Eisbeutel auf, um den Stoffwechsel an dieser Stelle zu verlangsamen.

Beim nächsten Stillen legen Sie Ihr Kind so an, wie unter "Milchstau" angegeben. Eine Entzündung können Sie daran erkennen, dass die betroffene Brust rot und heiß ist und schmerzhaft, oft schon bei geringster Berührung oder Erschütterung. In schwer wiegenden Fällen kann es auch zu Müdigkeit, Schüttelfrost und Fieber kommen, das Allgemeinbefinden ist deutlich beeinträchtigt.

> **!** Bei Fieber und starken Schmerzen suchen Sie bitte ärztliche Hilfe oder Ihre nachsorgende Hebamme auf, da sich im schlimmsten Fall ein **Abszess** (Eiterherd) in der Brust bilden kann.

Für weniger schwere Fälle kann eines der homöopathischen Mittel aus der nachfolgenden Tabelle (siehe S. 434) in Frage kommen.

## ▪ Zu viel oder zu wenig Milch

Wenn Sie die folgende Grundregel beachten, können sie in beiden Situationen Probleme vermeiden.

> **!** Erhöhte Nachfrage (häufiges Anlegen, Leertrinken der Brust) zieht immer vermehrte Produktion nach sich. Bei verringerter Nachfrage (selteneres Anlegen, die Brust wird nur halbleer getrunken) geht auch die Milchproduktion zurück.

Auf diese Weise lässt sich die Milchproduktion regulieren. Beachten Sie dabei aber, dass die Reaktion zeitlich versetzt erfolgt, etwa nach vier bis sechs Stunden. Stärkere Reize wie häufiges Anlegen und Leertrinken der Brust ziehen auch verstärkte Reaktionen nach sich - also viel Milch, die Brüste "laufen über". Mit etwas Übung wird sich die Produktion bald auf ein gesundes Mittelmaß einpendeln.

Stillende sollten darauf achten, genug zu trinken - mindestens 2 Liter pro Tag. Es gibt auch einige Tees, die Milch fördernd oder Milch hemmend wirken und je nach Bedarf getrunken werden können. Sollte das Stillen für die Mutter sehr kräftezehrend sein, hilft oft **China D6** dreimal täglich.

## Abstillen

Zum Abstillen empfiehlt es sich, dem Kind das Essen schmackhaft zu machen und ihm bei den gemeinsamen Mahlzeiten immer wieder etwas Verlockendes anzubieten. Wenn andere essen, wird das Kind zur Nachahmung animiert. Die Mutter sollte **Phytolacca D12** einnehmen, eine Gabe täglich, bis sich die Milchproduktion verringert, dann absetzen. Insgesamt sollte das Mittel nicht länger als 7 Tage angewendet werden.

Auch **Salbeitee** (zwei- bis dreimal täglich eine Tasse) reduziert die Milchproduktion.

## Homöopathische Mittel bei Stillproblemen

### ▸ Belladonna

| | |
|---|---|
| Charakteristika | Brust und/oder Kopf gerötet, Brust plötzlich stark entzündet, heftige, klopfende oder pochende Schmerzen, Fieber oder Frostschauer; mag keine warmen Auflagen, trockener Mund |
| Gemütslage | Empfindlich auf äußere Reize |
| Verschlimmerung | Wärme, Druck, Bewegung, Erschütterung |
| Besserung | Ruhe |
| Dosierung | Einmalige Gabe C30 oder Wasserglasmethode |

Bemerkung: Angezeigt, wenn Heftigkeit und plötzliches Auftreten im Vordergrund stehen.

## ▸ Bryonia

| | |
|---|---|
| Charakteristika | Brust entzündet, steinhart und rot, Schmerzen bei der geringsten Bewegung oder Erschütterung (Brust muss durch BH fest gehalten werden), Fieber, großer Durst |
| Gemütslage | Abweisend, reizbar |
| Verschlimmerung | Geringste Bewegung oder Erschütterung, Hitze |
| Besserung | Ruhe |
| Potenz/Dosierung | Einmalige Gabe C30 oder Wasserglasmethode |

Bemerkung: Angezeigt, wenn eine Verschlechterung durch geringste Bewegung eintritt.

## ▸ Lachesis

| | |
|---|---|
| Charakteristika | Entzündung mit bläulich-roter Haut, extrem berührungsempfindlich, eher linke Brust betroffen, stechende Schmerzen |
| Gemütslage | Nervös |

| | |
|---|---|
| Verschlimmerung | Nach dem Schlaf, Hitze, Berührung |
| Besserung | Frische Luft; wenn der Milchfluss in Gang kommt; fester BH wird oft als angenehm empfunden |
| Potenz/Dosierung | Einmalige Gabe C30 oder Wasserglasmethode |

## ▸ Phytolacca

| | |
|---|---|
| Charakteristika | Brust schwer, hart, geschwollen, äußerst empfindlich, schmerzt beim Stillen, Brustwarzen eingerissen, Schmerzen strahlen von der Brustwarze aus |
| Gemütslage | Unruhig, erschöpft |
| Verschlimmerung | Bewegung, Treppen steigen |
| Besserung | Ruhe |
| Potenz/Dosierung | Einige Globuli D6 oder D12 zwei- bis dreimal täglich |

Bemerkung: Meist in späteren Stadien der Entzündung angezeigt.

# 4. Naturheilkundliche Begleitmaßnahmen

An dieser Stelle haben wir einige Anwendungen aus dem Bereich der Erfahrungsheilkunde aufgeführt, mit denen Sie Ihrem Kind bei kleineren Beschwerden helfen oder mit denen Sie die homöopathische Behandlung sinnvoll unterstützen können. Auch Kinder schätzen es, wenn sich um den erkrankten Körperteil liebevoll gekümmert wird - wie z.B. mit einem Wickel.

## Heilkräutertees

Von wenigen Ausnahmen abgesehen, sind Kräutertee-Zubereitungen eine sinnvolle Ergänzung zur homöopathischen Behandlung. Wenn nicht anders angegeben, gießen Sie für zwei Tassen Tee etwa 1 Teelöffel Teeblätter mit kochendem Wasser auf und lassen diese 5-10 Minuten ziehen. Etwas Honig zum Süßen ist erlaubt, damit der Tee auch gern getrunken wird.

! Kamillenblüten- und Pfefferminztee können die homöopathische Mittelwirkung beeinträchtigen. Sie sollten nur nach Rücksprache mit der behandelnden Homöopathin getrunken werden.

### 1 - Tees mit Wirkung auf die Verdauungsorgane

*Fenchel-*, *Kümmel-* und *Anistee* wirken gut bei Blähungen. Die Körner werden kurz vor dem Aufgießen im Mörser angestoßen, um die wirksamen Öle frei zu setzen.

Bei Durchfall hilft ein Aufguss aus *Brombeerblättern* oder bei älteren Kindern dünner Schwarztee. Der Tee muss lange ziehen, damit die Gerbstoffe wirksam werden.

**2 - Mittel bei Halsschmerzen**

Zum Gurgeln und zum Trinken bei beginnenden Hals- und Racheninfekten eignet sich am besten *Salbeitee*. Da Salbei die Schweißbildung hemmt, darf er bei Fieber nicht mehr eingesetzt werden!
Achtung bei stillenden Müttern: Reduzierung der Stillproduktion.

**3 - Hustentees**

*Huflattich, Spitzwegerich* und *Thymian* eignen sich im Aufguss als Tee. Sie lindern den Hustenreiz und lösen, wenn sie mit Honig gesüßt werden, das Sekret. Ältere Kinder können auch eine Dampfinhalation machen. Wegen der Verbrühungsgefahr dürfen Sie das Kind dann aber keinen Moment aus dem Auge lassen. Am besten halten Sie selbst den Topf/die Schale fest. *Süßholzwurzel* dient zum Schleimlösen und Abhusten. Die Süßholzwurzel muss einige Minuten gekocht werden. Auch *Honig* und *Zwiebelsirup* fördern die Schleimlösung und das Abhusten. Zwiebelsirup wird folgendermaßen hergestellt: Eine Zwiebel in dünne Scheiben schneiden und mit zwei Esslöffel Zucker bestreuen. Einige Stunden an einem kühlen Ort ziehen lassen, bis sich der Zucker aufgelöst hat. Je nach Alter des Kindes zwei bis dreimal täglich einen halben bis 2 Teelöffel davon geben.

## 4 - Beruhigungstees

*Melissentee* ist wohlschmeckend und wirkt beruhigend. Für Kinder mit Schlafstörungen ist es ein sinnvolles Abendgetränk. Bei stärkerer Unruhe kann man einen Tee aus *Hopfenzapfen* mit Honig gesüßt zu trinken geben.

## 5 - Tees bei Blasenentzündung

*Bärentraubenblättertee* wird kalt angesetzt, mehrere Stunden stehen gelassen und nur zum Trinken kurz erwärmt, damit die Inhaltsstoffe wirksam bleiben.
Ergänzend wirkt eine Mischung aus *Brennnessel*, *Goldrutenkraut* und *Birkenblättern* (mit kochendem Wasser aufbrühen). Da Kinder bei Harnwegsinfekten sehr viel trinken müssen, sind auch wohlschmeckende Fertigtee-Zubereitungen erlaubt. Achten Sie darauf, dass sie keine künstlichen Süßstoffe und nicht zu viel Zucker enthalten.

## 6 - Mittel bei Hautkrankheiten

*Stiefmütterchentee* (Viola tricolor) kann zur Unterstützung der Therapie bei Hautkrankheiten getrunken werden, er eignet sich abgekühlt auch für Umschläge bei nässendem Ekzem. Bei starkem Juckreiz lindern Umschläge mit abgekühltem *Schwarztee* (nicht zu stark kochen, sonst wirkt er zu anregend bei empfindlichen Kindern).

## 7 - Tees bei Fieber

Bei fieberhaften Erkältungskrankheiten sind Schweiß treibende Tees zu empfehlen, zum Beispiel *Lindenblüten-* oder *Holunderblütentee*. Auch warmer *Holunderbeersaft* ist geeignet.

## Wickel und äußere Anwendungen

Alle Wickel müssen grundsätzlich im Bett und im gut beheizten Zimmer angewendet werden. Legen Sie auch keinen kalten Wickel an einem kalten Körperteil an. Unter Umständen sorgen Sie erst mit einer Wärmflasche oder heißem Kräutertee für Erwärmung. Blase und Darm sollen entleert sein.

> !
> **Kalte Wickel** regen die Abwehrkräfte an und fördern Durchblutung und Stoffwechsel in bestimmten Körperregionen.
>
> **Warme Wickel** sind bei Krampfschmerzen, Verkrampfungen und bei chronisch-entzündlichen Erkrankungen angezeigt.

### 1 – Halswickel

*Anwendung bei Hals- oder Mandelentzündungen.*

Falten Sie ein Geschirrtuch aus Leinen der Länge nach, tauchen Sie es zur Hälfte in kaltes Wasser und wringen es dann fest aus. Mit der nassen Hälfte wird der Hals luftdicht, aber nicht einengend umwickelt, die andere Hälfte dient als trockene Abdeckung. Darüber wickeln Sie einen Wollschal. Nach 10-20 Minuten, wenn der Wickel durchgewärmt ist, nehmen Sie ihn ab und ersetzen ihn durch ein Seidentuch. Sie können diese Anwendung mehrmals täglich wiederholen.

## 2 - Brustwickel

Brustwickel finden Anwendung bei allen Entzündungen der oberen Luftwege mit oder ohne Fieber, bei chronischem Husten, bei erschwertem Abhusten und auch bei Lungenentzündung. Bei trockenem Husten, sehr festsitzendem Sekret, Asthma oder Verkrampfung der Bronchien sollte der Wickel besser warm angewendet werden.

Das kranke Kind setzt sich im Bett auf und zieht das Hemd bis über die Schultern. Auf dem Bettlaken werden drei Schichten bereitgelegt: Zuunterst ein größeres Frotteetuch, darüber ein kleineres Frotteetuch und darauf ein Leinentuch, das so breit gefaltet ist, dass es von der Achselhöhle bis zum Rippenbogen reicht. Dieses Leinentuch tauchen Sie in kaltes Wasser und wringen es gut aus. Das Kind legt sich auf die Tücher, die Sie dann nacheinander fest und faltenfrei um die Brust legen. Der Wickel muss fest anliegen, darf aber die Atmung nicht beeinträchtigen. Nach einem kurzen Kälteschock wärmt sich der Wickel sehr schnell an. Er wird nach etwa einer halben bis einer Stunde entfernt. Das Kind muss dann unbedingt noch eine halbe Stunde gut zugedeckt im Bett bleiben

## 3 - Brust-Kartoffelwickel

*Anwendung bei festsitzendem Husten und trockenem Reizhusten.*

Sie kochen eine große Pellkartoffel (möglichst aus biologischem Anbau), wickeln sie - noch heiß - locker in ein Tuch und quetschen sie dann zu Brei. Dieses Paket legen Sie,

nachdem es etwas abgekühlt ist, über einem Hemdchen auf das Brustbein. Dann umwickeln Sie den ganzen Brustkorb fest mit einem Handtuch.
Etwas einfacher, aber nicht ganz so effektiv ist es, statt der Kartoffel ein feucht-heißes Tuch zu verwenden, das über dem Wickel mit einer Wärmflasche warm gehalten wird.

**4 - Kohlblattauflagen**

*Anwendung bei Kopfschmerzen und Rheumaschmerzen.*

Weißkohlblätter wirken in beiden Fällen wohltuend und schmerzlindernd. Ganze Kohlblätter werden, am besten mit einem Fleischhammer, beklopft, bis an einigen Stellen der Saft austritt und sie sich gut formen lassen. Dann werden sie für etwa 20 Minuten auf die Schläfen bzw. die schmerzenden Gelenke aufgelegt. Wenn es als angenehm empfunden wird, können sie auch länger liegen.

**5 - Leibwickel und Leibauflage**

*Anwendung bei Bauchschmerzen und Verdauungsstörungen.*

Ein Leibwickel wird meist warm angewendet. Breiten Sie auf entsprechender Höhe im Bett ein großes Frotteetuch aus und legen Sie darauf ein kleineres Frotteetuch. Wenn das Kind bereit sitzt, falten Sie ein Leinentuch, tauchen es in sehr heißes Wasser, wringen es aus und entfalten es rasch. Das Kind legt sich darauf, sobald die Temperatur erträglich ist. Die Schichten werden dann nacheinander fest um den Leib gelegt. Das ganze muss schnell gehen, damit das Tuch nicht zu sehr abkühlt. Der Wickel soll vom Rippenwinkel bis über die Hüften reichen. Die Füße und das ganze Bett müssen warm sein, eventuell hilft eine Wärmflasche. Spätestens nach 1 Stunde sollten Sie den Wickel entfernen. Einfacher ist es, das feucht-warme Tuch lediglich als Auflage auf den Leib zu legen, die trockenen Tücher müssen aber stramm um den Leib gewickelt werden. Um die Wärme länger zu halten, empfiehlt es sich, über die trockenen Schichten eine Wärmflasche zu legen.

### 6 - Teebaumöl

*Anwendung bei Hautkrankheiten.*

Dieses Öl wird aus dem australischen Teebaum (Melaleuca alternifolia) gewonnen und eignet sich zur unterstützenden Behandlung vieler entzündlicher Hauterkrankungen wie Fußpilz, von schlecht heilenden Wunden und manchmal auch Ekzemen. Trotz seines etwas terpentinartigen Geruches brennt es nicht auf der Haut. Sprechen Sie die Behandlung mit Ihrer Homöopathin ab. Mit Teebaumöl lassen sich übrigens Pflasterreste völlig schmerzfrei entfernen.

### 7 - Wadenwickel

*Anwendung nur im Hitzestadium des Fiebers, wenn die Gliedmaßen glühend heiß sind.*

Kalte Wadenwickel dürfen auf keinen Fall im Froststadium des Fiebers angewendet werden. Solange das Fieber steigt, fröstelt das Kind und die Extremitäten sind relativ kühl. Ein zusätzlicher Kältereiz würde zur Blutgefäßverengung an Armen und Beinen, und das wiederum zum unerwünschten Anstieg der Temperatur im Körperzentrum (Herz, Lungen,

Gehirn) führen. Erst wenn das Fieber im Sinken begriffen ist, werden auch die Gliedmaßen heiß und können mit Wadenwickeln gekühlt werden. Die lauwarmen (!) Tücher sollten Sie dann häufig, spätestens nach 10 Minuten wechseln, damit sich die entstehende Wärme nicht staut.

**8 – Waschungen**

Waschungen sind ein einfaches und auch bei Kindern beliebtes Hausmittel zur Stärkung der Abwehrkräfte. Man kann sie als Teilwaschungen (zum Beispiel nur die Arme oder nur die Füße) oder als Ganzkörperwaschung durchführen. Das Kind muss gut durchgewärmt sein. Für die Ganzwaschung stellt sich das Kind am besten nackt neben sein Bett. Idealerweise nehmen Sie einen Leinenwaschlappen (ein großer Frottee-Waschlappen tut es aber auch), tauchen ihn in einen Eimer mit kaltem Wasser und wringen ihn leicht aus. Wenn das Wasser aus der Leitung nicht richtig kalt ist, stellt man den Eimer über Nacht nach draußen. Mit einem Tropfen Melissenöl wirkt die Waschung eher beruhigend, mit einem Esslöffel Essig erfrischend. Beginnen Sie die Waschung an beiden Armen. Zwischendurch muss der Lappen immer wieder neu eingetaucht werden. Dann waschen Sie den Hals, das Gesicht und gehen mit Längsstrichen über Brust und Leib, dann über Beine und Füße, anschließend über den Rücken und zum Schluss über die Fußsohlen. Das Kind soll nur ein wenig feucht sein, nicht von Wasser triefen. Das Ganze dauert nur wenige Sekunden. Nach der Waschung wird sogleich (ohne Abtrocknen!) der baumwollene Schlafanzug angezogen und das Kind im Bett gut eingepackt. Waschungen sind ein wirksames Mittel bei **fieberhaften Erkrankungen** und können bei kräftiger Konstitution mehrmals täglich durchgeführt werden, bei schwächerer Konstitution auch als Teilwaschungen.

Bei allgemeiner **Abwehrschwäche** oder bei **labilem Kreislauf** empfiehlt es sich, die Waschungen über einen längeren Zeitraum täglich am Morgen durchzuführen. Das Kind muss danach noch etwa eine halbe Stunde im Bett bleiben.
Bei **Schlafstörungen** können Sie die Ganzwaschungen abends vorm Zubettgehen anwenden.

### 9 - Ansteigendes Fußbad

*Anwendung zur Steigerung der Abwehrkräfte, z.B. wenn ein Infekt sich hinschleppt oder bei immer wiederkehrenden Infekten der oberen Luftwege oder der Blase.*

Das Kind muss warm angezogen sein und gut sitzen. Die Füße sind bis über die Knöchel im Wasserbad. Beginnen Sie mit einer Temperatur von 34-35 Grad Celsius und geben Sie innerhalb von 20 Minuten heißes Wasser dazu, bis die Temperatur auf über 40 Grad angestiegen ist. Bei dieser gerade noch als angenehm empfundenen Temperatur bleiben die Füße noch einige Minuten im Wasser, dann erfolgt meist ein leichter Schweißausbruch. Anschließend soll das Kind ruhen, am besten im warmen Bett. Die Schweiß treibende Wirkung können Sie durch Lindenblütentee mit etwas Honig unterstützen.

**10 - Heilerde-Pflaster**

*Anwendung bei oberflächlichen Entzündungen wie Furunkeln. Heilerde führt zu schneller Reifung, manchmal sogar Spontanöffnung der Vereiterung. Bei Insektenstichen wird der Juckreiz gelindert und die Abheilungszeit verkürzt.*

Mit kaltem Wasser oder Essigwasser (1 Esslöffel Essig auf 1 Liter Wasser) angerührte Heilerde tragen Sie etwa einen halben Zentimeter dick auf die betroffenen Partien auf und entfernen sie nach leichtem Antrocknen (20-30 Minuten) wieder.

**11 - Einlauf**

Anwendung bei Fieber, Kopfschmerzen und Verstopfungen. Ein Einlauf mit körperwarmem Wasser hat fiebersenkende und entgiftende Wirkung und wird daher als erfrischend und entlastend empfunden. Die Blase sollte vorher entleert werden. Das Kind liegt auf der linken Seite.
Für Säuglinge füllen Sie einen speziellen Gummiballon (in der Apotheke erhältlich) mit 50 bis 100 ml warmem Wasser, führen das Ansatzrohr - mit Vaseline gleitfähig gemacht - ca. 2 cm in den After ein und drücken dann langsam die Flüssigkeit in den Darm.
Bei älteren Kindern verwendet man einen Schlauchbehälter ("Irrigator" - aus dem Sanitätshaus). Über ein Darmrohr, das - mit Vaseline geschmiert - ca. 3-5 cm in den Darm eingeführt wird, lässt man - je nach Größe der Kinder - 200

bis 500 ml warmes Wasser in den Darm einlaufen.
Der Irrigator soll maximal in 50 cm Höhe über dem After gehalten werden.
Sobald das Wasser eingelaufen ist, wird der Schlauch entfernt. Kleine Kinder werden dann sofort ihren Darm entleeren. Ältere Kinder kann man anhalten, das Wasser noch zu halten und sich auf den Bauch und anschließend auf die rechte Seite zu drehen. Die Darmentleerung erfolgt dann nach etwa 5 bis 10 Minuten.

## 5. Homöopathische Hausapotheke

In Notfällen, bei der Selbstbehandlung von kleineren Störungen und im Fall telefonischer Konsultationen Ihres Homöopathen ist es hilfreich, die wichtigsten Mittel **zuhause vorrätig** zu haben. Viele Notdienstapotheken sind diesbezüglich leider schlecht sortiert.

Wir empfehlen für den Anfang folgende Auswahl (wobei es ohne Bedeutung ist, ob Sie die Arzneimittel in C- oder D-Potenzen verwenden). Sie können evtl. in der Arzneimittellehre (ab Seite 79) nachlesen, für welche **Anwendungsgebiete** die verschiedenen Mittel geeignet sind, und dann entscheiden, welche Sie für Ihr Kind brauchen könnten.

| Arzneimittel | vgl. Seite | ✓ |
|---|---|---|
| Aconitum C30 | 98 | |
| Apis D6, D12 oder C30 | 104 | |
| Arnica C30 | 108 | |
| Arsenicum album C12 | 110 | |
| Belladonna C30 | 112 | |
| Bryonia D6 oder D12 | 116 | |
| Cantharis C30 | 126 | |
| Carbo vegetabilis D6 oder D12 | 127 | |
| Chamomilla D6 oder D12 | 133 | |
| Cocculus D6 oder D12 | 139 | |
| Colocynthis D6 oder D12 | 143 | |

| Arzneimittel | vgl. Seite | ✓ |
|---|---|---|
| Cuprum D6 oder D12 | 146 | |
| Drosera D6 oder D12 | 148 | |
| Dulcamara D6 oder D12 | 150 | |
| Eupatorium perfoliatum D12 | 153 | |
| Ferrum phosphoricum D12 | 157 | |
| Gelsemium D12 | 158 | |
| Glonoinum C30 | 160 | |
| Hepar sulfuris D6 oder D12 | 162 | |
| Hypericum C30 | 165 | |
| Ignatia C30 | 166 | |
| Lachesis C30 | 173 | |
| Ledum C30 | 175 | |
| Mercurius C30 | 180 | |
| Nux vomica D6 oder D12 | 188 | |
| Opium C30 | 189 | |
| Phosphorus C30 | 191 | |
| Pulsatilla D6 oder D12 | 196 | |
| Rhus toxicodendron D6 oder D12 | 200 | |
| Silicea D6 oder D12 | 206 | |
| Spongia D6 oder D12 | 209 | |
| Veratrum album D6 oder D12 | 222 | |

Über Apotheken (siehe Anhang) kann man komplette Hausapotheken in einem kleinen Etui beziehen. Sie sind besonders für **Reisen** geeignet.

Homöopathische Mittel in Globuli- und Tablettenform sind unbegrenzt haltbar, auch wenn aus warenrechtlichen Gründen auf den Fläschchen ein Verfallsdatum angegeben ist. Sie können bei Zimmertemperatur aufbewahrt werden und sind - was die Wirksamkeit angeht - lediglich empfindlich auf ionisierende Strahlung und starken Camphergeruch.

! Achten Sie darauf, dass Ihr Kind sich **nicht** bei den Fläschchen mit homöopathischen Globuli bedienen kann!

Wenn Sie mit Ihrer homöopathischen Hausapotheke häufig **Flugreisen** unternehmen, versuchen Sie die Röntgenbestrahlung in der Gepäckkontrolle zu umgehen, eventuell mit einem strahlendichten Behälter, wie man ihn für Filmmaterial verwendet. Ein- oder zweimalige Bestrahlung scheint aber für die Wirkung der Mittel unbedenklich zu sein.

**Kleiner Tipp:** Einige Globuli **Arnica** in einem Plastiktütchen im Geldbeutel können bei kleineren Alltagsproblemen des Kindes sehr hilfreich sein.

# Glossar

**Ähnlichkeitsgesetz** Es besagt, dass Arzneimittel, die beim Gesunden bestimmte Krankheitserscheinungen hervorrufen können, diese Symptome beim Kranken heilen können. Auf diesem Prinzip beruht die homöopathische Behandlung.

**Allopathie** Schulmedizinische Therapie, die nach dem Anti-Prinzip behandelt, z.B. mit fiebersenkenden Mitteln bei Fieber.

**Altersgipfel** Kinder in dem genannten Alter sind besonders häufig von der jeweiligen Krankheit betroffen.

**Anamnese** Erhebung der Krankengeschichte; in der Homöopathie auch Erfassung aller gesunden individuellen Merkmale eines Patienten.

**Antibiotika** Allopathische (schulmedizinische) Arzneimittel, die Bakterien töten oder an der Vermehrung hindern können. Vorteil: schnelle Wirkung bei durch Bakterien ausgelöste Erkrankungen. Nachteil: Die wichtigen Bakterien im Darm, die für ein ausgewogenes Immunsystem sorgen, werden mitbeschädigt.

**Antidotierung** Aufheben der Arzneiwirkung, z.B. durch Campher. Homöopathisch auch gezielt mit einem ähnlich wirkenden Mittel möglich.

**Arzneimittellehre** Nachschlagewerke, in denen die homöopathischen Arzneimittel alphabetisch mit den für sie typischen Symptomen aufgeführt sind. Es gibt sie in unterschiedlicher Ausführlichkeit von vielen verschiedenen Autoren.

**Arzneimittelprüfung** In der Homöopathie Einnahme eines (meist potenzierten) Arzneimittels durch gesunde Prüfer zum Feststellen der für dieses Mittel typischen Symptome.

**Cortison** Ursprünglich körpereigenes Hormon aus der Nebennierenrinde, wird in der Allopathie gegen allergische und zerstörerische Krankheiten eingesetzt (in Cremes, Inhalaten, als Tabletten oder Zäpfchen). Es kann dosisabhängig alle Entzündungsvorgänge abschwächen oder unterdrücken. Vorteil: schnelle Behebung des Symptoms (z.B. bei lebensbedrohlichen Asthma- oder Pseudokrupp-Anfällen in Form von Rectodelt®-Zäpfchen). Nachteil: Ein Symptom wird unterdrückt, die Krankheit aber nicht beseitigt. Nach Absetzen von Cortison tritt das Symptom wieder in Erscheinung oder die Krankheit sucht sich ein anderes Organ zur Manifestation. Bei längerer oder hoch dosierter Einnahme kommt es zu tief greifenden Nebenwirkungen.

**Erstreaktion** (auch Erstverschlimmerung) Vorübergehende Verstärkung der Krankheitssymptome durch ein homöopathisches Mittel. Die Erstreaktion kann einen Moment oder auch zwei Wochen lang andauern. Die Beurteilung der Erstreaktion bedarf einiger Erfahrung.

**Globuli** (lat. Kügelchen) Meist wird die homöopathische Arznei in Form dieser mohn- bis hirsekorngroßen weißen Milchzucker-Kügelchen verabreicht. Weil es nicht auf die Menge des Stoffes, sondern auf die darin enthaltene Information ankommt, reicht meist ein Kügelchen aus.

**Hahnemann, Samuel** Arzt (1755-1843) aus Meißen, Begründer der Homöopathie. Wichtigste Werke: "Organon der

Heilkunst", "Reine Arzneimittellehre", "Die chronischen Krankheiten".

**Hochpotenzen** Mehr als 100-fach potenzierte Arzneimittel ab "D" oder "C 200", die höchsten Potenzstufen liegen bei "C 1.000.000". Hochpotenzen sollen nur von erfahrenen Homöopathen angewendet werden. Sie wirken sehr tief (im seelischen Bereich) und die Wirkung einer Gabe kann einige Monate andauern.

**Inkubationszeit** Bei ansteckenden Krankheiten die Zeitspanne von der Ansteckung bis zum Ausbruch der Krankheit, in der die Erreger sich im Körper vermehren. Zum Ende der Inkubationszeit kann das Kind selbst schon hoch infektiös sein, obwohl es noch keinerlei Krankheitszeichen aufweist.

**Komplexmittel** Von der Arzneimittelindustrie angebotene, als "homöopathisch" bezeichnete Medikamente - meist in Form von Tabletten oder Tropfen -, deren Inhaltsstoffe aus mehreren potenzierten Substanzen bestehen (siehe auch Einleitung S. 18).

**Konstitutionsmittel** Manchmal gelingt es, für einen Patienten ein homöopathisches Mittel zu finden, das für die Geistes- und Gemütssymptome, für alle auftretenden Krankheitssymptome und für die gesamte Persönlichkeit passend ist. Es kann über viele Jahre bei allen gesundheitlichen Störungen hilfreich sein und sogar die geistig-emotionale Entwicklung fördern.

**linksseitiges Mittel** In der Homöopathie Arzneimittel, bei dem die Symptome vorwiegend auf der linken Körperseite auftreten (z.B. Lachesis).

**Modalitäten** Bedingungen, unter denen Krankheitssymptome besser oder schlechter werden (z.B.: Warme Anwendungen bessern das Befinden, Hinlegen verschlechtert). Diese Modalitäten sind für die homöopathische Mittelfindung von entscheidender Bedeutung und müssen sorgfältig beobachtet werden.

**Potenzierung** Bei der Herstellung von homöopathischen Arzneimitteln werden die Ausgangsstoffe verdünnt, verrieben und verschüttelt und damit wird die darin enthaltene Information der Arzneikraft auf die Trägersubstanz (z.B. Milchzucker) übertragen und verstärkt.

**Prüfsymptome** Nach Einnahme einer homöopathischen Arznei können krankheitsähnliche Erscheinungen auftreten, die nur durch das Mittel bedingt sind und für den Heilungsverlauf keine Rolle spielen. Sie verschwinden nach kurzer Zeit von allein.

**rechtsseitiges Mittel** In der Homöopathie Arzneimittel, bei dem die Symptome vorwiegend auf der rechten Körperseite auftreten (z.B. Lycopodium).

**Repertorium** Nachschlagewerk, in dem alle möglichen Krankheitserscheinungen, von Kopf bis Fuß geordnet, mit den dafür in Frage kommenden Arzneimitteln zu finden sind. In diesem Buch blättert die Homöopathin manchmal während der Konsultation. Repertorien sind heutzutage auch in Form von Computerprogrammen erhältlich (siehe auch S. 462).

**Tiefpotenzen** Homöopathische Arzneimittel, die nur bis "D3", "D6" oder maximal "D12" oder "C12" potenziert sind.

Sie müssen ein- bis mehrmals täglich eingenommen werden und können ohne Gefahr auch von weniger erfahrenen Therapeuten (z. B. Müttern und Vätern) eingesetzt werden.

**Stabile Seitenlage** Eine Erste-Hilfe-Maßname, die folgendermaßen durchgeführt wird:

1. Heben Sie die Ihnen zugewandte Seite der Hüfte des Kindes leicht an und legen Sie den Arm dieser Seite unter sein Gesäß.

2. Winkeln Sie das Ihnen zugewandte Bein an und stellen Sie den Fuß ganz nahe an das Gesäß.

3. Ziehen Sie die Ihnen abgewandte Schulter- und Hüftpartie des Kindes und drehen Sie deren Körper vorsichtig über den unten liegenden Arm auf die Seite.

4. Winkeln Sie nun den unter dem Körper liegenden Arm leicht an, das verleiht der Lagerung Halt.

5. Die Hand der anderen Seite lagern Sie unter der Wange des Kindes. Der Kopf wird weit nach hinten geneigt, also überstreckt. Nach fachgerechter Lagerung muss ein Notruf abgesetzt werden. Bis zum Eintreffen der Rettungskräfte wird die Atmung weiter überwacht.

**Unterdrückung** Wenn bestimmte Symptome durch Allopathie oder schlecht gewählte homöopathische Mittel (z.B. Komplexmittel) zum Verschwinden gebracht werden, ohne dass die Krankheit geheilt ist, spricht man von Unterdrückung. Die Symptome werden in gleicher oder anderer Form später wieder zum Vorschein kommen (z.B. als Asthma bei einem unterdrückten Hautausschlag).

**Urtinktur** Meist alkoholischer, unverdünnter Extrakt bei pflanzlichen Mitteln, z.B. Arnica oder Thuja. Die Urtinktur wird zur lokalen Behandlung eingesetzt, aber auch als Ausgangsstoff für Potenzierungen zu homöopathischen Mitteln.

**Verkleppern** (in diesem Buch auch **Wasserglasmethode** genannt) Dieser Ausdruck ist in der Homöopathie üblich, wenn das Arzneimittel durch Auflösen in Wasser und Umrühren mit einem Plastiklöffelchen für jede Gabe ein wenig verändert wird. Das wird z.B. bei häufiger Wiederholung der Arzneigabe bei hohem Fieber oder starken Schmerzen empfohlen.

# Literaturauswahl

Birkenbihl, Vera: Stroh im Kopf *(zum Thema Lernprobleme und Prüfungsangst)*

Brandl, Almut: Homöopathie pocket, Börm Bruckmeier Verlag, Grünwald 2001

Buchwald, Gerhard: Impfen - das Geschäft mit der Angst, Droemersche Verlagsanstalt, 2000

Coulter, Catherine: Portraits homöopathischer Arzneimittel, Band 1+2, Haug-Verlag

Coulter, H.: Dreifach-Impfung - ein Schuss ins Dunkle, Hirthammer, München 2000

Delarue, Simone: Impfungen - Irrtum oder Lüge, Hirthammer, München 1997

Gawlik, Willibald: Arzneimittelbild und Persönlichkeitsportraits, Hippokrates-Verlag

Grätz, Joachim F.: Sind Impfungen sinnvoll, Hirthammer-Verlag

Hahnemann, Samuel: Organon der Heilkunst, Haug-Verlag

Handley, Rima: Eine homöopathische Liebesgeschichte, Beck'sche Reihe

Kent, J.T.: Prinzipien der Homöopathie, Barthel & Barthel

Mateu i Ratera, Manuel: Erste Hilfe durch Homöopathie, Hahnemann-Institut

Nash, E.B.: Leitsymptome in der homöopathischen Therapie, Barthel & Barthel

Phatak, S.R.: Homöopath. Arzneimittellehre, Burgdorf-Verlag

Sankaran, Rajan: The Soul of Remedies, Homeopathic Medical Publishers

Schroyens, Frederik: Synthesis, Hahnemann Institut (*Repertorium*)

Vithoulkas, Georgos: Medizin der Zukunft, Wenderoth-Verlag

# Adressen

## Bundesverband Patienten für Homöopathie e.V.

Lange Straße 47

D-37181 Hardegsen

Tel. 05505/1070; Fax 05505/2031

Hier können Sie gegen Einsendung eines adressierten und als Großbrief frankierten Rückumschlags eine Liste klassisch homöopathisch arbeitender Ärzte in der Nähe Ihres Wohnorts anfordern.

## Freie Heilpraktiker e.V.

Sternwartstr. 42

D-40223 Düsseldorf

Tel. 0211/9017290

Bei Freie Heilpraktiker e.V. können Sie Adressen klassisch homöopathisch arbeitender Heilpraktiker nach Postleitzahlen geordnet erfragen.

## Versand homöopathischer Mittel (nur über Apotheken):

### Firma Gudjons

Höfatsweg 21

D-86391 Stadtbergen

Tel. 0821/444 78 77

 

**Homoeoden-Heel**

Kasteellaan 76

B-9000 Gent

**Laboratoire Homéopathique Schmidt-Nagel S.A.**

27, rue du Pré-Bouvier

CH - 1217 Meyrin 1

Genéve (Genf)

## Homöopathische Fachliteratur und Taschenapotheken:

**Sunrise Versand**

Kandelstr. 5

D-79199 Kirchzarten

Tel: 07661/9880-0

schmelzer@sunrise-versand.de

www.sunrise-versand.de

## Internetadressen:

### Verbände, Gesellschaften

**www.dgkh-homoeopathie.de** Dt. Gesellschaft für Klass. Homöopathie
**www.vkhd.de** Berufsverband für klassisch hom. therap. Heilpraktiker
**www.dzvhae.de** Deutscher Zentralverein homöopathischer Ärzte
**www.vhg.at** Verein zur Förderung der Homöopathie und Gesundheit

**www.homoeopathenohnegrenzen.de** Eine gemeinnützige, ehrenamtlich arbeitende Organisation mit Projekten derzeit in Bosnien, Mazedonien, Togo und Honduras
**www.homoeopathie.at** Österr. Gesellschaft für homöopath. Medizin
**www.homoeopathie.org** Schweizer. Homöopathie Gesellschaft
**www.homeopathyeurope.org** European Committee for Homoeopathy

## Homöopathieportale, Linksammlungen

**www.bunkahle.com/Homoeopathie.htm** Homöopathie Online
**www.groma.ch** Umfangreichste deutschsprachige Linksammlung
**www.homoeopathie-aerzteforum.de** Ärzteforum
**www.ihhf.de** Institut für Homöopathische Heilmittelforschung
**www.homeopathyhome.com** Amerikanisches Forum
**www.hpathy.com** Homeopathy on the net (englisch)
**www.homeoint.org** Französisches Homöopathie Portal
**www.homeopathic.org** National US-Center for Homeopathy
**www.simillimum.com** Homoeopathic Online Education (englisch)
**www.kinderpsychiater.org/ads/ads_links.htm** ADS-Syndrom

## Datenbanken

**www.groma.ch** Umfangreichste deutschsprachige Linksammlung
**www.xcy76.dial.pipex.com** British Homoeopathic Library

## Online-Einführungen

**www.mickler.de/fragen.htm** Geschichte, Theorie
**www.homeopathykits.com** Online-Kurse und mehr
**www.zkh-stuttgart.de** Studie zur homöopathischen Therapie
**www.audesapere-augsburg.de** Homöopathie-Ausbildung und mit Christine Lauterbach und Andreas Hundseder

# Index

Arzneimittel sind **fett**, Erkrankungen *kursiv* dargestellt. **Fette Seitenzahlen** verweisen auf das Glossar.

## A



## B

## E



## F



## G

## J



## K



## L



## M

## W



## Z

# Programmübersicht

## pockets

- □ Anamnese & Untersuchung pocket (ISBN 978-3-89862-213-4)
- □ Anatomie fast (ISBN 978-3-89862-222-6)
- □ Arzneimittel Infektionen pocket (ISBN 978-3-89862-273-8)
- □ Arzneimittel manual 2005-2006 (ISBN 978-3-89862-248-6)
- □ Arzneimittel Phytotherapie pocket (ISBN 978-3-89862-258-5)
- □ Arzneimittel pocket 2007 (ISBN 978-3-89862-268-4)
- □ Arzneimittel pocket plus 2007 (ISBN 978-3-89862-269-1)
- □ Arzneimittel Therapie pocket 2007-2008 (ISBN 978-3-89862-270-7)
- □ Arzneimittel Wirkungen pocket (ISBN 978-3-89862-204-2)
- □ Bach-Blüten pocket (ISBN 978-3-89862-710-8)
- □ Biologie fast (ISBN 978-3-89862-232-5)
- □ Chirurgie fast (ISBN 978-3-89862-261-5)
- □ Chirurgische Notfälle pocket (ISBN 978-3-89862-228-8)
- □ Differenzialdiagnose pocket (ISBN 978-3-89862-260-8)
- □ EKG Fälle pocket (ISBN 978-3-89862-266-0)
- □ EKG pocket (ISBN 978-3-89862-221-9)
- □ Heilpraktiker Kompaktwissen pocket (ISBN 978-3-89862-259-2)
- □ Homöopathie pocket (ISBN 978-3-89862-246-2)
- □ Homöopathie für Kinder pocket (ISBN 978-3-89862-247-9)
- □ Infektionen pocket (ISBN 978-3-89862-216-5)
- □ Labormedizin pocket (ISBN 978-3-89862-254-7)
- □ Klassifikationen pocket (ISBN 978-3-89862-251-6)
- □ Medizin Dolmetscher pocket (ISBN 978-3-89862-274-
- □ Medizinisches Englisch pocket (ISBN 978-3-89862-23
- □ Medizinisches Französisch pocket (ISBN 978-3-89862-264-6)
- □ Medizinisches Italienisch pocket (ISBN 978-3-89862-265-3)
- □ Medizinisches Spanisch pocket (ISBN 978-3-89862-24
- □ Neurologie pocket (ISBN 978-3-89862-253-0)
- □ Normalwerte pocket (ISBN 978-3-89862-230-1)
- □ Notaufnahme Innere Medizin pocket (ISBN 978-3-89862-245-5)
- □ Patientologie (ISBN 978-3-89862-908-9)
- □ Psychiatrie fast (ISBN 978-3-89862-243-1)
- □ Wörterbuch Medizin pocket (ISBN 978-3-89862-267-7
- □ Medizin Translator pocket (ISBN 978-3-89862-274-5)
- □ Arzneimittel Pädiatrie pocket (ISBN 978-3-89862-249-

## pocketcards

- □ Anamnese & Untersuchung pocketcard (ISBN 978-3-929785-84-5)
- □ Anästhesie-Intensivmeds pocketcard Set (2) (ISBN 978-3-89862-042-0)
- □ Antibiotika pocketcard 2007 (ISBN 978-3-89862-057-4)
- □ Antimykotika pocketcard (ISBN 978-3-89862-021-5)
- □ Echokardiographie pocketcard Set (2) (ISBN 978-3-89862-051-2)
- □ EKG pocketcard (ISBN 978-3-929785-72-2)
- □ EKG Auswertung pocketcard (ISBN 978-3-929785-36-4)
- □ EKG Lineal pocketcard (ISBN 978-3-89862-011-6)
- □ EKG pocketcard Set (ISBN 978-3-89862-015-4)
- ktrolytstörungen pocketcard (ISBN 978-3-89862-002-4)
- pocketcard Set (2) (ISBN 978-3-89862-054-3)
- ocketcard Set (3) (ISBN 978-3-89862-014-7)
- etcard Set (3) (ISBN 978-3-89862-055-0)
- ocketcard (ISBN 978-3-929785-75-3)
- ard Set (2) (ISBN 978-3-89862-050-5)
- d Set (2) (ISBN 978-3-89862-049-9)
- t (2)
- □ Neurologie pocketcard Set (2) (ISBN 978-3-89862-016
- □ Normalwerte pocketcard (ISBN 978-3-89862-017-8)
- □ Notfallmedizin pocketcard Set (2) (ISBN 978-3-89862-018-5)
- □ Pädiatrie pocketcard Set (3) (ISBN 978-3-89862-056-7
- □ Periodensystem pocketcard (ISBN 978-3-89862-019-2)
- □ Präklinisches Schlaganfall-Managment pocketcard (ISBN 978-3-89862-046-8)
- □ Psychiatrie pocketcard (ISBN 978-3-89862-047-5)
- □ Reanimation pocketcard (ISBN 978-3-89862-009-3)
- □ Reflexzonen pocketcard (ISBN 978-3-89862-000-0)
- □ Regionalanästhesie pocketcard Set (3) (ISBN 978-3-89862-052-9)
- □ Säure-Basen pocketcard (ISBN 978-3-929785-37-1)
- □ Sehproben pocketcard (ISBN 978-3-89862-013-0)
- □ Stroke pocketcard Set (2) (ISBN 978-3-89862-045-1)
- □ Terminologie pocketcard Set (2) (ISBN 978-3-89862-003-1)
- □ The English Patient pocketcard Set (2) (ISBN 978-3-929785-86-9)
- □ TNM pocketcard (ISBN 978-3-89862-023-9)

Stand Februar 2007